肿瘤疾病综合诊疗学

主　编　栗安刚　张峻青　刘乃杰
副主编　王笑良　李　麟　邢琬莹

江西科学技术出版社

江西·南昌

图书在版编目(CIP)数据

肿瘤疾病综合诊疗学／栗安刚，张峻青，刘乃杰主编. — 南昌：江西科学技术出版社，2018.8（2021.1重印）

ISBN 978－7－5390－6497－0

Ⅰ. ①肿… Ⅱ. ①栗… ②张… ③刘… Ⅲ. ①肿瘤－诊疗 Ⅳ. ①R73

中国版本图书馆 CIP 数据核字（2018）第 188814 号

国际互联网（Internet）地址：

http：//www.jxkjcbs.com

选题序号：**ZK**2018371

图书代码：**B**18143－102

肿瘤疾病综合诊疗学	栗安刚　　张峻青　　刘乃杰　　主编

出版 发行	江西科学技术出版社
社址	南昌市蓼洲街 2 号附 1 号
	邮编：330009　电话：(0791)86623491　86639342(传真)
印刷	三河市双峰印刷装订有限公司
经销	全国各地新华书店
开本	787mm×1092mm　1/16
字数	285 千字
印张	11.75
版次	2018 年 8 月第 1 版　第 1 次印刷
	2021 年 1 月第 1 版　第 2 次印刷
书号	ISBN 978－7－5390－6497－0
定价	88.00 元

赣版权登字 -03 -2018 -292

前　言

当前恶性肿瘤发病率与死亡率的增长速度之快,已成为人们死亡的最主要原因,严重危害人民的健康,谈癌色变已成为事实。全世界对恶性肿瘤的研究更加深入,包括病因、遗传基因、诊断方法、各种治疗手段等,恶性肿瘤相关进展不断出现,恶性肿瘤受到了医学界的空前关注。目前,恶性肿瘤的研究机遇与挑战并存,对从事肿瘤相关临床工作的医务人员来说,背负了更加艰巨的任务。鉴于肿瘤相关研究的进展速度之快,本编委会特编写此书,为广大肿瘤相关的一线临床医务人员提供微薄借鉴与帮助,望共同提高肿瘤诊治水平,更好地帮助患者摆脱癌症困扰。

本书共分为六章,内容涉及临床常见肿瘤的诊治及护理,包括:头颈部肿瘤、颅脑肿瘤、小细胞肺癌、肿瘤的中医治疗、胃癌、肿瘤的护理。

针对各系统临床常见肿瘤进行了详细介绍,包括肿瘤的流行病学、病因与发病机制、病理分型与分期、临床表现、诊断方法、各种治疗方法,如:药物治疗、手术治疗、放射治疗、化学治疗、介入治疗、中医治疗等,以及预后与预防等内容。重点放在诊断与各种治疗的叙述上,旨在强调本书的临床实用价值,为肿瘤相关临床医务人员提供参考,起到共同提高肿瘤诊治水平的目的。

本书在编写过程中,借鉴了诸多肿瘤相关书籍与论文等资料,在此表示衷心感谢。由于本编委会人员均身负肿瘤临床诊治工作,故编写时间仓促,难免有错误及不足之处,恳请广大读者见谅,并给予批评指正,以达到提高肿瘤相关医务人员诊疗水平的目的。

《肿瘤疾病综合诊疗学》编委会

2018 年 8 月

目录
CONTENTS

第一章　头颈部肿瘤

第一节　喉乳头状瘤

喉乳头状瘤(papilloma of larynx)是喉部最常见的良性肿瘤。其所占喉部良性肿瘤的比例,国内外各家医疗机构报道差异较大,为$22.2\%\sim88.3\%$。根据发病时间通常分为两型:①幼年型喉乳头状瘤(juvenile-onset laryngeal papilloma):表现为多发性,一般在出生后6个月至5岁发病,极易复发,随年龄增长肿瘤有自限趋势。②成人型喉乳头状瘤(adult-onset laryngeal papilloma):多为单发性,一般在20岁以后发病,平均年龄为50岁,$5\%\sim15\%$有恶变倾向。乳头状瘤除了常累及喉部以外,还可侵犯呼吸道等其他部位,统称复发性呼吸道乳头状瘤病(recurrent respiratory papillomatosis,RRP)。

一、病因

目前病因尚不十分明确,但近年来病毒感染学说颇受重视。持此观点的学者认为,与皮肤寻常疣和尖锐湿疣一样,喉乳头状瘤与人乳头状瘤病毒(human papilloma virus,HPV)感染有关,其中HPV_6和HPV_{11}是喉乳头状瘤的主要致病亚型,而HPV_{11}感染的病例更易复发,更具播散性。该学说还有待进一步证实,但也有许多间接证据:①HPV_6和HPV_{11}也是生殖器尖锐湿疣的重要致病原,尖锐湿疣与本病关系密切,幼年型乳头状瘤与头胎生、阴道分娩及未成年母亲有关,研究表明,有$50\%\sim68\%$的幼年型患儿的母亲有阴道疣病史,而经剖宫产的婴儿其患RRP的危险性明显减少。成人型则更多地倾向于其性行为方式。②Ullman(1923)将一位6岁男孩的喉乳头状瘤接种于其前臂,90d后接种部位出现了典型的皮肤疣,其后又将一患者的喉乳头状瘤无细胞滤液接种于自己及其助手的手臂上获得成功。此后有学者成功重复了上述实验。③Quik(1980)应用辣根过氧化物酶染色法证实病毒有关的颗粒存在于乳头状瘤的黏膜表面;Lack(1980)用电镜在乳头状瘤患者的细胞中观察到病毒样小体。④随着分子生物学进展,应用PCR、核酸杂交等方法能够在喉乳头状瘤组织中检测出HPV-DNA,其检出率达到$70\%\sim100\%$。⑤在某些乳头状瘤的治疗过程中,患者所患的皮肤寻常疣亦同时自行消退。⑥喉乳头状瘤的播散性、复发性和自发缓解性等均符合病毒性疾病的临床特点。

但是并非所有感染HPV的上呼吸道黏膜都会出现乳头状瘤,有研究表明在正常儿童上呼吸道黏膜中也可检测出 HPV-DNA，检出率为 $0.8\%\sim8.5\%$。临床观察发现，幼儿型喉乳头状瘤在青春期常有自愈倾向。女性患者的喉乳头状瘤的多发和自愈与妊娠和绝经期有关。上述现象表明，呼吸道黏膜感染 HPV 并非呼吸道乳头状瘤发病的唯一因素，与患者的免疫状态、激素水平等都有明显的相关性。

二、病理

喉乳头状瘤为来自上皮组织的肿瘤，好发于纤毛上皮和鳞状上皮移行的解剖部位，包括会厌喉面中央，喉室上下缘，声带表面或下缘。由多层鳞状上皮及其下的结缔组织向表面作乳头状突出生长。于横切面上乳头呈圆形或长圆形团块，中心有疏松而富有血管的结缔组织，常不浸润其基底组织，镜检见上皮中有凹空细胞，为病毒感染细胞的组织学特征。可单发或多发。单发者多见于成人，好发于一侧声带边缘或前联合，也有双侧均受累者。多发多见于儿童，可生长于声带室带喉室等处。可以自行移植扩展至声门下或气管、支气管中。向气管内侵犯的因素有：存在声门下病变；有气管切开术史；并与切除肿瘤之次数及病程长短有关。预防向气管内扩散的方法有：尽量避免做气管切开术；在行喉内手术时应注意肿瘤的播散及不损伤气管黏膜；早期发现气管内可疑病变并及时治疗。

三、临床表现

常见症状为进行性声音嘶哑，肿瘤较大者甚至失声。随着病变的发展，可出现喉喘鸣和呼吸困难，成人患者还有咽喉异物感、咯血性痰等。喉镜下见肿瘤常呈乳头状突起，桑葚状或仅粗糙不平如绒毛而无乳头可见，基底宽窄不一，颜色灰白、淡红或暗红，视血管多寡及有无感染而定。带蒂者常随呼吸气流上下活动，安静呼吸时可隐入声门下腔不易发现，发声时则翻于声带上清楚可见。

四、诊断

根据症状及检查，诊断多无困难，病理可确诊。对于成人喉乳头状瘤患者须严密观察，对于屡次复发者，需反复活检，以便及时发现有无恶变倾向。

五、治疗

本病迄今尚无根治及预防复发的有效办法，因存在反复复发和向下气道播散倾向而使治疗棘手。无论是外科治疗还是内科治疗都只能致力于解除呼吸道梗阻和切除肿瘤、保持喉功能、减少复发。目前，外科治疗是呼吸道乳头状瘤病的主要治疗手段。外科治疗的原则是切除病变的同时应尽可能保持正常组织结构的形态和功能，避免造成声门狭窄、气管狭窄等并发症的同时彻底切除病变。

手术治疗对于孤立的、单发的喉乳头状瘤可在直接喉镜或间接喉镜下用喉钳咬除肿瘤。对于范围较广或已有恶变的多发肿瘤，或超过青春期多次复发的病例，可行喉裂开术。术前或术后酌情行气管切开术。切除肿瘤后可用鸦胆子油局部涂布。

自从 Steinberg(1971)首次应用 CO_2 激光治疗喉乳头状瘤以来，支撑喉镜下 CO_2 激光辅助喉显微手术是目前治疗喉乳头状瘤的主要方式,可以在切除肿瘤的情况下较好地保护喉部正常组织及功能。CO_2 激光手术具有肿瘤切除准确、出血少、损伤小、瘢痕小、术后不易引起喉水肿等优点,现广泛应用于呼吸道乳头状瘤病的治疗中。短间隔、多次的 CO_2 激光治疗可减少气管切开率,从而保证患者良好的发音和保护正常的声带解剖。但有报道指出应用 CO_2 激光治疗时,其汽化肿瘤产生的碳化物中含有 HPV-DNA,这种病毒微粒滞留在手术室的空气中,寄存在各种仪器设备的表面,具有传染性,对患儿及手术组成员均具有潜在的危害性。近期,应用喉显微切吸器治疗复发性呼吸道乳头状瘤得到了国内外学者的高度评价。显微切吸器可切碎肿瘤并吸除碎块,不损伤喉组织,比 CO_2 激光治疗有更好的优越性,安全、省时、廉价,且不需庞大的设备及大空间的手术室。对喉梗阻的患儿可以急诊手术迅速切除肿瘤解除梗阻,减少气管切开,同时这种微型切割器无热损伤,术后瘢痕比 CO_2 激光少,在治疗前后联合处及气管内的病变组织更有其优越性。

各种手术治疗方法都不可避免地出现术后声带粘连、瘢痕形成等并发症,直接导致喉腔缩窄,因此手术中应该尽量避免对正常组织的损伤。对于病变范围广泛且反复复发的病例,治疗目的是缩小瘤体,减少播散,通畅气道,改善发音质量和延长手术间隔时间,宁愿残留一些瘤组织,也不应冒险损伤正常组织产生多余的瘢痕及粘连。

大多数学者认为气管切开和气管内插管通过阻断呼吸道黏膜表面的连续性而促使乳头瘤组织向下气道播散和种植,故呼吸道乳头状瘤患者应尽量避免行气管切开。但对于就诊时喉梗阻呈进行性加重或已达Ⅲ度以上者,则不可避免需紧急气管切开,去除病变后应尽快考虑拔管。

冷冻法、超声法、电烧灼法等,因破坏组织深,水肿反应重,常需行气管切开术,现已逐渐不用。

放射治疗对乳头状瘤不敏感,对儿童还可损害喉软骨,影响喉的发育并可促进肿瘤恶变现已不主张应用。对于成人喉乳头状瘤恶变的病例,可参照喉鳞癌的治疗原则,给予放射治疗。

干扰素治疗:干扰素(interferon)又称病毒抑制因子,是由某些物质(如病毒等)作用于细胞后,诱导细胞产生的广谱抗病毒物质。目前主要有三种干扰素即人白细胞干扰素、人成纤维细胞干扰素和类淋巴细胞干扰素。近年来,一些学者应用干扰素所具有的抗病毒特性及抑制细胞分裂增殖作用,特别是对间变细胞的作用和调节免疫系统的作用,试用干扰素治疗幼年型喉乳头状瘤,取得较好的疗效,但还需进一步观察。

Gobel(1981)和 Schouten(1982)等比较了白细胞干扰素和成纤维细胞干扰素对幼年型喉乳头状瘤的疗效,建议临床上应首选白细胞干扰素。后续其他学者的研究均肯定了白细胞干扰素对幼年型喉乳头状瘤的效果,而且对已向声门下、气管内扩散者也有显著的控制作用。手术切除喉乳头状瘤后再配合干扰素治疗效果佳。治疗前应进行全身检查,包括身高、体重、胸片、血尿常规、肝与肾功能,免疫球蛋白计量和内镜检查喉、气管并活检。在治疗期间每 2～6 周做化验及内镜检查一次,以作给药的参考。一般每次 $3×10^6$ 国际单位(U)肌内注射,每周 3 次。MeCabe 等推荐:儿童剂量为 $3×10^6$ U 开始,成人为 $(4～10)×10^6$ U 开始,每周 3 次。病情稳定后每 3 个月减少药量 1/3。半年后以开始剂量的 1/3 维持治疗 6 个月即可停药。但干扰素治疗停药后复发仍较常见。

干扰素治疗副作用一般多为畏寒、发热、厌食,少有呕吐,此类症状多在注射后48h内消失。有些患者在注射部位可出现红斑及胀痛,但很快即可消失。少数患者白细胞或血小板出现下降,停药后可恢复正常。肝功能异常与用药剂量及给药时间长短有关。上述副作用儿童多于成人,发现这些副作用后可暂停用药或减少剂量。待其恢复正常后重复治疗。没有其他严重的毒性反应或长期后遗症。

六、预后

成人喉乳头状瘤预后良好,多数患者能够在治疗后基本恢复正常的喉功能。反复复发恶变者预后较差。大多数幼年型复发性喉乳头状瘤患者通过定期手术的方法可以维持基本的喉功能,待其到青春发育期后病变常有自愈倾向。

第二节　喉癌

喉癌(laryngeal carcinoma)是头颈部常见的恶性肿瘤。男性患病多于女性,男女比例为(7～9):1,发病年龄以40～60岁最多。喉癌的发生有种族和地区的差异,在我国东北和华北地区的发病率远高于江南各省。流行病学研究显示喉癌发病与烟酒有关,并且二者呈协同作用,高风险人群为嗜好烟酒者。其他因素如环境和职业因素、病毒感染、性激素、放射线和维生素缺乏都可能与喉癌的发病有关。新近的研究表明,咽喉反流(laryngopharyngeal reflux)也可能是导致喉癌发病的原因之一。此外,某些喉黏膜的慢性疾病可以作为喉癌前期状态,有转化为喉癌的风险,这些疾病包括喉黏膜白斑、角化、乳头状瘤和肥厚性喉炎等。近年来喉癌的发病率有明显增加的趋势,其中96%～98%为鳞状细胞癌,其他病理类型如腺癌、基底细胞癌、低分化癌、淋巴肉瘤和恶性淋巴瘤等相对少见。喉癌以声门区癌(glottic carcinoma)最为多见,约占60%;声门上区癌(supraglottic carcinoma)次之,约占30%;声门下区癌(subglottic carcinoma)最为少见。

一、临床表现

喉癌的临床表现主要与肿瘤的发病部位(分型)、肿瘤的大小和进展情况密切关系,不同类型喉癌的早期临床症状有所区别,但当肿瘤进展到一定阶段后,肿瘤侵犯邻近的喉部结构,导致病变跨越多个喉解剖区,临床观察时区别并不典型和明显。

1.声门上癌　原发灶多位于会厌喉面根部,也可发生在会厌游离缘、会厌喉面的其他不同部位以及室带等声门上区的各个区域。声门上型喉癌的早期症状常比较轻微或非特异,如咽部痒感、异物感、吞咽不适感等,不易引起患者注意。因其分化差、进展快,常出现颈淋巴结转移时才被发现。肿瘤向深层浸润或出现较深溃疡时可出现咽痛。肿瘤侵犯杓状软骨、声门旁间隙或累及喉返神经或声门上区肿瘤较大坠入声门区时可出现声嘶。晚期声门上癌常有呼吸困难、咽下困难、咳嗽、痰中带血或咯血等症状。原发于会厌喉面或喉室的肿瘤,因位置隐蔽常不易发现。

2.声门癌　由于声门型喉癌直接累及声带,影响声带闭合和黏膜振动,其早期症状为声音改变。起初为发音疲劳易倦或声嘶,无其他不适,常不受到患者重视,多误以为"感冒""喉炎",特别是既往有慢性喉炎病史者。因此,凡40岁以上,声嘶超过2周,经发声休息和一般治疗不改善者,必须行喉镜检查。随着肿瘤增大,声嘶逐渐加重,可出现发声粗哑,甚至失声。另一常见症状是呼吸困难,多因声带运动受限、固定或肿瘤组织堵塞声门所致。肿瘤组织表面糜烂可出现痰中带血。晚期,肿瘤向声门上区或声门下区发展,除严重声嘶或失声外,尚可出现放射性耳痛、呼吸困难、咽下困难、频繁咳嗽、咳痰困难及口臭等症状。最后,可因大出血、吸入性肺炎或恶病质死亡。

3.声门下癌　位于声带平面以下,环状软骨下缘以上的癌肿。声门下型喉癌少见,因位置隐蔽,早期症状不明显,不易发现。当肿瘤发展到一定程度时,可出现刺激性咳嗽、声嘶、咯血和呼吸困难等。

4.跨声门癌　指原发于喉室的癌肿,跨越两个解剖区域(声门上区及声门区),癌组织在黏膜下浸润,以广泛浸润声门旁间隙为特征。该型未得到UICC组织确认。由于肿瘤深在而隐蔽,早期症状不明显,当出现声嘶时,常已有声带固定,而喉镜检查仍不能发现肿瘤。其后随癌肿向声门旁间隙扩展、浸润和破坏甲状软骨,可引起咽喉痛,并可于患侧触及甲状软骨隆起。

二、辅助检查

1.间接喉镜检查　是诊断喉癌最常用和简便的方法。可以观察病变的部位、表面情况、累及范围以及功能状态等。间接喉镜检查时应自上而下,系统观察喉腔及周围结构,观察舌根、会厌溪、会厌舌面、会厌喉面、两侧杓会皱襞、室带、声带、声门裂、声门下腔、两侧梨状窝、环后区以及下咽后壁等。注意观察声带运动是否受限或固定。但咽反射敏感、舌体肥大以及会厌发育形状和结构异常时会影响间接喉镜的检查。

2.直接喉镜检查　由于纤维喉镜和电子喉镜的普及,已很少应用于诊断。

3.喉部X线断层检查　可以用于观察肿瘤在喉部的扩展情况,但精确度相对不足。由于CT和MRI的出现,喉部X线断层已经很少用于临床。

4.纤维喉镜或电子喉镜检查　软性的纤维喉镜或电子喉镜已普遍应用于喉癌的术前检查。其优点是无死角,能窥视间接喉镜不易观察到的部位,如会厌舌根交界处、喉室、声门下区。纤维喉镜及电子喉镜有放大作用,能更清楚地看到喉黏膜病变细微变化。还可以照相或录像。但对有呼吸困难的患者,检查可能加重呼吸困难,必要时在气管切开后行之。

5.频闪动态喉镜　可观察到声带黏膜波振动情况。对早期声带癌的诊断极有帮助,恶性病变声带黏膜波减弱或消失或出现局部僵硬感。由于影响声带僵硬度的病变都可以导致声带黏膜波的改变,所以该检查不具有特异性。

6.喉部CT扫描　常用轴位CT。可以从多个层面检查喉部新生物的位置、大小和范围,显示喉部间隙,如声门旁间隙、会厌前间隙的受累情况;显示喉部软骨受累情况,并显示颈部淋巴结肿大的情况。注射造影剂增强扫描,可突出显示颈部血管及富血供肿瘤,增加对受侵结构判断的把握度;通过计算机重组技术还可获得冠状位和仿真内镜图像。

7.磁共振成像　其性能与 CT 扫描相似。可实现多平面成像。对软组织的分辨率高于 CT 扫描，而且无 X 线损伤。对骨质显示差。

8.活体组织检查　活体组织检查是喉癌诊断中最重要的方法之一，是确定喉癌诊断的最终决定性步骤，如发现菜花样、结节样或溃疡性新生物，应高度怀疑肿瘤可能，应进一步行活体组织检查以明确诊断。活检时应尽可能取大块病理，不要在有坏死组织及感染的组织上取，交界区活检成功率较大。有呼吸困难者，应在气管切开后再行活检。

9.其他　仔细触摸会厌前间隙是否饱满，颈部有无肿大的淋巴结，喉体是否增大，颈前软组织和甲状腺有无肿块。

三、诊断及鉴别诊断

凡年龄超过 40 岁，有声嘶或咽喉部不适、异物感超过 2 周者均应用喉镜仔细检查以免漏诊。对可疑病变，应在间接喉镜、直接喉镜、纤维喉镜或电子喉镜下活检，确定诊断。喉部 X 线侧位片、断层摄片、喉部 CT 及 MRI 等检查有助于了解肿瘤的浸润范围。喉癌应与下列疾病相鉴别。

1.喉结核　主要症状为喉痛和声嘶。喉镜检查见喉黏膜苍白水肿，伴多个浅表溃疡，病变多位于喉后部。也可表现为会厌、杓会厌皱襞广泛性水肿和浅表溃疡。胸部 X 线检查，部分患者可能有活动性肺结核。痰的结核杆菌检查有助于鉴别诊断。确诊依赖于活检。

2.喉乳头状瘤　主要表现为声嘶，进行彻底鉴别，须依靠活检确诊。

3.喉淀粉样变　系由于慢性炎症、血液和淋巴循环障碍、新陈代谢紊乱而引起的喉组织淀粉样变。主要表现为声嘶。检查可见声带、喉室或声门下区有暗红色肿块，表面光滑。病理检查特殊染色易于鉴别。

4.喉梅毒　较少见。症状为声嘶，喉痛轻。喉镜检查病变多见于喉前部，黏膜红肿，常有隆起的梅毒结节和深溃疡，愈合后瘢痕收缩粘连，致喉畸形。血清学检查及喉部活检可确诊。

四、治疗

与其他恶性肿瘤一样，喉癌的治疗手段包括手术、放疗、化疗及其他辅助治疗等，目前多主张以手术为主的综合治疗。

1.手术治疗　为治疗喉癌的主要手段。其目前的原则是在彻底切除肿瘤的前提下，尽可能保留或重建喉的功能，以提高患者的生存质量。喉癌的手术包括喉全切除术和各种喉部分切除术。近几十年来，随着喉外科的发展和临床经验的积累，喉部分切除术逐渐广泛地被采用。喉部分切除术的术式很多，不同术式的选择主要根据肿瘤的部位、范围以及患者的全身状况等因素而定。

(1)喉部分切除术：喉部分切除术是在彻底切除喉癌的基础上，将喉的正常部分安全地保留下来，根据需要进行整复并恢复喉的全部或部分功能的手术。根据切除的部位、范围，喉部分切除术包括以下术式。

①喉显微 CO_2 激光手术：适用于早期(T_1、T_2)声门型和声门上型喉癌。对于早期声门型喉癌，根据病变的部位和肿瘤的浸润深度，可以实施不同方式的声带切除术(cordectomy)。

②喉裂开声带切除术(laryngofissure and cordectomy)：已经逐渐被喉CO_2激光手术所替代，使早期喉癌的治疗更加微创。

③喉垂直部分切除术(vertical partial laryngectomy)：适用于一侧声带癌向前接近、累及前联合而声带活动正常者，或向上侵及喉室、室带，或向下累及声门下区，声带活动正常或受限者。手术切除包括患侧甲状软骨板前1/3或1/2，对侧甲状软骨前0.5cm，患侧声带、喉室、室带、声门下区、前联合和(或)对侧声带前0.5cm。

④喉额侧部分切除术(frontolateral partial laryngectomy)：适用于声门型喉癌累及前联合以及对侧声带前1/3，向声门下侵犯前部不超过1cm，未侵及声带突，声带运动正常者。手术切除包括患侧甲状软骨板前1/3或1/2，对侧甲状软骨前0.5~1cm，患侧声带、喉室、室带、声门下区、前联合及对侧声带前1/3或1/2。

⑤喉扩大垂直部分切除术(extended partial laryngectomy)：适用于声门型喉癌累及一侧声带全长，向后累及声带突。手术切除包括患侧甲状软骨板前1/3或1/2，对侧甲状软骨前0.5cm，患侧声带、喉室、室带、声门下区、前联合和(或)对侧声带前0.5cm，同时切除患侧的杓状软骨。

⑥喉声门上水平部分切除术(horizontal supraglottic partial laryngectomy)：适用于会厌、室带或杓会厌皱襞的声门上癌，未累及前联合、喉室或杓状软骨者。手术切除会厌、室带、喉室、杓会厌皱襞、会厌前间隙或部分舌根部及甲状软骨上半部。

⑦喉水平垂直部分切除术(horizontal vertical partial laryngectomy)：亦称3/4喉切除术，适用于声门上癌侵及声门区，而一侧喉室、声带及杓状软骨正常者。

⑧环状软骨上喉部分切除术(supracricoid partial laryngectomy)：主要包括环状软骨舌骨会厌固定术(CHEP)和环状软骨舌骨固定术(CHP)等术式。前者主要适用于T_1b、T_2和部分经选择的T_3声门型喉癌，后者主要适用于声门上癌侵及声门区，而有一侧声带后1/3及杓状软骨正常者。

⑨喉近全切除术(near-total laryngecomy)：主要适用于T_3、T_4喉癌，已不适合做上述各种喉部分切除术，而有一侧杓状软骨及残留的声带、室带、喉室、杓会厌皱襞和杓间区黏膜正常者。手术切除喉的大部后，利用保留的杓状软骨及一条与气管相连的喉黏膜瓣，缝合成管状，来保留患者的发音功能。

(2)喉全切除术：喉全切除术的切除范围包括舌骨和全部喉结构。

适应证：①由于肿瘤的范围或患者的全身情况等原因不适合行喉部分切除术者。②放射治疗失败或喉部分切除术后肿瘤复发者。③T_4喉癌已累及并穿通软骨者。④原发声门下癌。⑤喉癌放疗后有放射性骨髓炎或喉部分切除术后喉功能不良难以纠正者。⑥喉咽癌不能保留喉功能者。

发音功能重建及语言康复：喉全切除术后，患者丧失发音功能，无论从生理上和心理上都对患者产生巨大影响。目前，常用的发音重建方法主要有：食管发音法、人工喉和电子喉、食管气管造瘘术(如Blom-Singer发音钮、Provox发音钮和各种一期和二期的气管食管造瘘法等)。

(3)颈清扫术：喉癌常有颈淋巴结转移，因此颈清扫术是喉癌手术治疗的重要组成部分，能提高头颈部肿瘤患者的生存率和临床治愈率。特别是声门上型喉癌,颈淋巴结转移率和N_0病例的隐匿性转移率高,除了对临床上触及颈淋巴结肿大的病例应行颈淋巴结清扫术外,对 N_0 的声门上型喉癌,也应行择区性颈淋巴结清扫术(selective neck dissection)。根据癌肿原发部位和颈淋巴结转移的情况可行经典根治性颈清扫术(classical radical neck dissection)、改良根治性颈清扫术(modified radical neck dissection)、扩大根治性颈清扫术(extended radical neck dissection)和择区性颈清扫术(selective neck dissection),以尽可能清除转移的淋巴结。

2. 放射治疗

(1)单纯放疗:主要适用于①早期声带癌,向前未侵及前联合,向后未侵及声带突,声带活动良好。②位于会厌游离缘,比较局限的声门上型癌。③全身情况差,不宜手术者。④晚期肿瘤,不宜手术治疗的各期病例,可采用姑息性放疗。

(2)术前放疗:对病变范围较广,波及喉咽且分化程度较差的肿瘤,常采用放疗加手术的方式。术前放疗的目的是使肿瘤缩小,癌细胞活力受到抑制,更有利于彻底手术切除,可以明显提高患者的喉功能保留率。

(3)术后放疗:主要适用于①原发肿瘤已侵至喉外或颈部软组织。②多个颈淋巴结转移或肿瘤已浸透淋巴结包膜。③手术切缘十分接近瘤缘(<5mm)或病理证实切缘有肿瘤残留者可采用术后放疗。近年,总照射剂量增加而分次剂量减少的超分割放疗(hyperfractioned radiotherapy)和缩短放疗时限的提速放疗(accelerated radiotherapy)或二者的结合可以增加治疗效果。

3. 化学治疗 传统观点认为,由于喉癌绝大多数为鳞状细胞癌,常对化疗不太敏感。虽然近年来肿瘤化疗有一定的进展,但在喉癌的治疗中仍不能作为首选治疗方法,常与放射治疗联合使用。

4. 同步放化疗(concomitant chemotherapy and radiotherapy,CCR) 对由于放疗和化疗二者有相互补充或协同效应,化疗可以为放疗增敏,而放疗可以增加肿瘤对化疗药物的吸收。有 Meta 分析表明,同步放化疗可以增加 5 年生存率 8%,而诱导化疗不增加生存率。但需要注意,CCR 具有明显的治疗不良反应。

5. 分子靶向治疗(targeted molecular therapy) 初步研究证实,分子靶向治疗可以用于喉器官保留。西妥昔(cetuximab,抗人 EGFR 单克隆抗体),可以明显提高放疗效果,而不增加放疗毒副作用。喉癌患者使用西妥昔单抗联合放疗可以明显提高喉保留率和肿瘤局部控制率,降低病死率,是喉癌保留喉功能的一项新的治疗选择。

五、并发症及预后

喉癌的并发症主要包括原发癌和喉癌治疗导致的并发症。由原发癌导致的并发症主要是呼吸困难和进食呛咳等,多由肿瘤生长和侵犯引起;喉癌治疗导致的并发症包括放射治疗并发症、手术治疗并发症、化疗并发症以及分子靶向治疗并发症等。上述并发症均根据情况需要采取必要的方法加以解决和适当处理。声门上型喉癌一般分化较差,转移多见,预后不良。声门型喉癌一般分化较好,转移少见。声门下型喉癌少见。总体说来,由于喉癌容易早期发现和治疗,预后较好。喉癌 T_1 病变,无论采取放疗或手术,其 5 年生存率可达 75% ～ 95%。T_2 病变采取部分喉手术,5 年生存率可达 80%。T_3、T_4 患者中有部分患者可采取保留喉功能手术,5 年生存率 60% ～ 70%。近年来,随着注重喉功能保全和多学科协作综合治疗的开展,当代喉癌治疗的原则应该是,在确保疗效的前提下,合理应用手术和综合与辅助治疗手段,尽可能缩小手术范围、保留功能、提高生活质量,最终形成喉癌诊治的专业化和个体化方案。

第三节 鼻咽癌

一、流行病学

鼻咽癌是发生于鼻咽部的恶性肿瘤,世界上大多地区发病率低于 1/10 万,但在我国华南地区尤其在广东省高发,占头颈部肿瘤发病率首位,男性发病率为女性的 2～3 倍,40～50 岁为高发年龄组,并且家族聚集性较其他恶性肿瘤明显。其发病率在一定范围内略有波动,总体发病趋势相对稳定。鼻咽部位深在,鼻咽癌早期症状并不典型,容易误诊、漏诊。

二、病因

目前认为与遗传因素、EB 病毒感染及环境因素等有关。

1. 遗传因素 鼻咽癌发病具有种族及家族聚集现象,高发区的居民迁移到低发区后仍保持着较高的鼻咽癌发病率。目前证实人类白细胞抗原(HLA)、染色体异常、代谢酶基因及肿瘤相关易感基因的多态性与鼻咽癌发生发展密切相关。

2. EB 病毒 EB 病毒与鼻咽癌发生的密切关系已得到公认。应用分子杂交及聚合酶链反应(PCR)技术证实鼻咽癌活检组织中有 EBV DNA 特异性病毒 mRNA 或基因产物的表达。此类 EB 病毒血清学抗体及基因表达产物检测,已被运用于临床,作为鼻咽癌筛查及诊断的重要依据。

3. 环境因素 我国鼻咽癌高发区居民多有进食腌制食品的习惯,摄入的亚硝酸盐含量较高,该类化合物在动物实验中能够诱发出鼻咽癌。另外,吸烟、环境中烟粉尘及化学蒸气的暴露、微量元素的失衡等环境因素均在一定程度上影响着鼻咽癌的发生和发展。

三、病理

其在总体上呈结节型、菜花型、浸润型和溃疡型 4 种形态。2005 年 WHO 分类在组织学上将鼻咽癌分为 3 型,即非角化性癌(未分化型或分化型)、角化性鳞状细胞癌和基底细胞样鳞状细胞癌,乳头状腺癌和涎腺型癌被排除在外。其中未分化型非角化性癌在鼻咽癌中最常见,约占非角化性癌的 70%。

四、鼻咽癌的 TNM 分类及分期

根据肿瘤的生长范围和扩散的程度,按美国癌症分期联合委员会(AJCC)(2002)第 7 版的方案如下。

1. TNM 临床分类

T—原发肿瘤。

T_x:原发肿瘤不能确定。

T_0:无原发肿瘤之证据。

T_{is}:原位癌。

T_1:肿瘤局限于鼻咽,或累及口咽或鼻腔。

T_2:侵犯咽旁间隙。

T_3:颅底骨质和(或)鼻窦受累。

T_4:侵犯颅内、脑神经、下咽、眼眶、颞下窝/咀嚼肌间隙。

N—区域淋巴结转移。

N_x:区域淋巴结转移不能确定。

N_0:无区域淋巴结转移。

N_1:淋巴结直径不超过 6cm,单侧锁骨上窝以上区域淋巴结转移,单侧或双侧咽后淋巴结转移。

N_2:淋巴结直径不超过 6cm,双侧锁骨上窝以上区域淋巴结转移。

N_3:一个或数个淋巴结转移。

N_{3a}:淋巴结直径大于 6cm。

N_{3b}:进入锁骨上窝。

M—远处转移。

M_x:远处转移不能确定。

M_0:无远处转移。

M_1:有远处转移。

2. 分期

Ⅰ期:$T_1N_0M_0$

Ⅱ期:$T_1N_1M_0$,$T_2N_{0\sim1}M_0$

Ⅲ期:$T_{1\sim2}N_2M_0$,$T_3N_{0\sim2}M_0$

Ⅳ期 A:$T_4N_{0\sim2}M_0$

Ⅳ期 B:任何 TN_3M_0

Ⅳ期 C:任何 T 任何 NM_1

五、临床表现

1. 症状　由于鼻咽部解剖位置隐蔽,鼻咽癌早期症状不典型,早期诊断较难,容易延误,应特别警惕。常见症状如下。

(1)鼻部症状:早期可出现涕中带血,时有时无,容易忽视。肿瘤增大出现缺血坏死及侵犯周围大血管时出现鼻咽部大出血。部分增大的瘤体可阻塞后鼻孔,表现为渐进性加重的单侧或双侧鼻塞。

（2）耳部症状：单侧的耳鸣、耳闷胀感，病情加重时出现听力下降，以低频为主。顽固性中耳积液，伴发感染时出现耳痛、耳道溢液等症状，临床易误诊为分泌性中耳炎。

（3）头痛：较为常见，多出现在一侧颞顶部及枕部，早期呈间歇性，病变加重时出现部位固定的持续性剧烈头痛，易误诊为偏头痛。

（4）颈部淋巴结肿大：颈淋巴结转移发生早，转移率高，以淋巴结肿大为首发症状者占60%，以颈上淋巴结最为常见，呈进行性增大，早期活动可、边界清；后期多个融合、边界不清、活动性差，伴发感染时出现疼痛，易误诊为淋巴结炎。若转移肿块巨大可出现疼痛及压迫症状。

（5）脑神经症状：瘤体经患侧咽隐窝由破裂孔或直接经卵圆孔侵入颅内，常先侵犯第 V、VI 对脑神经，引起头痛，面部麻木，眼球外展受限等症状；继而累及第 II、III、IV 对脑神经，出现视力下降、眼球运动障碍、上睑下垂等脑神经受累症状；瘤体直接侵犯或由转移淋巴结压迫，可导致第 IX、X、XI、XII 对脑神经受损，引起软腭瘫痪、呛咳、声嘶、伸舌偏斜等症状。

（6）远处转移：鼻咽癌晚期常向骨、肺、肝等部位转移。

2.体征

（1）间接鼻咽镜检查：鼻咽癌好发于鼻咽顶后壁及咽隐窝，常表现局限性隆起，表面粗糙不平，易出血，若为黏膜下隆起，则表面较为光滑。早期病变不典型，仅表现为黏膜充血、血管怒张或一侧咽隐窝较饱满，容易漏诊。

（2）颈部触诊：颈上深部可触及质硬、活动度差或不活动、无痛性肿大淋巴结。

六、辅助检查

1.间接鼻咽镜检查　经口腔通过间接鼻咽镜观察鼻咽部肿物，应用鼻咽活检钳进行肿物活检。

2.鼻内镜或电子纤维鼻咽镜检查　有助于发现早期病变，并要常规进行病变部位的准确病理活检，鼻内镜检查已成为临床上鼻咽部检查的常规方法。为提高内镜下对鼻咽黏膜病变的辨认效果，更容易发现早期恶变病灶，提高诊断的敏感性和准确性，有研究表明可采用基于鼻内镜的新型窄带成像技术（narrow band imaging，NBI）和接触内镜下黏膜染色观察技术。

3.EB 病毒血清学检查　可以作为鼻咽癌诊断的辅助指标，部分地区已作为鼻咽癌筛查及诊断的常规手段运用于临床。目前已开展的有 EB 病毒壳抗原－免疫球蛋白 A（EB VCA－IgA）、EB 病毒核抗原－免疫球蛋白 A（EB NA－IgA）、EB 病毒 DNA 定量检测、鼻咽癌相关表达产物检测、基因芯片等。

4.影像学检查　鼻咽及颈部 CT、MRI 的平扫加增强扫描检查有助于了解肿瘤侵犯范围，是临床诊断与分期必要的检查项目。胸片、腹部 B 超、全身骨 ECT 等检查了解有无远处转移。PET－CT 被认为对鼻咽癌的诊断优于常规的影像学检查手段，特别对早期病变的诊断，其灵敏度、特异性及准确性都很高，对鼻咽癌的临床分期也大有帮助，但由于其目前总体价格较为昂贵，尚未作为鼻咽癌诊治中的常规手段。

七、诊断及鉴别

1.诊断要点　诊断的主要手段有：间接鼻咽镜下鼻咽活检；经鼻内镜下鼻咽病理活检；血

清学检查和鼻咽影像学平扫加增强扫描检查。

（1）鼻咽癌的确诊有赖于病理活检。有时需多次活检才能取得阳性结果。应尽量进行鼻咽部活检，只有当多次鼻咽活检阴性才考虑行颈淋巴结活检。

（2）对于首诊鼻咽癌，应根据临床表现及影像学检查结果进行 TNM 分期和临床分期，以便治疗方案的确定及预后评估。

（3）虽无临床表现，但有下列情况之一者，为鼻咽癌高危人群，应仔细进行鼻咽部检查，必要时活检：①EB 病毒 VCA－IgA 抗体滴度≥1：80。②EB 病毒 EDAb≥60％。③EB 病毒 VCA－IgA（≥1：5），EA－IgA（≥1：5），EDAb（≥30％）三项指标中任何两项为阳性。④EB 病毒 VCA－IgA、EA－IgA、EDAb 三项指标中，任何一项持续高滴度或滴度持续升高。

2.诊断流程见图 1－1。

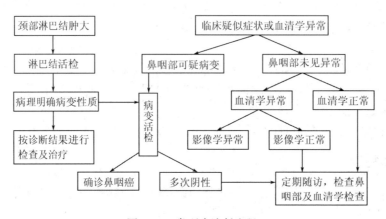

图 1－1　鼻咽癌诊断流程

3.鉴别诊断

（1）鼻咽部原发病变

①慢性鼻咽炎：因鼻咽分泌物倒流，常有"多痰"症状，多伴有慢性鼻炎、鼻窦炎、咽炎。鼻咽黏膜慢性充血，表面可见脓性分泌物及干痂。鼻咽活检可鉴别。

②腺样体：大多数成人的腺样体基本萎缩消失，但部分成人鼻咽顶后壁可有腺样体残留，表面呈纵行沟缝状，感染时可有溃疡或出血，活检可明确诊断。

③咽囊囊肿：位于鼻咽顶正中，表面光滑，灰白色，活检可见黄白色囊液溢出。此外鼻咽顶壁及顶后壁还可见到潴留囊肿或表皮样囊肿，排除脑膜、脑膨出后可行活检鉴别。

④咽旁间隙肿瘤：咽旁肿物可形成鼻咽侧壁隆起、内移，应与黏膜下型鼻咽癌鉴别，EB 病毒血清学检查，影像学检查及活检可明确诊断。

⑤鼻咽血管纤维瘤：多见于青年男性，常反复鼻出血。鼻咽部可见红色肿物，基底宽，表面光滑且血管丰富。本病无颈淋巴结转移，根据病史、鼻咽镜检查结合影像学不难诊断，一般不宜活检。

⑥鼻咽结核：可有涕中带血，常合并咽结核、喉结核、肺结核或颈淋巴结核。多位于鼻咽

顶后壁近中线处,结节或肉芽样隆起,表面有溃疡及坏死。与鼻咽癌鉴别较困难,可行结核相关病原学检查,活检可明确诊断。

⑦鼻咽部其他恶性肿瘤:如恶性淋巴瘤、横纹肌肉瘤等,均需活检明确诊断。

⑧颅内疾患:颅咽管瘤、脊索瘤、脑膜瘤等可突破颅底在鼻咽部形成肿块,压迫邻近的脑神经发生相应的症状,通过影像学检查及活检可明确诊断。

(2)颈部肿块

①颈淋巴结炎:急性者局部有红肿热痛。慢性者常与口腔或上呼吸道慢性炎症有关,淋巴结,质软,活动。中年以上患者警惕转移癌,行穿刺细胞学检查。

②颈淋巴结核:多见于青少年,淋巴结常融合或呈串珠样,穿刺可抽出干酪样物。

③恶性淋巴瘤:多为青少年,鼻咽部球形隆起,表面光滑。除颈淋巴结外,可出现全身多处淋巴结肿大、质韧、活动度较好,有发热、盗汗、体重减轻等全身症状。鉴别需要依据病理学。

④颈部其他转移癌:可来自甲状腺、腮腺、咽、喉、肺部及消化道等恶性肿瘤可出现颈部淋巴结转移,并出现与压迫部位相应的临床表现。结合转移灶淋巴引流的解剖关系及穿刺细胞学检查可鉴别。

⑤鳃裂囊肿:为先天性疾病,多位于胸锁乳突肌上段前缘,平时可无症状,合并感染时出现肿胀、疼痛。B超检查结合穿刺结果可与鼻咽癌鉴别。

⑥颈动脉体瘤:位于颈动脉三角内,生长缓慢,质地中等,搏动明显,可左右活动而不能上下活动。颈动脉造影有助诊断,一般鼻咽部无病变。

⑦颈部其他良性肿瘤:如淋巴管瘤、神经纤维瘤、脂肪瘤、血管瘤等。通过影像学可帮助鉴别,通过病理明确病变性质。

八、治疗对策

1. 治疗原则及方法

(1)放射治疗。绝大多数鼻咽癌对放射线敏感,因此放射治疗对多数病例是首选方法。一般早期的鼻咽癌采用放射治疗就可以根治,根据最新版 NCCN2010 指南 $T_1N_0M_0$ 采取鼻咽部根治性放疗及颈部预防性放疗。放射治疗原则如下:

①放射治疗为鼻咽癌的首选治疗手段,最低要求是能给予外照射治疗,首次治疗严禁单纯后装治疗。立体定向放射治疗只用于部分病例的局部推量治疗。

②外照射包括肿瘤及侵犯范围,对未受侵犯的高危部位(如颅底、颈部淋巴结引流区等)应给予预防照射。

③酌情采用缩野或多野照射技术(如颅底野、咽旁野),合理分配各照射野剂量比例。

④严格控制照射的总剂量,保证肿瘤获得高剂量照射,尽可能保护邻近正常组织(如脑干、脊髓、晶体等)免受过量照射。

(2)化学治疗:对于中、晚期病例,放疗后未能控制及复发者,化疗是一种辅助性或姑息性治疗。化疗主要适用于Ⅲ～Ⅳ期鼻咽癌。化疗方案以铂类＋氟尿嘧啶类方案为首选,包括新辅助化疗、同期放化疗、辅助化疗及姑息化疗等。

(3)手术治疗:手术治疗主要指挽救性手术治疗,有其手术适应证和禁忌证。

手术适应证：

①复发性鼻咽癌，病灶相对局限者。

②根治量放疗后局限性鼻咽残留病灶。

③分化高的鼻咽恶性肿瘤，如角化性鳞癌、腺癌等，病灶局限者。

④根治量放疗后颈部淋巴结残留或复发。

手术禁忌证：

①患者全身状况差，不宜手术。

②手术难以完整切除肿瘤，如病变范围广泛侵及颈内动脉及其周围颅底骨质和咽旁间隙甚至颅内等区域。

手术方式上分为针对鼻咽部的挽救性手术和针对颈部淋巴结复发颈部淋巴结清扫术。鼻咽部的挽救性手术有经腭入路、上颌骨掀翻入路等开放性手术入路和经鼻内镜微创入路两种。

（4）中医中药治疗能够配合放疗和化疗，减轻放化疗反应。

（5）免疫治疗及基因靶向治疗尚处于研究阶段，可作为辅助治疗方法，目前研究较多的有表皮生长因子受体抑制剂及血管生成抑制剂。

九、预后

鼻咽癌预后与年龄、病理类型、临床分期等有关。青少年患者一般预后较好。低分化癌预后较高分化癌好。Ⅰ期5年生存率约90%，Ⅱ期5年生存率约75%，Ⅲ期5年生存率约50%，Ⅳ期5年生存率约20%。

十、出院后随访

1.时间安排　治疗结束后随访，第1年：1～3个月复查一次；第2年：2～4个月复查一次；第3～5年：4～6个月复查一次；>5年：6～12个月复查一次。

2.随访内容

（1）常规检查

①鼻咽、头颈部检查。

②鼻咽镜检查。

③EB病毒血清学检查。

④鼻咽MRI和（或）CT平扫加增强检查。

（2）参考检查：ECT、PET-CT；耳功能检查，包括门齿距、口腔黏膜、颈部皮肤、脑脊髓功能等检查；B超、胸片检查等。

第四节　扁桃体肿瘤

一、扁桃体良性肿瘤

扁桃体良性肿瘤中，常见的有乳头状瘤、潴留囊肿及血管瘤等，较为少见的有多形性腺瘤、腺瘤、纤维瘤、脂肪瘤、血管瘤、神经鞘瘤及畸胎瘤等。

（一）临床表现

1.症状

（1）肿瘤较小时一般无症状，多于体格检查时偶然发现。

（2）有时有咽异物感、咽部轻微不适，偶有干咳等症状。

（3）少数较大的肿瘤可出现吞咽、呼吸和发音障碍。

2.体征　扁桃体乳头状瘤位于扁桃体表面，呈颗粒状或桑葚状，白色或粉红色，多数基底部有蒂，一般仅3～5mm大小，发展慢，有时呈簇状多发。儿童乳头状瘤常多发。扁桃体潴留囊肿多位于一侧扁桃体，呈球形或圆球形，有时有蒂，直径一般数毫米，表面光滑，柔软，多为黄白色，内容为干酪样物或黏稠液体。多形性腺瘤表面平滑，呈结节状，肿瘤外有包膜。

（二）诊断及鉴别诊断

1.诊断　根据肿瘤的外观特点可作出初步诊断，确诊需组织病理学检查。

2.鉴别诊断　扁桃体良性肿瘤需与扁桃体息肉、局限性扁桃体瘤样增生等非肿瘤性疾病和扁桃体恶性肿瘤鉴别。扁桃体息肉常无症状，发生于扁桃体隐窝或周围，光滑、带蒂、可活动，质软；局限性扁桃体瘤样增生的突出部分的表面及颜色与扁桃体一致，常带蒂或呈结节状。扁桃体恶性肿瘤多为单侧扁桃体肿大，表面溃烂，质较硬，伴同侧颈淋巴结肿大；也有一侧扁桃体肿大、充血，表面光滑者。

（三）治疗

乳头状瘤一般采用表面麻醉手术切除，也可采用激光切除。对潴留囊肿，有蒂者可局部切除，基底广与扁桃体难以分离者可将扁桃体一并切除。多形性腺瘤可将肿瘤连同扁桃体完整切除。其他良性肿瘤须根据病变特点选择手术治疗方法。

二、扁桃体癌

扁桃体癌是头颈部常见肿瘤，占头颈部肿瘤的3%～10%；是口咽癌中最常见者，约占口咽癌的2/3。扁桃体癌是扁桃体恶性肿瘤中最常见的一类，除扁桃体癌外，扁桃体还可发生淋巴瘤、网织细胞肉瘤、横纹肌肉瘤等其他恶性肿瘤。扁桃体癌的好发年龄为50～70岁，男性较女性多见。

（一）病因

扁桃体癌的病因有待进一步研究。一般认为，吸烟和饮酒是扁桃体癌的重要发病因素。长期的炎症刺激可能与扁桃体癌的发病有关。近年来越来越多的研究表明部分口咽癌患者不具备吸烟、饮酒等传统致癌因素，而与人乳头状瘤病毒（human papillomavirus，HPV）感染有关，高危型HPV感染在扁桃体鳞癌的发生中发挥着重要的病因作用。高危型HPV可通过性行为传播到上呼吸道及消化道，增加HPV相关的口咽鳞癌的发病风险，研究提示HPV相关口咽鳞癌是一类具有独特的病因和临床病理特点的疾病。国内外报道口咽鳞癌患者HPV感染率为16.7%，其中扁桃体癌HPV感染率达25.2%。HPV阳性的扁桃体鳞癌更易发生于年轻的患者，对放、化疗具有较高的敏感性，疗效较HPV阴性者好，复发和死亡风险相对较低，HPV感染状态有提示预后的意义。

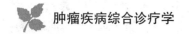

（二）病理学

扁桃体癌常发生于扁桃体黏膜,易向邻近结构蔓延,侵犯磨牙后区域、软腭、舌根、咽侧、咽后壁等,晚期可侵及咽缩肌、咽旁间隙、硬腭、下颌骨等结构。

扁桃体癌的组织学类型以鳞状细胞癌最为多见,其次为淋巴上皮癌。腺癌和未分化癌较为少见。扁桃体癌常发生颈淋巴结转移,转移率为 $30\%\sim80\%$,最常累及Ⅱ区淋巴结。未分化癌的恶性程度极高,易发生全身转移。

除扁桃体原发癌外,有文献报道肺腺癌、肺未分化癌、胃腺癌、结肠印戒细胞癌、原发性肝细胞癌、透明细胞性肾细胞癌、甲状腺未分化癌及睾丸精原细胞瘤等多种恶性肿瘤转移至扁桃体。

（三）临床分期

2002 年,国际抗癌联盟(UICC)和美国癌症研究联合会(AJCC)第 6 版口咽癌 TNM 分期方案如下。

1. TNM 分期方案

（1）原发肿瘤(T)

T_1:肿瘤最大径≤2cm。

T_2:肿瘤最大径>2cm,但≤4cm。

T_3:肿瘤最大径>4cm。

T_{4a}:肿瘤侵犯喉、舌深层/外肌、翼内肌、硬腭或下颌骨。

T_{4b}:肿瘤侵犯翼外肌、翼板、鼻咽侧壁,或颅底,或肿瘤包绕颈动脉。

（2）区域淋巴结(N)

N_x:区域淋巴结无法评估。

N_0:无区域淋巴结转移。

N_1:同侧单个淋巴结转移,最大径≤3cm。

N_2:同侧单个淋巴结转移,最大径>3cm,但≤6cm;或同侧多个淋巴结转移,最大径均≤6cm;或双侧或对侧淋巴结转移,最大径均≤6cm。

N_{2a}:同侧单个淋巴结转移,最大径>3cm,但≤6cm。

N_{2b}:同侧多个淋巴结转移,最大径均≤6cm。

N_{2c}:双侧或对侧淋巴结转移,最大径均≤6cm。

N_3:转移淋巴结最大径>6cm。

（3）远处转移(M)

M_x:远处转移无法评估。

M_0:无远处转移。

M_1:有远处转移。

2. 口咽癌分期　见表 1-1。

表 1－1　口咽癌分期

0 期	T_is	N_0	M_0
Ⅰ期	T_1	N_0	M_0
Ⅱ期	T_2	N_0	M_0
Ⅲ期	T_3	N_0	M_0
	T_1	N_1	M_0
	T_2	N_1	M_0
	T_3	N_1	M_0
ⅣA 期	T_{4a}	N_0	M_0
	T_{4a}	N_1	M_0
	T_1	N_2	M_0
	T_2	N_2	M_0
	T_3	N_2	M_0
	T_{4a}	N_2	M_0
ⅣB 期	T_{4b}	任何 N	M_0
	任何 T	N_3	M_0
ⅣC 期	任何 T	任何 N	M_1

（四）临床表现

1. 症状

（1）咽部不适和咽异物感：小的扁桃体癌通常无症状。随着肿瘤的增大，可出现咽部不适、咽异物感等早期症状。

（2）咽痛：一侧自发性咽痛，吞咽时明显，可放射至同侧耳部。

（3）吞咽困难：肿瘤增大阻塞咽腔或侵犯软腭、舌根或磨牙区，影响吞咽动作的协调而出现吞咽困难，严重时影响呼吸和言语。

（4）吐出分泌物带血：肿瘤所致的溃疡可有少量出血，可伴有口臭等症状。

（5）耳鸣、听力减退：肿瘤侵犯鼻咽和软腭，影响咽鼓管功能引起。

（6）颈淋巴结肿大：扁桃体癌患者易出现颈部淋巴结转移，可为首发症状或就诊时的主要症状。

（7）远处转移表现：晚期可出现远处转移，肺是最常见的转移部位，肝、骨等远处转移相对较少。纵隔转移认为属远处转移。

2. 体征　扁桃体癌多呈外生性生长或呈溃疡状。易累及腭舌弓，也可累及舌根及咽后壁等口咽部结构、侵犯磨牙三角区及颊黏膜等口腔结构；向深部侵犯可累及下颌骨、舌咽神经、舌神经、下牙槽神经等出现牙齿松动、吞咽困难及感觉障碍；向后可侵犯腭咽弓、累及翼肌出现张口困难；向侧方可经咽旁间隙侵犯颅底，导致脑神经症状。扁桃体癌最常转移的颈淋巴结为Ⅱ区,其次是Ⅰ区和Ⅲ区淋巴结和咽后淋巴结、咽旁淋巴结,再逐级向较远的淋巴结转移;有些患者可出现对侧淋巴结转移。

（五）辅助检查

1.内镜检查　纤维鼻咽喉镜检查有助于进一步明确肿瘤的原发部位、原发灶的情况。由于扁桃体癌患者同时存在多原发性肿瘤的可能性,需仔细检查上呼吸道消化道是否存在多原发灶。

2.影像学检查　颈部增强CT扫描对评估扁桃体癌原发灶的范围、了解原发灶的周围状况和颈部淋巴结转移情况有重要意义。CT扫描显示扁桃体癌初期表现为不规则肿块突向口咽腔,呈浸润性生长,边界常不清晰,易伴发感染和坏死;肿块较大时多与周围结构分界不清,周围间隙内脂肪界面消失,正常结构被异常密度或信号的肿瘤取代,口咽腔有不同程度的变形;扁桃体癌易沿咽旁间隙、血管或肌束间隙向周围组织侵犯,病灶较大时将腭舌沟向前推移,并进一步侵犯舌根、口底;扁桃体癌颈部淋巴结转移发生率较高,不规则环形强化伴中央低密度或低信号区为颈部淋巴结转移的典型影像表现。MRI扫描有助于进一步了解周围软组织、脑神经及硬脑膜等受累情况,以便确定能否手术切除。

（六）诊断及鉴别诊断

1.诊断　对咽部不适、异物感、持续轻微咽痛经药物治疗无效或症状加重者应警惕扁桃体癌的可能。查体应注意观察扁桃体的大小、形态,有无肿物和溃疡;观察舌体的活动度、腭部的运动情况,间接喉镜检查喉咽部是否受累。对扁桃体、腭舌弓、腭咽弓、舌根、口腔等仔细触诊,检查质地、压痛、有无血性分泌物等;咽部和颈部双合诊检查咽旁间隙是否受累;检查三叉神经第三支分布区域有无感觉减退检查颈部有无肿大的淋巴结。病变部位的活检是扁桃体癌确诊必需的手段;即使颈部淋巴结活检确诊为癌,扁桃体原发灶的活检也是必需的。

2.鉴别诊断　扁桃体癌需与扁桃体炎、扁桃体良性肿瘤和扁桃体淋巴瘤等疾病鉴别。典型的扁桃体炎呈双侧性、扁桃体常有脓栓,有急性咽部感染反复发作等病史,扁桃体质软;而扁桃体癌多为单侧扁桃体肿大,常有溃疡形成,质地较硬,生长较快,可侵犯软腭等周围组织,可伴有淋巴结肿大。扁桃体良性肿瘤病程较长、生长较缓慢,质软或质韧,表面无坏死物。扁桃体淋巴瘤多为黏膜下肿物,多数无溃疡,少数可发生溃疡,溃疡后与癌相似,淋巴瘤可出现多部位淋巴结肿大,可累及全身的淋巴结及多个脏器。扁桃体癌与上述疾病的鉴别最终靠病理检查。

（七）治疗

扁桃体癌的治疗包括放疗、化疗和手术等方法。必须根据肿瘤的分期、患者的治疗要求和患者的全身情况综合考虑,采用相应的治疗方案。扁桃体癌的预后相对较差,易发生颈淋巴结转移,治疗常需多学科协作完成。手术已不再是一线的治疗手段,在许多医疗中心,放射治疗和化疗已成为首选的方法,手术则作为放化疗失败的挽救治疗,多主张以放射治疗和手术挽救为主要的治疗方式。

一般而言,目前对扁桃体癌的治疗,Ⅰ、Ⅱ期病变可单纯放疗或外科手术,两者生存率相近;因放射治疗效果较好,功能保存更好,常被作为首选。单纯外照射放疗已成为大多数早期病变的治疗选择。T_1 或 T_2 的早期病变,无或伴有小的颈部淋巴结转移(N_0 或 N_1)患者,可行根治性放射治疗。由于Ⅲ、Ⅳ期患者放疗的效果较差,故强调Ⅲ、Ⅳ期病变应采取综合治疗,如放疗加手术,或手术加放疗。

扁桃体癌的手术方法包括①经口切除：主要用于表浅和较小的扁桃体原发癌。②经咽侧切开：适用于累及软腭及舌根的扁桃体癌。③联合径路：包括下颌骨部分切除、咽侧切开和经口腔切除，适用于中等大小或范围较大的扁桃体癌。这些手术方法也适用于化疗和放疗后肿瘤残存或肿瘤复发的患者。

对于有颈部淋巴结转移的扁桃体癌患者，应行颈淋巴结清扫术。对于治疗前颈淋巴结转移较严重者，在化疗和放疗结束后无论缓解情况如何，均应行计划性颈清扫术。对于颈部淋巴结 N_0 的患者，不同学者有不同的主张，包括①随诊观察。②择区性颈清扫术。③选择性放疗。

（八）预后

扁桃体癌早期病变预后较好，有报道经放疗后Ⅰ期病变 5 年生存率达 100％，Ⅱ期 5 年生存率达 80％左右。N_1 病变患者经放疗后也可取得较好的治疗效果。晚期患者总的 5 年生存率为 20％～60％，因此强调放疗与手术的综合治疗。

三、扁桃体淋巴瘤

扁桃体是淋巴瘤的好发部位。淋巴瘤（lymphoma）是一组起源于淋巴结或其他淋巴组织的恶性肿瘤，是恶性淋巴瘤（malignant lymphoma）的简称。淋巴瘤可分为霍奇金淋巴瘤（Hodgkins lymphoma，HL）和非霍奇金淋巴瘤（non－Hodgkins lymphoma，NHL）两大类。扁桃体淋巴瘤的病理类型以 NHL 常见，HL 少见。据报道，扁桃体 NHL 约占全身淋巴瘤的 4.7％，占头颈部淋巴瘤的 35.0％，60.0％～75.0％的咽环淋巴瘤为扁桃体 NHL。

（一）病因

淋巴瘤病因复杂，50％左右的病因尚未完全阐明。一般认为感染、免疫因素在淋巴瘤的发生过程中起重要作用，物理因素、化学因素及遗传因素也有重要作用。

（二）病理

不同类型和亚型的淋巴瘤的临床表现、治疗和预后各不相同，而同一类淋巴瘤则有较为一致的临床特点和生物学行为。

（三）临床表现

1. 全身症状　可有发热、贫血、消瘦、盗汗及衰竭等症状及体征。

2. 咽部表现　咽部异物感。扁桃体肿大，常呈结节性增殖，质韧，不易出血，少数可有破溃。可有吞咽困难。

3. 淋巴结肿大　颈部及锁骨上淋巴结肿大，腋窝、腹股沟淋巴结也可肿大。常为对称性和多发性。可伴有纵隔、肺门等深部淋巴结肿大。

4. 其他　扁桃体淋巴瘤常有腹腔内淋巴结及腹腔脏器受累，尤其是胃。

（四）辅助检查

1. 全身检查　包括血常规、肝肾功能、血清乳酸脱氢酶、红细胞沉降率、心电图，以及胸腔、腹腔、盆腔的检查。

2. CT 和 MRI 扫描　扁桃体淋巴瘤 CT 和 MRI 表现具有特征性，均表现为类圆形等密度（等信号）软组织肿块，密度均匀，无钙化、囊变或坏死，向口咽腔突出生长，肿块轮廓规整，可轻度强化，一般无咽旁间隙及相邻结构受侵犯，多数可发现同侧颈深部淋巴结肿大，肿大淋巴结的形态、密度（信号）改变与扁桃体原发灶相似。

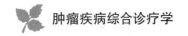

（五）诊断

扁桃体淋巴瘤的诊断靠组织病理学。经典的组织形态学观察,结合部分现代病理技术的应用是临床诊断淋巴瘤的唯一"金标准"。

（六）治疗

扁桃体淋巴瘤的治疗通常采用化疗,有些患者需采用化疗和放射治疗。外科操作仅限于活检进行组织学诊断。

第五节　下咽部肿瘤

一、下咽癌

下咽癌是原发于下咽区的恶性肿瘤,以鳞状细胞癌为主,依其发生部位可分为梨状窝癌、环后癌和下咽后壁癌。

（一）流行病学

下咽癌在临床上较为少见,年发病率为 0.17～0.8/10 万,占头颈部恶性肿瘤的 1.4%～5.0%,占全身恶性肿瘤的 0.5%。下咽癌多发生于梨状窝区,下咽后壁区次之,环后区最少。50～70 岁为高发年龄,但近年来有年轻化趋势。总体来看,男性患者远多于女性,梨状窝癌和下咽后壁癌多见于男性,而环后癌女性较多发。

（二）病因学

1. 吸烟、饮酒　吸烟及饮酒导致头颈部肿瘤已成共识,在下咽癌,饮酒的相关性要高于吸烟。

2. 遗传因素　部分患者呈现家族性头颈部恶性肿瘤聚集发病。

3. 营养因素　有文献报道 Plummer－Vinson 综合征(多发生于低血红蛋白性贫血的中年妇女)易导致患者罹患环后癌。

4. 病毒感染　人类乳头状瘤病毒感染可引起头颈部鳞状细胞癌。

（三）病理与病理生理学

95%以上为鳞状细胞癌,且大部分肿瘤分化程度差,易发生局部扩散及淋巴结转移。

1. 局部扩散　梨状窝外侧壁癌常早期侵及甲状软骨后部,向外穿过甲状软骨或环甲膜侵及甲状腺,亦可绕过甲状软骨后缘侵及喉外组织或甲状腺,向内可于黏膜下扩展经咽后壁或环后区前壁累及对侧梨状窝,向上扩展侵入舌根部和扁桃体,少数病例可向下侵及颈段食管。

梨状窝内侧壁癌常易向内扩展侵及喉部,沿杓状软骨后或外侧生长侵及环杓关节,循黏膜扩展累及杓状会厌襞、杓区、喉室带及向后累及环后区,亦可向前直接侵入声门旁间隙。晚期全部梨状窝、下咽后壁、对侧梨状窝、甲状软骨、甲状腺、颈部软组织及颈段食管均可受累,而会厌前间隙常会幸免。

环后癌多呈外生菜花样或结节状,常伴中心性溃疡,周围可有黏膜下浸润,向前易侵及环杓后肌、环状软骨、杓状软骨及环杓肌,进而侵及梨状窝、甲状腺、气管和喉返神经,引起单侧声带麻痹。向下侵及颈段食管,但很少累及椎前筋膜。

下咽后壁癌多沿咽后壁向上下迅速扩展并易向后浸润生长,晚期可扩展累及侧壁,肿瘤易向下累及食管,但较少侵入椎前肌。肿瘤常于黏膜下广泛扩散,向上侵入口咽及鼻咽,直接侵及颈椎和颅底者少见,下咽后壁癌常有多发癌灶。因下咽腔较宽敞,肿瘤发生早期对吞咽功能影响不大,出现较明显的吞咽困难时,往往提示食管已受累及。

2.颈部淋巴结转移 颈淋巴结转移是下咽癌重要的预后因素。Ⅱ、Ⅲ区是下咽癌常见的转移部位,其次是Ⅳ区。环后癌可向气管旁淋巴结转移,造成全喉切除后的造瘘口复发。下咽后壁癌可向咽后淋巴结转移,咽后淋巴结的交通可能是出现对侧转移的因素。

3.远处转移 晚期的下咽癌可导致肺、骨等远处转移。

(四)临床表现

1.喉咽部异物感 喉咽部异物感是喉咽癌患者最常见的初发症状。

2.吞咽疼痛可向耳部放射,合并感染或侵犯血管时可加剧。

3.吞咽不畅或进行性吞咽困难。

4.声嘶 肿瘤侵犯喉部,可伴有不同程度的呼吸困难。

5.咳嗽或呛咳,常出现痰中带血。

6.颈部肿块。

7.喉咽癌晚期时患者常有贫血、消瘦、衰竭等恶病质的表现。肿瘤侵犯颈部大血管时可发生严重的出血。

(五)诊断

下咽癌的诊断需要结合临床表现及多种下咽癌辅助检查,其有价值的诊断手段见表1-2。

表1-2 下咽癌的诊断及多种辅助检查

间接喉镜检查/电子喉镜检查	明确肿瘤部位及环杓关节运动
增强 CT	明确肿瘤的范围及淋巴结转移情况
MRI	同增强 CT 但诊断价值不如前者
病理组织活检	下咽癌确诊的标准
PET	对高度怀疑远处转移者可行 PET 明确

(六)分期

见表1-3。

表1-3 下咽癌分期

T	T_x	原发肿瘤无法评估
	T_0	无原发肿瘤证据
	T_{is}	原位癌
	T_1	肿瘤局限于下咽的一个解剖亚区并且最大径≤2cm
	T_2	肿瘤侵犯超过下咽的一个解剖亚区或邻近解剖区,或最大径>2cm,但≤4cm,无半喉固定
	T_3	肿瘤最大径>4cm 或半喉固定
	T_{4a}	肿瘤侵犯甲状/环状软骨、舌骨、甲状腺、食管或中央区软组织
	T_{4b}	肿瘤侵犯椎前筋膜,包绕颈动脉或累及纵隔结构

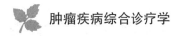
（续表）

	N_x	区域淋巴结无法评估
	N_0	无区域淋巴结转移
	N_1	同侧单个淋巴结转移,最大径≤3cm
N	N_2	同侧单个淋巴结转移,最大径>3cm,但≤6cm;或同侧多个淋巴结转移,最大径均≤6cm;或双侧或对侧淋巴结转移,最大径均≤6cm
	N_{2a}	同侧单个淋巴结转移,最大径>3cm,但≤6cm
	N_{2b}	同侧多个淋巴结转移,最大径均≤6cm
	N_{2c}	双侧或对侧淋巴结转移,最大径均≤6cm
	N_3	转移淋巴结最大径>6cm
M	M_x	远处转移无法评估
	M_0	无远处转移
	M_1	有远处转移

$M＝M_0$	T_1	T_2	T_3	T_{4a}	T_{4b}
N_0	I	II	III	IVA	T_{4b}
N_1	III	III	III	IVA	T_{4b}
N_2	IVA	IVA	IVA	IVA	T_{4b}
N_3	T_{4b}	T_{4b}	T_{4b}	T_{4b}	T_{4b}

$M＝M_1$,均为 IVC 期。

（七）治疗

下咽癌的治疗有手术治疗、放化疗、生物治疗以及上述治疗措施的组合。下咽癌治疗始终围绕着患者获得更高的生存率和保喉率,传统的治疗下两者是此消彼长的,但随着对下咽癌生物学行为研究的不断深入,在保持生存率的基础上提高保喉率也是可行的。目前国内外的基本共识是,外科治疗是下咽癌的最佳治疗措施,对有手术机会的患者仍应行以手术为中心的治疗计划。

1.下咽癌的外科切除　依据范围的不同可分为:单纯的咽部分切除术;保留喉功能的咽部分切除术;全喉咽部分切除术;全喉全下咽切除术;全喉全下咽全食管切除术。

（1）单纯的咽部分切除术适应证较为局限,仅适用于少数 T_1 期下咽后壁癌等,可由颈咽侧或会厌谷入路暴露肿瘤,以裂层皮片或人工组织修补创面。文献报道对 T_1 期下咽癌,尤其是下咽后壁区、杓会厌皱襞外侧区肿瘤采用 CO_2 激光手术,术后辅以放疗获得较佳的效果,但激光应用于下咽癌手术时,肿瘤的暴露及安全边界的控制仍需注意。

（2）保留喉功能的下咽癌切除术建立在对下咽癌生物发展规律不断地深入理解和式式选择理念的转变上。绝大多数的下咽癌发展多有规律可循,因而对癌肿的安全切缘更有方向性,而非一味在数值上追求切缘的足够。传统的下咽癌手术术式选择以 TNM 分期为依据,但这种分期并无法体现肿瘤的个体差异,同样 T_2 分期的肿瘤并非都能实现喉功能的保留。与之相比,在保证切缘的情况下,喉功能区(环杓关节区)和喉软骨支架在考虑是否行喉功能保留手术时更为重要,无论是何分期,只要上述两点满足皆可考虑行保喉手术。

①梨状窝外侧壁癌:自患侧胸骨舌骨肌外缘分离该肌深面,将其拉向对侧暴露喉体,游离患侧甲状腺,结扎其分支血管。切除患侧舌骨大角,于甲状软骨后缘切开咽下缩肌,向前剥离暴露甲状软骨后半纵行切开。根据肿瘤不同的原发部位和侵犯范围,分别选择于梨状窝外侧壁、会厌谷、梨状窝尖或食管入口等处切开黏膜,进入咽腔,沿梨状窝外侧壁后缘纵行切开,充分暴露肿瘤。直视下将患侧受累的甲状腺、甲状软骨板后1/3、梨状窝外侧壁及部分前壁和下咽后壁一并切除。

②梨状窝内侧壁癌:咽侧入路进入咽腔。直视下逐步扩大下咽外侧壁切口,沿肿瘤前外缘向下切开下咽外侧壁至肿瘤下极,再于肿瘤下极向上沿肿瘤深面紧贴环状软骨表面向上分离,如环状软骨受累,可将受累软骨切除,软骨内侧组织因软骨屏障多数未受累及而可予以保留。术者可将示指放在患者的喉腔内,这样可以更准确地分离甲状软骨板、声门旁间隙及肿瘤;如声门旁间隙饱满,紧贴甲状软骨内侧已有肿瘤累及,声带固定或活动受限较重,可于喉室、室带前缘或会厌根进入喉腔,再从喉腔侧将患侧半喉包括声带、喉室、室带、声门旁间隙与梨状窝肿瘤整块切除;如声门旁间隙受累较轻,声带活动正常或轻度受限,则可保留声带切除喉室、室带和声门旁间隙,或视情况仅切除声门旁间隙,保留声带、喉室及室带的黏膜,切开患侧环后区或梨状窝内侧壁后部黏膜,将梨状窝肿瘤与受累的部分喉组织整块取下。

③下咽后壁癌:咽侧入路视野暴露充分,操作空间较大,适用于大多数下咽后壁癌的切除。进入咽腔后,直视下纵行扩大咽侧切口,直至充分暴露肿瘤上下极。分离解剖咽后间隙,探查有无咽后淋巴结肿大。以手指伸入咽后间隙内钝性分离,将肿瘤深部与椎前筋膜分离。再自肿瘤下极向上分离,注意探查食管入口有无累及。如肿瘤累及该侧梨状窝,可于肿瘤下极向上沿肿瘤深面紧贴环状软骨表面向上分离;如环状软骨受累,可将受累软骨切除,软骨内侧组织多可保留。于肿瘤上极横断咽后壁黏膜,使肿瘤上下极及患侧均充分游离,再切除肿瘤对侧,应注意保护对侧颈动脉。

④环后癌:于梨状窝外侧壁避开肿瘤进入咽腔,完整显露肿瘤后,其外侧垂直切开梨状窝内侧壁黏膜,下达梨状窝尖和颈段食管,深至环状软骨表面。若肿瘤为外生型局限性的 T_1 病变,可紧贴软骨表面完整切除后尝试性行喉功能重建,注意保护环杓后肌和环杓关节,以襞裂区的黏膜适度游离向下及梨状窝尖和食管入口黏膜游离向上来修补环后区的缺损。但环后癌的手术不宜勉强行保喉手术,一旦探查环状软骨受侵犯宜行全喉切除术,或喉气管瓣成形术。

(3)全喉咽部分切除术:适用于绝大多数环后癌及部分梨状窝内侧壁 T_3 病变,肺功能差者可能无法耐受,术后误吸者也可考虑该术式。不同于喉癌的全喉切除术,依据喉的解剖亚区的划分及双侧的相对独立引流,可以保留喉的前半或健侧半制作喉瓣修补咽壁缺损。

(4)全喉全下咽切除:下咽的环周受累较为少见,但下咽的多中心病灶可造成切除后的环周缺损。晚期的下咽癌可向颈段食管侵犯,需要切除部分颈段食管,甚至全食管剥脱。

2.上消化道的重建　保留及不保留喉功能的下咽癌切除术均涉及上消化道的重建。下咽及食管的常用修复材料有:喉气管瓣、胸大肌肌皮瓣、结肠上徙、游离空肠、胃上提、胸三角皮瓣、颈阔肌皮瓣、胸骨舌骨肌筋膜瓣、胸锁乳突肌骨膜瓣等。

多数情况下,直接将梨状窝及下咽侧后壁残余黏膜缝合即可关闭下咽腔。若患侧梨状窝近全部切除且患侧下咽后壁黏膜缺损较大,可采用胸大肌肌皮瓣、胸三角皮瓣或颈阔肌皮瓣修复下咽缺损。后二者关闭咽腔时,需将皮瓣蒂部切除部分表皮,形成创面,再与下咽黏膜切缘缝合,操作稍有不便,近来已较少应用。梨状窝癌累及尖部时,需切除部分颈段食管。若颈段食管仅切除一个侧壁,且局限于食管入口以下 2cm,则仍可采用胸大肌肌皮瓣修复。但需吻合成斜面,防止吻合口狭窄。既往学者们曾强调尽量恢复双侧梨状窝的对称性,对患侧梨状窝考虑进行修复重建;近年来临床实践发现,在环后区和健侧梨状窝完整的情况下,一侧梨状窝缺失对吞咽功能的恢复影响并不明显。术后对部分患者进行纤维喉镜检查时发现,患侧下咽侧壁甚至已接近中线,而患者并未发生吞咽功能不良,亦未发生误咽。因此,在对喉口进行了适当处理后,患侧梨状窝并非一定要进行重建修复,但其前提是吻合口一定要宽敞。

但当切除范围超出了患侧梨状窝时,如扩大至下咽后壁、环后区或颈段食管时,则需进行下咽和食管的重建,可考虑采用胸大肌肌皮瓣、游离的前臂皮瓣、胃、结肠等重建方法进行。缝合时一定将黏膜与周围组织一起与胃肠吻合,同时注意吻合口不宜太大,以减轻反流。颈段食管部分切除后,残余食管黏膜不能过分游离,以免损伤血供,并使食管切缘形成斜面,再与胸大肌肌皮瓣缝合,以防止吻合口狭窄。

若术前估计可能会用到喉气管瓣,可先不行气管切开,以免破坏气管,使喉气管瓣利用困难。先经口行气管插管,切除肿瘤后,再于适当位置横断气管,制成喉气管瓣。喉气管瓣手术中,会厌常需切除弃用。杓状软骨一定要切除,否则会影响吞咽功能。为保证喉气管瓣的血供,应至少保留一侧喉上动脉。

梨状窝外侧壁癌切除有时需切除部分下咽后壁黏膜,由于咽下缩肌被切除或切断,下咽黏膜失去了咽肌的附着而向对侧收缩,组织缺损显得相对较大。可将下咽侧后壁黏膜向患侧牵拉缝合于椎前筋膜,为减小缝合时对黏膜的拉力,应先缝合黏膜下组织,再缝合黏膜。术中将下咽后壁黏膜纵行切缘横行缝合,以加宽下咽后壁,并能防止成形的下咽侧壁过度内移,影响吞咽。若吻合口外侧仍有较大腔隙,可将胸锁乳突肌自上端切断内侧 1/2,将单蒂的肌瓣填塞于腔隙处,也可用患侧保留的甲状腺侧叶牵拉至此处填塞死腔。

3. 颈淋巴结的处理　N_0 的病例需要行患侧 Ⅱ、Ⅲ 区的择区性颈清扫,N_+ 的患者需行患侧的择区性或根治性颈清扫,对环后癌及下咽后壁癌还需探查气管旁及咽后淋巴结。

并发症的预防及处理:

(1)咽瘘是术后最常见和棘手的并发症。咽瘘一旦发生,患者的住院时间将大为延长,许多患者因此而延误术后放疗的最佳时机。术中关闭下咽时,注意将黏膜固定缝合于黏膜下组织或甲状软骨板后缘,使黏膜有依托,黏膜外无死腔,并能防止咽腔运动时黏膜撕脱,形成咽瘘。下咽关闭后,吻合口外侧的组织缺损可用单蒂胸骨舌骨肌肌筋膜瓣、甲状腺或单蒂胸锁乳突肌瓣填补,以尽量减小死腔,同时,死腔内放置有效的负压引流是避免死腔积液咽瘘形成的最有力措施之一。颈清扫术后,颈动脉容易内移,可用胸锁乳突肌将颈动脉包裹缝合,使之与下咽吻合口隔离。

(2)吞咽困难也是经常出现的并发症,咽食管相接处吻合口狭窄是造成吞咽困难较常见的原因。为此,咽食管黏膜吻合时应尽量扩大吻合面呈斜形,以减少因瘢痕增生导致的狭窄。此外,结肠上徙患者术后吞咽肌肉不协调、喉气管瓣代下咽手术后因喉气管瓣组织无吞咽功能,也可出现较为明显的吞咽困难。术中应尽量扩大吻合口,以期食物借重力作用顺利通过咽腔。如有吻合口狭窄出现,轻者可通过食管镜扩张得到改善,重者需再行手术整复。

4.下咽癌的放化疗　对于 T_{is} 及 T_1 患者可考虑行放疗,且效果不亚于手术治疗。绝大多数病例,放疗是作为手术的辅助手段,可在手术前或手术后,术前放疗的剂量在 $45\sim50Gy$,而术后放疗在 $60Gy$,对于切缘阳性或淋巴结包膜外侵者需追加 $6\sim7Gy$ 的剂量,由于放疗后的炎症反应,绝大多数外科医师选择术后放疗。相对单纯放疗,同步放化疗以及超分割的方案疗效及耐受度更好。

放疗的适应证可归结为:T_1 病变,尤其外生肿物;T_3、T_4 患者术前计划性放疗;术后的辅助放疗;不能手术或复发患者的姑息性放疗;病例为低分化癌或未分化癌患者均应行放疗。

其他治疗措施,如生物疗法,EGFR 单克隆抗体 Cetuximab 已经开展了临床前期应用。

(八)预后

下咽癌是上呼吸消化道恶性程度最高的肿瘤之一,临床统计 5 年生存率在 $25\%\sim40\%$。其预后差的主要原因为:位置隐蔽,症状出现较晚;局部呈侵袭性生长并沿黏膜下浸润扩散;易发生淋巴结转移;也可发生远处转移。

二、下咽其他良恶性肿瘤

其他下咽部少见的恶性肿瘤有恶性软组织肿瘤、淋巴瘤等。恶性软组织肿瘤包括纤维肉瘤、恶性纤维组织细胞瘤(malignant fibrous histiocytoma,MFH)、骨骼肌肉瘤等,临床罕见,无特殊发病年龄段,症状表现类似下咽癌,但病史一般较短。治疗可以选择外科手术,但多需肿瘤科的联合治疗。下咽部原发淋巴瘤非常罕见,但可有转移性肿瘤,治疗多采用肿瘤科治疗。黑色素瘤、软骨肉瘤等极为罕见。

下咽部良性肿瘤有乳头状瘤、血管瘤、横纹肌瘤、脂肪瘤、神经纤维瘤等。

下咽乳头状瘤是下咽部常见的良性肿瘤,人类乳头状瘤感染是其重要发病因素,任何年龄均可发生,20～40 岁成人常见。男女比例相当,男性略高。表现为质软、有蒂、呈丛状的指突起样或为无蒂的隆起样病损。常于检查咽部时发现,表现为吞咽阻挡感等,治疗可以激光烧灼,但有复发和恶变可能。

血管瘤可发生于下咽后壁、杓会厌皱襞外侧等位置,可分为毛细血管型和海绵状型,成人多为海绵状血管瘤。患者常感咽部不适或异物感,治疗首选支撑喉镜下的切除,也可选择硬化剂注射等。

横纹肌瘤为一种良性间充质肿瘤,可分为胎儿型、中间型、成人型,成人型横纹肌瘤表现为棕黄色的多结节状,表现为吞咽症状,治疗应选择保守但彻底的切除。

其他下咽部良性肿瘤较为罕见,部分患者甚至终身无症状生存。

第六节　腮腺肿瘤

腮腺是三对大唾液腺中最大的腺体。大约 80% 的唾液腺肿瘤发生在腮腺。腮腺肿瘤中约 80% 为良性,而在这些良性肿瘤中大约 80% 为多形性腺瘤。腮腺恶性肿瘤以黏液表皮样癌居首位,其次为腺样囊性癌、恶性混合瘤、各型腺癌及腺泡细胞癌等。

一、病理

腮腺肿瘤以上皮性肿瘤多见,占 90% 以上。目前对腮腺上皮性肿瘤的病理分类国内外尚不完全一致。1990 年世界卫生组织提出了试行的涎腺肿瘤病理组织分类(表 1-4)。

表 1-4 涎腺肿瘤病理学分类(WHO 试行)

1 腺瘤	2.14 癌在多形性腺瘤中
1.1 多形性腺瘤	—非侵袭癌
1.2 肌上皮细胞瘤	—侵袭性癌
1.3 基底细胞瘤	—癌肉瘤
1.4 腺淋巴瘤	—转移性多形性腺瘤
1.5 嗜酸粒细胞瘤	2.15 肌上皮细胞癌
1.6 小管腺瘤	2.16 未分化癌
1.7 皮脂腺瘤	—小细胞癌
—皮脂淋巴腺瘤	—未分化癌伴淋巴样基质
1.8 导管乳头状瘤	2.17 其他类型癌
—内翻型导管乳头状瘤	3 非上皮细胞瘤
—导管内乳头状瘤	3.1 血管瘤
—乳头状涎腺瘤	3.2 脂肪瘤
1.9 囊腺瘤	3.3 神经元肿瘤
—乳头状	3.4 其他良性间质肿瘤
—黏液状	3.5 肉瘤
2 癌	4 恶性淋巴瘤
2.1 腺泡细胞癌	4.1 涎腺实质内结外淋巴瘤
2.2 黏液表皮样癌	4.2 涎腺淋巴结淋巴瘤
—高分化	5 继发肿瘤
—低分化	6 未分类肿瘤
2.3 腺样囊性癌	7 肿瘤样疾病
—腺样/管状	7.1 涎腺良性肿大
—实体	7.2 嗜酸细胞增多症
2.4 低度恶性多形性腺癌	7.3 坏死性涎腺化生(涎腺梗阻)
2.5 上皮-肌上皮细胞癌	7.4 良性淋巴上皮病
2.6 涎腺导管癌	7.5 涎腺囊肿
2.7 基底细胞腺癌	—小涎腺黏液囊肿
2.8 皮脂腺癌	—涎腺导管囊肿
2.9 嗜酸粒细胞癌	—淋巴上皮性囊肿
2.10 乳头状囊腺癌	—发育不全(多囊)疾病
2.11 黏液腺癌	7.6 慢性硬化性颌下腺炎
2.12 腺癌,NOS	7.7 艾滋病的囊性淋巴增生
2.13 鳞状细胞癌	

1.常见良性肿瘤

(1)多形性腺瘤:多形性腺瘤也称混合瘤,是腮腺肿瘤中最常见的一种。混合瘤的大体标本呈圆形或卵圆形,表面光滑或呈结节状,具有包膜,厚薄不均,有时包膜不完整。切面实质性,灰白色,有时含有囊腔,并含有半透明的黏液样物质。组织学特征为肿瘤上皮细胞呈片块状或条束状,排列成腺管样或分散在黏液和软骨样基质中。腮腺混合瘤具有潜在的恶性生物学行为,如肿瘤包膜不完整,有的包膜内有肿瘤浸润,甚至在周围的腺组织内可见有肿瘤的瘤芽。所以,临床上将腮腺混合瘤视为"临界性肿瘤",即界于良性与恶性之间的肿瘤。

(2)腺淋巴瘤:又称淋巴乳头状囊腺瘤或 Warthin 瘤,在腮腺良性肿瘤中的发病率仅次于多形性腺瘤,占腮腺肿瘤的 6%~10%。腺淋巴瘤多发生于腮腺的下极,男女比例为(3~5):1,患者以 50~60 岁以上的老年人居多。肿瘤呈圆形或椭圆形,边界清楚,表面光滑,可活动,质地较软,可有囊性感。肿瘤生长缓慢,可达数十年之久。肿瘤可多中心起源,10%~20%病例可在腮腺内呈多发性,5%~10%可双侧性,可同时或不同时出现,恶变极少见。

(3)乳头状囊腺瘤:乳头状囊腺瘤虽为良性肿瘤,但可恶变。肿瘤生长缓慢,有包膜,但不完整,可侵入周围腺体内。

(4)基底细胞瘤:基底细胞瘤是一种发病率不高的涎腺上皮性肿瘤,也有人称之为单形性腺瘤。本病生长缓慢,好发于腮腺和上唇。发病年龄以 40~49 岁最多,患者表现为局部肿块而多数无自觉症状。

肿瘤形态呈圆形或椭圆形,表面光滑,具完整包膜,与周围组织界限清晰。切面多为实质性或实质性与囊性并存,多呈灰白色,少数为褐色或粉红色。

(5)嗜酸细胞腺瘤:嗜酸细胞腺瘤较少见,约占涎腺肿瘤的 1%,主要发生在腮腺。本病好发于老年女性,肿瘤生长缓慢,临床表现似多形性腺瘤,呈圆形或卵圆形肿块,可活动,无痛,触之质硬,手术切除后很少复发,极少恶变。

2.常见恶性肿瘤 腮腺恶性肿瘤以黏液表皮样癌、腺样囊性癌、恶性混合瘤、腺泡细胞癌和腺癌等最为多见。而来源于间叶组织的肉瘤(如淋巴肉瘤等)极为少见。

(1)黏液表皮样癌:是最常见的腮腺恶性肿瘤,好发于 40~50 岁,女性较男性多见。黏液表皮样癌恶性程度不一,低度恶性者病程较长,生长较局限;中度及高度恶性者呈浸润性生长,病程较短。大体上,分化较好的黏液表皮样癌可有包膜,但多数不完整,甚至完全无包膜;切面呈灰白色或浅粉红色。约有半数患者可见大小不等的囊腔,内含透明黏液,有时黏液黏稠呈胶冻状。分化较差的黏液表皮样癌无包膜,与正常组织界限不清,切面灰白色,质地均匀较硬,常见出血灶及坏死灶。组织学上肿瘤主要由黏液细胞、表皮样细胞和中间细胞组成。高度分化的黏液表皮样癌中,黏液细胞及表皮样细胞较多,但中间细胞较少。低度分化者,主要为中间细胞和表皮样细胞,黏液细胞较少。低度恶性黏液表皮样癌(高度分化)彻底手术切除预后较好,5 年生存率在 90%左右。高度恶性的黏液表皮样癌(低度分化)预后较差,5 年生存率为 25%~30%。

(2)腺样囊性癌:腺样囊性癌是仅次于黏液表皮样癌的常见恶性肿瘤。本病生长缓慢而局部侵袭性强,易侵犯神经,术后复发率高。患者以 30~50 岁居多,男女发病率无大差别。

腺样囊性癌大体上表现为呈圆形或卵圆形,边界清楚,包膜多不完整,易浸润周围组织,质地较硬而脆。切面呈灰白色或灰黄色,黏液少见,有时可见出血及小囊腔。组织学上肿瘤由腺上皮细胞及肌上皮细胞所组成。肿瘤细胞的排列方式可为筛状型、管状型和实质型。

(3)恶性混合瘤:恶性混合瘤大多为长期存在的良性混合瘤基础上发生恶变,少数为原发恶性混合瘤。本病以 50 岁左右的患者多见,男性多于女性,主要发生在腮腺,约占腮腺恶性肿瘤的 17%。

大体上,外形呈不规则结节状,质地硬,大部分包膜不完整或无包膜,有不同程度地侵犯周围组织而与之粘连。切面呈灰白色、颗粒状,质较脆,无黏液软骨样组织,常伴变性、坏死、出血及囊性变。良性混合瘤恶变者,组织学上可见在同一肿瘤结构中,既能看到混合瘤成分,又能看到明显恶性成分,其特征为异形性细胞,胞核大,胞质比例增加,核膜增厚,核仁明显。原发性恶性混合瘤在镜下可见混合瘤结构,但细胞丰富,核大小不等,并有较多核分裂象和局灶性出血坏死等。

(4)腺泡细胞癌:腺泡细胞癌是一种低度恶性的肿瘤,临床上较少见,占腮腺恶性肿瘤的12%。患者多为 30~50 岁的中年人,女性多于男性,男女比例为 2∶1。肿瘤生长缓慢,可达数年,局部破坏性较小,但可局部复发或多次复发,可达 30%~50%。颈淋巴结转移率也可达15%,晚期可出现肺、骨等部位远处转移。

大体上,肿瘤呈圆形或椭圆形,表面光滑或结节状,常有包膜,部分包膜不完整,切面为实性、囊性或囊实性,呈灰白或粉红色,质脆,可见出血,偶有坏死。镜下可见肿瘤细胞有颗粒细胞、透明细胞、空泡细胞和闰管细胞四种。

(5)腺癌:占腮腺癌的 1%,多见于 40 岁以上的男性。肿瘤生长快,质较硬。镜检可见肿瘤细胞较大,圆形或多边形,胞质丰富,有粗细不等的嗜酸颗粒或呈网状。核偏一侧,核仁明显;细胞异形显著,核分裂象常见,排列呈实性团块或小条索状,有呈腺管状排列倾向,但极少形成腺腔;间质少,无包膜,明显浸润周围组织。

(6)乳头状囊腺癌:较少见。肿瘤呈浸润性生长。大体上,肿瘤多无包膜,切面可见大小不等的囊腔,囊腔内含有黏液,有突出的小乳头,常有出血、坏死等改变。组织学上肿瘤常产生黏液和形成腺样结构,瘤细胞增生形成乳头,向腺腔或囊腔突起。

(7)鳞癌:少见,约占涎腺癌的 5%。多发生于腮腺和颌下腺,患者多为中、老年男性。大体切面可见散在小囊,囊腔内可见有黏液,镜下可见黏液细胞和表皮样细胞及其分化的过渡型—中间型细胞,罕见角化珠。

(8)未分化癌:未分化癌或称小细胞癌,少见,恶性程度高,仅占腮腺癌的 1%。本病好发于老年患者,病程发展快,肿瘤侵袭性强,首诊颈部转移率可达 50%,预后极差。

二、临床表现

腮腺肿瘤以发生在面神经浅侧者居多,占 90% 以上。绝大多数患者在无意中发现耳垂前下或后下方无痛性肿块,生长缓慢。如为混合瘤,肿块多呈结节状,硬度不一,活动,病程长者可形成巨型肿块。10% 左右腮腺肿瘤发生在腮腺深部,由于位置隐蔽,常不易被发现。当达到一定体积时,肿瘤可向咽侧壁、软腭隆起,可见患侧扁桃体后上方软腭膨出,有时可在下颌骨升支后缘内侧触及肿块。

腮腺恶性肿瘤较少,一般病程较短,生长较快,局部常有疼痛或麻木感,常浸润周围组织或与深层组织发生粘连,肿瘤活动度差,如肿瘤侵犯面神经,则出现面神经麻痹。

三、诊断

大多数腮腺肿瘤无论良、恶性均生长缓慢,除有明显的特征性表现外,临床上鉴别诊断较难。B 型超声波对于区分肿块为囊性或实质性、炎性或肿瘤以及良恶性有参考价值。良性者呈界限清楚、回声均匀、后壁反射增强的声像图,而恶性者恰呈相反表现。B 超的优点是价廉、无创无痛、可重复,并能显示 1cm 以下的占位病变。B 超特别适用于腮腺浅层组织病变,深层者则由于下颌支的影响而显示不足。对深部肿物及其与周围组织的关系的了解也不满意。CT 及 MRI 能区分肿物发生于腺内或腺外,且能较准确地显示出肿物的大小、形态及与周围组织的关系,特别对发生于腮腺深叶及咽旁的肿瘤的检查有独到的优势,已成为临床上常规的检查方法。CT 和 MRI 在肿瘤的定位诊断方面显示出极大优点,但在定性方面却显示不足。为了防止肿瘤包膜破裂而造成种植性播散,一般情况下,不允许做术前切取活检,而做肿块细针穿刺行细胞学检查则有助于在术前明确肿瘤的性质。

由于腮腺肿瘤的组织学类型较多,不同组织学类型的涎腺肿瘤,其生物学行为、手术方式和预后都不一样。为了达到最佳的治疗效果,应在术中对肿块做冰冻切片检查,并根据冰冻切片的结果来确定手术范围。

四、治疗

(一)腮腺良性肿瘤外科治疗的原则

在保护好面神经的基础上,完整彻底切除肿瘤。

腮腺多形性腺瘤的切除术式尚不完全一致,由于本病 90% 发生在腮腺浅层组织,目前多主张在保留面神经的情况下,做浅叶合并肿瘤切除或部分浅叶切除术。由于行肿瘤剜出术或局部摘除术复发率高达 13.6%~42%,因此不主张行剜出术和局部摘除术。也有少数作者主张常规行保留面神经的全腮腺切除术,理由是腮腺多形性腺瘤浅叶切除的术后复发率较高,认为多形性腺瘤常无完整的包膜,且多为多中心性。Shaheen 复习文献资料,认为绝大多数报道多形性腺瘤浅叶切除术术后复发率在 3% 左右。多形性腺瘤的多中心起源论并未被证实,而且全腮腺切除后暂时性面瘫的发生率增高。因此,目前多不主张行全腮腺切除术。若肿瘤位于腮腺深叶者,则应行保留面神经的全腮腺切除术。

对 Warthin 瘤,单纯肿瘤摘除复发率为 5.5%~12%。目前多主张行腮腺部分浅叶合并肿瘤切除术。

(二)腮腺恶性肿瘤的处理原则

腮腺恶性肿瘤术前已有面神经麻痹者,应将受累的面神经分支或总干连同肿瘤一并切除,未受累的面神经分支应予保留。对临床上无面神经麻痹者,如术中面神经可与肿瘤分离,或虽然面神经和肿瘤紧贴而不是穿通,只要面神经和肿瘤之间有正常组织可分离,则应尽可能在不影响彻底切除肿瘤的情况下保留面神经,必要时术后辅以放射治疗。但如面神经变粗或色泽变暗紫,或见神经穿过瘤体,则应切除受累的面神经。面神经缺损可取耳大神经或腓肠神经移植。

对于 CN+ 的腮腺恶性肿瘤病例需行颈淋巴结清扫。对 CN₀ 患者如是分化差的肿瘤,如未分化癌、腮腺导管癌、表皮样癌、腺癌和低分化的黏液表皮样癌则需行分区性颈清扫。

单纯手术治疗对于小于 3cm 且没有高危因素的肿瘤是足够的。术后放疗通常适用于病理学证实有不良预后因素的患者,例如肿瘤分化差、手术切缘不够或阳性、淋巴结转移、沿神经生长和血管受侵犯等。

(三)腮腺手术的并发症及其处理

1.面神经麻痹 若面神经未被切断,往往是手术时牵拉面神经引起,多为暂时性面瘫,常发生在腮腺全切除的病例。经过维生素 B_1、维生素 B_{12} 及神经营养药物治疗,一般术后 3～6 个月逐步恢复正常。

2.涎瘘 腮腺是一个多突起的腺体,几乎不可能全部切除,而残留的腺体仍有分泌功能,因此未妥善处理残余腺体或加压包扎不当可出现术后耳垂下方唾液积存。如发生积液,可用穿刺吸尽后加压包扎,一般 1～2 周即愈。如反复加压包扎仍不愈,可给予小剂量放射治疗。预防的方法是手术中对所有切断的腮腺组织仔细结扎,另外,术后对手术区正确的加压包扎非常重要。

3.味觉出汗综合征(Frey 综合征) 表现为术后 3～6 个月起进食时或刺激唾液分泌时,耳前手术区的某一区域出现皮肤潮红及出汗。为支配腮腺唾液分泌的副交感神经切断后再生长入汗腺所致。目前尚无有效的药物治疗方法。术中可用组织瓣,如胸锁乳突肌瓣、肌筋膜瓣填塞术区以阻断副交感神经再生入汗腺。

4.耳垂麻木 为术中切断耳大神经所致。

第七节 甲状腺肿瘤

一、甲状腺腺瘤

甲状腺腺瘤(thyroid adenoma)是起源于甲状腺组织的良性肿瘤。具体病因不详。

(一)流行病学

甲状腺腺瘤好发于中青年,以女性多见,20～50 岁的患者占 70% 以上。

(二)病理及病理生理

甲状腺腺瘤为甲状腺结节中的常见病变,组织学常表现为单发病变,肿瘤可以呈实性或囊实性,包膜完整,边界清楚,质地均匀,或囊实性者实质部分质地均一。病理上可分为:

1.乳头状腺瘤(papillary cell adenoma) 因肿瘤常常形成囊实性空腔,又称为乳头状囊腺瘤。肿瘤的滤泡上皮细胞由含有毛细血管的少量间质支持,呈单层排列,形成乳头状向囊腔内生长,肿瘤可发生出血、坏死、纤维化。乳头状腺瘤可恶变,有时与分化良好的乳头状腺癌难以区别。

2.滤泡状腺瘤(follicular adenoma) 滤泡状腺瘤又分为以下几种类型。①单纯型腺瘤(simple adenoma):滤泡形态与正常腺体相似,大小不同,滤泡内含有胶质,包膜完整。一般不发生癌变。②胎儿型腺瘤(fetal adenoma):肿瘤由很多小的滤泡组成,与胎儿期的甲状腺组织相似,上皮细胞呈小立方形,滤泡内一般不含胶质,间质丰富,可呈透明变性或黏液变性。肿瘤容易发生囊性变或囊内出血。③胚胎型腺瘤(embryonic adenoma):肿瘤由排列成条索状或小梁状的小细胞构成,无完整的滤泡腔,纤维间质常呈水肿状。④胶样腺瘤(colloid adenoma):形态类似单纯型腺瘤,唯有不同的是滤泡明显大,泡腔扩张,充满大量胶质物质。⑤嗜酸性腺瘤(hurthle cell adenoma):嗜酸细胞呈大的多角形或不规则形,细胞核较小,细胞体大,胞浆中有嗜伊红颗粒,也叫 hurthle 细胞,瘤组织排列成索条或巢状,有时会形成不完整的滤泡腔,或形成乳头状。嗜酸细胞腺瘤可以恶变为嗜酸细胞腺癌,是滤泡状癌中恶性程度较高的一种亚型。

3.不典型腺瘤(untypical adenoma) 比较少见,细胞丰富,可呈长形或梭形,核不规则而深染,呈包块状或片状排列。瘤体包膜完整,质地坚实。

(三)临床表现

1.症状 甲状腺腺瘤常无明显的自觉症状,或长大到一定程度有气管压迫感。大部分患者因咽部异物感查体时发现,或抚摸颈部时偶然发现。

2.体格检查 查体可见甲状腺结节,质地较韧或软,边界清楚,无压痛,可活动,随吞咽上下移动,颈部无明显肿大淋巴结。

(四)实验室及辅助检查

1.B型超声 甲状腺内中低回声影,边界清楚,包膜完整(图1-2)。结节以周围型血流为主,结节内部可见少量血流或部分区域可见血流信号。颈部淋巴结一般无肿大。

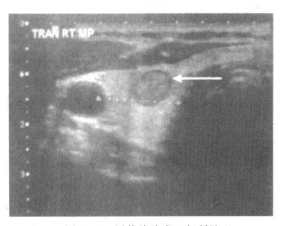

图1-2 甲状腺腺瘤B超所见

2.CT扫描 CT扫描表现为均匀的甲状腺内的低密度区,边界清楚,肿瘤无明显增强。

(五)诊断及鉴别诊断

1.诊断 依据病史,症状体征,以及超声所见,一般容易作出诊断。

2.鉴别诊断 需与单发性的结节性甲状腺肿、分化好的甲状腺癌相鉴别,必要时可行超声引导下细针穿刺细胞学检查。

（六）治疗

甲状腺腺瘤有一定的恶变率，以手术治疗为主，手术中应对切除所有结节都做冰冻病检。如结节为腺瘤，可选择甲状腺叶部分切除或腺叶全切除，多发的腺瘤以腺叶切除为好，防止复发和有的结节为恶性。如怀疑为甲状腺癌，则按甲状腺癌的原则处理。

二、甲状腺癌

（一）定义

甲状腺癌（thyroid carcinoma）是指起源于甲状腺上皮组织的恶性肿瘤，肿瘤可以起源于甲状腺的滤泡细胞，形成乳头状腺癌或滤泡状腺癌，也可以起源于滤泡旁细胞（C细胞）形成髓样癌，或起源难以确定的未分化癌。

（二）流行病学

甲状腺癌的发病率在我国较西方国家低，常见于20～40岁的女性，据北京、上海、天津等大城市的统计，年发病率在0.71/10万～6.00/10万，男性为0.71～1.20/10万，女性为1.35～6.00/10万；美国2002年统计为4/10万。甲状腺癌的发病率近年有明显增加的趋势，高碘地区的发病率明显高于低碘地区，我国河北省一个高碘乡镇，甲状腺癌的发病率达到0.9％。高辐射地区如俄罗斯的切尔诺贝利地区，自从发生核电站爆炸后，近30年发病率增加了30倍。日本福岛地区在2011年地震核电站泄漏后，2012年的甲状腺癌发病率也明显增加。甲状腺癌的发生还和癌基因、抑癌基因、家族遗传、女性激素等有关，幼年时有颈部放射线接触史的患者，患甲状腺癌的概率是常人的30～40倍。甲状腺髓样癌发病率较低，占甲状腺癌的3％～10％，男女发病率相近，发病年龄以40岁以上的患者较多。临床上甲状腺髓样癌可分为散发性和家族性，散发性较多，家族性与基因遗传有关。

（三）病理及病理生理

病理学上，甲状腺癌表现为甲状腺内的肿块，质地硬，可单发或多发，多发者占20％～65％。有包膜或包膜不完整，切面淡黄色，少数呈暗红色，常有细小的钙化，故切割时有磨砂感，也可为囊实性肿块，内含棕色或暗褐色液体，囊壁上有乳头样突起。镜下分为乳头状腺癌、滤泡状腺癌、髓样癌（来源于甲状腺的滤泡旁细胞）、未分化癌（包括大细胞癌、小细胞癌、鳞状细胞癌、巨细胞癌、腺样囊性癌、黏液表皮样癌等）。

1. 乳头状腺癌（thyroid papillary adenocarcinoma）　可见滤泡壁上肿瘤细胞排列成乳头样结构，乳头大小不等，长短不一，常见三级以上分支，乳头中心为纤维血管束。肿瘤细胞异型性，细胞大小均匀，胞质丰富，嗜中性或嗜酸性，细胞核小常呈毛玻璃样，半数以上的病例细胞内可见同心圆排列的沙粒体形成。在乳头状腺癌中，可见到高柱状细胞或岛状细胞的亚型，一般恶性程度较高，预后较差。小的不足1cm的癌灶称为微小癌；甲状腺乳头状癌有时可有分泌甲状腺素的功能，少数患者可有甲状腺功能亢进的表现。

2. 甲状腺滤泡状腺癌（thyroid follicular adenocarcinoma）　肉眼观肿瘤实性，常具包膜，包膜上有丰富的血管网。镜下呈滤泡状或腺管状结构，形态不规整；细胞分化较好，滤泡中含有胶体，肿瘤细胞常侵入周围正常的腺体组织或血管。有时癌细胞的部分胞质增多，充满嗜酸性红染的颗粒，称许特莱细胞（Hurthle cell），以许特莱细胞为主的滤泡状癌称为嗜酸细胞腺癌,呈浸润性生长,容易侵犯血管和淋巴管,是分化型甲状腺癌中恶性程度最高的一种。

3. 甲状腺髓样癌(medullary carcinoma) 来源于甲状腺的滤泡旁细胞,亦即 C 细胞,C 细胞为内分泌细胞,分泌降钙素和产生淀粉样物质,属于摄取胺的前体并脱羟的细胞(amine precursor uptake and decarboxylation,APUD),所以髓样癌又叫内泌素瘤。散发性的患者肿瘤多单发,家族性多为多发病灶;好发于腺体的中上 1/3 交界处,圆形或椭圆形,实性质硬,切面灰白色,包膜不完整,偶见钙化;镜下癌细胞呈圆形、多边性或浆细胞样,胞质多少不等,嗜酸性颗粒状或透明;癌细胞排列成实性癌巢,滤泡较少;间质有嗜酸性的淀粉样物质沉积,可有钙沉积。肿瘤细胞浸润包膜、血管和淋巴管。电镜下可见癌细胞内有神经分泌颗粒。可合并多发性内分泌肿瘤。根据肿瘤细胞的排列形态可分为巢状型、带状型、囊状型、腺管样型、类癌型和弥漫型。

4. 未分化癌(thyroid un-differentiated carcinoma) 肿瘤分化极差,难以分辨。根据细胞形态分为小细胞癌、巨细胞癌、梭形细胞癌、鳞状细胞癌等。一般癌细胞大小不一,形态变化多样。

(四)临床表现

1. 症状

(1)颈部肿块:甲状腺癌好发于中青年女性,早期无明显症状,表现为甲状腺区的无痛性肿块,或在体检时偶然查出,肿块可数月至数十年,未分化癌者进展迅速。

(2)颈部淋巴结肿大:发生颈淋巴结转移时有颈淋巴结肿大。

(3)声音嘶哑:肿瘤侵犯喉返神经引起声带固定时出现声音嘶哑。声音嘶哑经过 3~5 个月的代偿,可以逐步减轻甚至变为正常。

(4)呼吸困难:肿瘤侵犯气管可引起呼吸困难,或有痰中带血。

(5)甲状腺功能亢进的症状:个别患者肿瘤具有分泌功能而表现为甲状腺功能亢进的症状。

(6)疼痛:晚期患者发生骨或其他部位转移,可引起疼痛,或相应的占位症状。

(7)部分家族性髓样癌的患者,可合并有腹泻、面色潮红等内分泌功能紊乱的类癌综合征的症状。也可发生多发性内分泌腺瘤(multiple endocrine neoplasm,MEN),分为 MEN-2A 和 MEN-2B 两型;MEN-2A 型常合并嗜铬细胞瘤及甲状旁腺瘤及功能亢进症,也有合并皮肤苔藓淀粉样病变;MEN-2B 型为常染色体显性遗传,合并嗜铬细胞瘤和多发性神经节瘤综合征,包括舌及结膜下黏膜神经节瘤、厚唇、马方体型(Marfanoid)、胃肠道多发神经节瘤,儿童期即可出现肠梗阻及腹泻。

2. 体格检查

(1)甲状腺肿块:肿块质地韧、硬不一,半数以上的肿块较韧,不足 1/3 的患者表现为质硬肿块。

(2)颈部淋巴结肿大:出现颈部淋巴结转移时,可以有颈部淋巴结肿大,质地中等或质地硬。

(3)喉返神经麻痹:喉镜下可见声带固定于旁中线位。

(4)喉气管内肿物:当病变侵犯喉或气管内时,可以有喉或气管内肿瘤,常呈菜花状,有溃破。

(5)髓样癌合并内分泌瘤时有相应的表现。

(五)实验室及辅助检查

1.B超　B超是方便、快捷、经济的辅助检查方法。B超可以检查出直径大于2mm的甲状腺结节,B超对甲状腺占位病变的检出明显优于核素扫描,可以确定甲状腺肿瘤的位置、大小、包膜的情况、颈部淋巴结的位置大小等。甲状腺肿瘤的B超征象变化较多,一些特有的B超征象可以帮助我们对甲状腺肿瘤做出初步判断。甲状腺癌多为低回声、实性或囊实性的结节,边界不清楚或不规则,超声造影显示明显增强。多普勒下见结节内血流丰富(图1-3)。

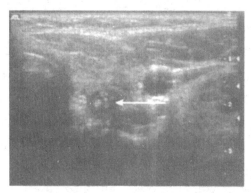

图1-3　甲状腺癌B超见包膜不完整的结节内有强回声点

肿瘤内常有乳头状突起,边界欠清晰,或包膜不完整,50%~60%结节内有细小的沙粒状钙化,表现为强回声点,此为甲状腺癌的特征性改变,肿瘤后方透声衰减,彩色多普勒显示肿瘤内血流丰富。颈淋巴结转移时有颈淋巴结肿大,或淋巴结内有点状强回声,提示淋巴结内有微小钙化,为乳头状腺癌转移的特征性改变。归纳所述,甲状腺癌的超声表现有4点:①实性结节。②边界不清或不规则。③结节内点状钙化。④结节内血流丰富。如果具备以上4项,基本可以确诊为癌,如果具备3项,应高度怀疑癌,如果具备2项或1项,则至少不能排除癌变,应进一步检查。

2.CT　CT可以发现大于3mm的甲状腺结节,对甲状腺癌的诊断的准确率在60%~70%,表现为甲状腺组织内的低密度区,密度不均,乳头状腺癌可呈类囊状改变,其间有乳头状突起,边界欠清晰,肿瘤内常多发有点状密度增高,增强CT上肿瘤的特征更明显,通过CT可以区分单发与多发结节,了解肿瘤的侵犯范围,特别是胸骨后甲状腺癌,以及怀疑侵犯喉和气管的甲状腺癌。有颈淋巴结转移时可见气管食管沟和颈内静脉周围淋巴结肿大,肿大的淋巴结常有囊性变,内有乳头状突起,注射造影剂后强化明显(图1-4,图1-5)。

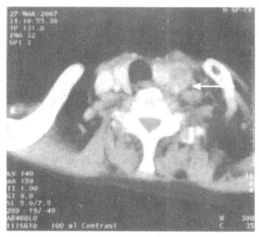

图 1-4　甲状腺癌 CT(增强扫描),侵出腺叶

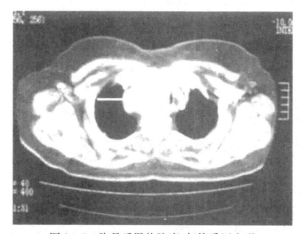

图 1-5　胸骨后甲状腺癌,气管受压变形

3. MRI　甲状腺癌在 MRI 扫描上,T_1 加权像肿瘤与甲状腺等信号或略低信号,T_2 加权像呈高信号,注射造影剂后呈中到高的信号增强,边界欠清晰。

4. 核素扫描　患者空腹服用 $^{99m}TcO_4$,1h 后显像检查,正常甲状腺左右两叶呈蝴蝶状,放射性分布均匀,根据甲状腺结节吸收核素的多少分为热结节、温结节、凉结节、冷结节,甲状腺癌一般为冷结节或凉结节。核素的诊断准确率 30%～50%,可以区分甲状腺的单发与多发结节,了解结节的功能,确定远处功能结节转移,辅助异位甲状腺癌诊断,也可用于内放射治疗前的诊断试验。

5. 正电子发射断层扫描(PET 或 PET-CT)　PET 或 PET-CT 对甲状腺癌有较高的诊断率,为目前准确率最高的无创检查手段。但费用较高,目前难以普及。

6. 细针穿刺细胞学(fine needle aspiration biopsy,FNAB)　细针对甲状腺肿瘤穿刺抽吸,涂片,细胞学检查,对甲状腺癌的诊断准确率在 80%～95%,为提高穿刺的准确性,可在 B 超引导下进行,对于不能确诊的病例,可反复穿刺,PCR、免疫细胞化学可以提高细胞学读片的准确性,目前还没有因为细针穿刺造成肿瘤种植的报道。有文献报道在 B 超引导下的 FNAB 对甲状腺癌的诊断,特异性是 100%、阳性预测值 100%、阴性预测值 80%、准确率 85%。尤其适用于超声不能确诊,也不能排除的甲状腺结节。

7.血清甲状腺球蛋白(HTg) 甲状腺球蛋白为甲状腺组织分泌,甲状腺癌手术前 HTg 升高,甲状腺全切除手术后降低或测不出,甲状腺癌复发及远处转移时升高,小于 $1\mu g$ 时复发的概率很低,在 $1\sim10\mu g$ 时,复发的概率为 20%左右,大于 $10\mu g$,复发的概率大于 60%。甲状腺全切除手术后动态监测 HTg 可预测早期复发和转移。

8.血清降钙素 甲状腺髓样癌时血清降钙素增高。肿瘤切除后降钙素降低,肿瘤复发时可以再次升高。

(六)诊断和鉴别诊断

1.诊断 依据甲状腺腺结节的质地、淋巴结的情况、超声特征等,一般可作出诊断,对于不易确诊的病例,可结合细针穿刺细胞学检查。

2.鉴别诊断 甲状腺癌应与桥本甲状腺炎合并结节、甲状腺瘤、甲状腺淋巴瘤、甲状腺结核、甲状腺纤维化伴钙化等相鉴别。

3.甲状腺癌的 TNM 分期(UICC2002) 适用于分化型甲状腺癌,包括乳头状癌和滤泡状癌。

T:原发肿瘤

T_x:原发部位肿瘤不能估计。

T_0:原发部位无肿瘤证据。

T_1:肿瘤局限于甲状腺腺体内,最大直径$\leq$2cm。

T_2:肿瘤局限于甲状腺腺体内,最大直径>2cm,但$\leq$4cm。

T_3:肿瘤局限于腺体内,最大直径>4cm,或伴有腺体外的少许侵犯,如侵犯颈前带状肌或甲状腺周围的软组织。

T_{4a}:肿瘤侵犯至甲状腺包膜外,侵及皮下组织、喉、气管、食管、喉返神经。

T_{4b}:肿瘤侵犯椎前筋膜、纵隔血管或包裹颈总动脉。

注:肿瘤有多灶性加用 m,如 $T_2(m)$。

N:区域淋巴结,包括颈部和上纵隔淋巴结。

N_x:区域淋巴结不能确定。

N_0:无区域淋巴结转移。

N_1:有区域淋巴结转移。

N_{1a}:同侧颈淋巴结转移。

N_{1b}:双侧、中线或对侧颈部,或纵隔淋巴结转移。

M_x:远处转移不能确定。

M_0:无远处转移。

M_1:有远处转移。

临床分期:

45 岁以下

Ⅰ期　任何 T,任何 N,M_0

Ⅱ期　任何 T,任何 N,M_1

45 岁以上(见表 1—5)

表 1—5　45 岁以上甲状腺癌的临床分期

Ⅰ期	T_1	N_0	M_0
Ⅱ期	T_2	N_0	M_0
Ⅲ期	T_3	N_0	M_0
	$T_{1\sim3}$	N_0	M_0
ⅣA期	$T_{1\sim3}$	N_{1b}	M_0
	T_{4a}	$N_{0\sim1}$	M_0
ⅣB期	T_{4b}	任何 N	M_0
ⅣC期	任何 T	任何 N	M_1

对于甲状腺未分化癌,一经确诊,即为Ⅳ期病变。

(七)预后评估(适用于分化型甲状腺癌)

甲状腺的预后评估有 AGES、AMES、MACIS 和 MSKCC 法等,主要考虑的预后因素有年龄、性别、肿瘤大小、淋巴结转移、远处转移、甲状腺外侵犯、手术的范围等因素。Hay 等提出 AGES 及 MACIS 评估法,Cady 提出 AMES 评分法,Shaha 发表了关于临床危险度分组法(表 1—6)。

表 1—6　Shaha 临床危险度分组

因素	危险度分组			
	低危组	中危组		高危组
年龄(岁)	<45	<45	>45	≥45
远处转移	M_0	M_1	M_0	M_1
肿瘤大小(cm)	T_1/T_2(<4)	T_3/T_4(>4)	T_1/T_2(<4)	T_3/T_4(>4)
组织病理和分级	乳头状癌	滤泡癌或分化差	乳头状癌	滤泡状癌和(或)分化差

1. AGES 评估法　A:Age,G:tumor grade,E:tumor extent,S:tumor size。

得分=0.05×年龄(如年龄大于 40 岁)

如 grade 2 级　　　+1 分

如 grade 3、4 级　　+3 分

肿瘤侵出甲状腺　　+1 分

远处转移　　　+3 分

　　+0.2×肿瘤最大直径(cm)

低危组　＜4分

高危组　＞4分

20年生存率:＜4分　　　99％

　　　　　　4.0～5.0　　80％

　　　　　　5.0～6.0　　67％

　　　　　　＞6分　　　13％

2. AMES评分法

A:age,M:metastases,E:tumor extent,S:tumor size。

低危组:男性＜40岁,女性＜50岁;

　　　　无转移;

　　　　高龄患者(局限于腺叶内的乳头状癌,微小包膜浸润,或滤泡状癌);

　　　　原发肿瘤＜5cm;

　　　　无远处转移。

高危组:远处转移;

　　　　乳头状癌腺叶外侵犯,滤泡状癌明显包膜侵犯;

　　　　高龄患者(男＞40岁,女＞50岁)原发灶＞5cm。

20年生存率:低危组99％;

　　　　　　高危组61％。

3. MACIS评估法

M:metastases,A:age,C:completeness of resection,tumor extent and tumor size。

得分＝3.1(年龄＜40岁)或0.08×年龄(如年龄＞40岁)

　　　＋0.3×肿瘤最大直径(cm)

　　　＋1 如果未彻底切除

　　　＋1 如有局部侵犯

　　　＋3 如果远处转移

得分:低危组　＜6分

　　　高危组　＞6分

20年生存率:

　　　　　　＜6分　　　　　99％

　　　　　　6.0～6.99分　　89％

　　　　　　7.0～7.99分　　56％

　　　　　　＞8分　　　　　24％

(八)甲状腺癌的治疗

1. 手术治疗

(1)手术治疗:手术治疗是甲状腺癌的主要治疗方式,对于分化型甲状腺癌,大部分患者单纯手术治疗即可,少数患者需要手术后[131]碘内放射治疗。髓样癌一般行全甲状腺切除手术,或加手术后放疗,未分化癌一旦确诊,则以同步放化疗,或全甲状腺切除加手术后放化疗。

下面主要讨论分化型甲状腺癌的手术方式。

（2）原发灶的治疗：

低危组 $T_{1\sim2}$ 病变：肿瘤局限于一侧腺叶，如无明显颈侧淋巴结转移，则可以做一侧甲状腺叶加峡部切除，手术中探查对侧腺叶，如有肿瘤，切除送冰冻病检，如无肿瘤，则不切除对侧腺叶。肿瘤位于峡部，略偏向一侧，一侧腺叶加峡部加对侧腺叶次全切除。如有明显的颈侧淋巴结转移，则应该做全甲状腺切除术。

低危组 $T_{3\sim4}$ 病变：肿瘤位于一侧腺叶时，如无明显颈侧淋巴结转移，一侧腺叶加峡部加对侧腺叶次全切除；累及双侧腺叶时，甲状腺全切除，手术中注意探查甲状旁腺，必要时取出，切下小部分送冰冻病检，确定是甲状旁腺后，切开埋入胸锁乳突肌。如肿瘤侵出甲状腺，术中将颈前带状肌一并切除。如有明显的颈侧淋巴结转移，则应该做全甲状腺切除术。

高危组：T_1 病变如无明显颈侧淋巴结转移，腺叶加峡部加对侧腺叶次全切除；T_2 以上病变，甲状腺全切除。国外大多主张高危组一律行甲状腺全切除。

肿瘤侵犯气管及食管的处理：肿瘤侵犯气管壁，如仅仅是表面侵犯，可在气管表面在保证切缘的前提下以电刀做锐性切除；如肿瘤侵犯气管壁，将受侵犯的部分管壁切除，缺损直径不超过 1cm 时，不用修复，手术结束时将周围皮肤缝合于气管造口壁上，做暂时的气管切开，待颈部切口愈合后，对气管套管堵管 48h 后拔管即可。如气管壁的缺损较大，可取胸锁乳突肌为蒂的锁骨骨膜，修复于缺损处，同时做气管切开；缺损超过气管壁环周的 2/3，而上下长度不超过 2cm 时，可以将气管袖状切除，上下端端吻合，手术结束时可以不做气管切开。如肿瘤侵犯气管膜部，切除后不可拉拢缝合，可局部皮瓣或肌筋膜做修复。肿瘤侵犯食管时，可将受侵部分切除，局部拉拢缝合。侵犯范围较大时，可行皮瓣或肌皮瓣修复，或游离空肠代替颈段食管（图1-6）。

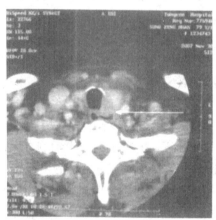

图1-6 甲状腺乳头状腺癌侵犯食管及气管（局部切除）

2.颈部淋巴结的处理

（1）颈淋巴结 N_0 的处理：甲状腺乳头状癌颈部淋巴结无明显肿大时，是否做颈淋巴结清扫术目前有争议，有人认为乳头状癌有较高的淋巴结转移率，文献报道转移率在 36%～72%，应一律做颈淋巴结清扫,有人建议一律不做清扫,临床随访观察;我们认为,不应该千篇一律,应根据肿瘤的大小和患者对治疗的依从性,以及颈部淋巴结的超声或 CT 评估结果决定,对 T_1T_2 病变影像无可疑颈侧淋巴结转移,可以只做中央区(同侧或双侧 level Ⅵ区)清扫,其他区域不做清扫。对 T_3T_4 病变的肿瘤,探查 level Ⅵ区和 level Ⅱ、Ⅲ、Ⅳ区淋巴结,有肿大淋巴结切除送冰冻病检,如病检无转移,则不做颈清扫,如有转移,则行同侧改良根治性颈清扫(清除 level Ⅱ~Ⅳ区和 level Ⅵ区淋巴结,择区性颈淋巴结清扫)。最近有人对颈淋巴结 N_0 的患者,手术中在肿瘤周围注射淋巴结示踪剂,做前哨淋巴结活检,根据淋巴结活检的结果,如有转移则清扫,如无转移则观察。对于偏远地区不能及时随访的患者,对 N_0 淋巴结的处理应持较积极的态度,因为一旦颈淋巴结转移肿大明显后再手术,一部分可能不能彻底切除,则影响手术效果。

(2)颈淋巴结转移:对颈淋巴结 N_{1a} 病变,可做同侧颈淋巴清扫,如淋巴结直径不超过 3cm,一般可做改良根治性清扫(保留胸锁乳突肌、副神经及颈内静脉,也可保留颈丛神经),如肿大淋巴结的直径大于 3cm,往往需要根治性颈淋巴结清扫,手术切除同侧的淋巴结及胸锁乳突肌、副神经及颈内静脉;如病变局限于一侧腺叶,气管前及对侧 level Ⅵ区无转移淋巴结,则不做对侧的淋巴结清扫。如果是 N_{1b} 病变,可同期行双侧颈淋巴结清扫,原则同 N_{1a} 病变,如果需要双侧根治性颈淋巴结清扫术,如计划同期双侧根治性颈清扫,手术中要保留一侧的颈内静脉,如两侧的颈内静脉均不能保留,手术开始时要注意保留双侧的颈外静脉,也可以避免因其双侧颈内静脉的切除导致的头部血液回流障碍。对部分颈淋巴结转移不广泛的患者,如转移局限于 level Ⅱ~Ⅵ区,或其中的 1~2 个区域,可以不清扫 level Ⅰ及Ⅴ区,因为甲状腺癌在该区的转移率较低;对气管食管沟的清扫,应将喉返神经和甲状旁腺解剖后,将该区域的软组织及脂肪清除干净。甲状旁腺可切除做自体移植于胸锁乳突肌内。

3. 甲状腺癌的姑息手术　对于甲状腺乳头状癌,如果肿瘤与颈总动脉粘连,难以完全切除,可将肿瘤自动脉上锐性切除,残余部分手术后放射治疗,也能得到长期控制,对这类患者不要轻易放弃手术。

有远处转移的甲状腺乳头状腺癌的手术治疗:有肺、骨等远处转移的患者,可术前做同位素扫描,确定转移灶的吸碘率,如转移灶有明显的吸碘,可手术清除颈淋巴结,同时做甲状腺全切除,术后给 [131] 碘内放射治疗。

4. 甲状腺癌内分泌治疗　目前认为内分泌治疗对于分化型的甲状腺癌有一定的疗效,血液中的甲状腺素通过反馈性的抑制下丘脑分泌的激素抑制垂体前叶促甲状腺素(TSH)的分泌,来抑制甲状腺组织及癌组织的生长。常用量为左甲状腺素 $50\sim100\mu g/d$,或干粉甲状腺素片 $80\sim120mg/d$,开始是从左甲状腺素 $50\mu g$ 晨起顿服,2~3 个月检查一次血液的 TSH 水平,逐渐增加剂量,至 TSH 水平下降或低至正常值以下,然后维持该剂量,终身服用。尤其是青年女性,在妊娠期间也不应停药,否则容易导致新生儿呆小症。

5. 甲状腺癌的放射治疗

(1)甲状腺癌的外放射治疗:分化型的甲状腺癌对放射线不敏感,一般不作为甲状腺癌的常规治疗,甲状腺癌外放射治疗的适应证为:①晚期甲状腺癌,手术姑息切除。②分化型甲状腺癌分化较低,颈淋巴结转移广泛。③喉、气管或喉返神经包绕在肿瘤组织内,手术将喉、气管或喉返神经解剖保留的。甲状腺癌的外放射剂量一般为 55～65Gy,分 5～6 周。

(2)甲状腺癌内放射治疗:分化型甲状腺癌有吸收和代谢碘功能,利用[131]碘的放射性可以将肿瘤细胞杀死,包括这些癌的转移灶也可以吸收碘。甲状腺癌的内放射治疗主要针对分化型癌的远处转移灶,或高危组患者预防复发和远处转移,治疗前应做甲状腺扫描,了解吸碘功能,一般治疗前手术将甲状腺全切除,然后做内放射治疗。吸碘愈多,疗效愈好,剂量应根据患者的情况,每次 30～150mCi 不等;碘治疗可引起骨髓抑制、生殖功能抑制、黏液水肿、放射性肺炎、肺纤维化、放射性腮腺炎等。

6.甲状腺癌的化学治疗 甲状腺乳头状腺癌的化疗一般为姑息治疗,主要用于不能手术切除及晚期的患者,以阿霉素(ADM)及顺铂(CDDP)为主的单一或联合化疗方案。

常用方案:

①阿霉素 50～60mg/m² 体表面积,静脉点滴,第 1d;

②顺铂 20～40mg/m² 体表面积,静脉点滴,第 1～5d;

③5-氟尿嘧啶 500～750mg/m² 体表面积,静脉点滴,第 1～5d;每 21d 为一周期,共 4～6 周期。

7.甲状腺癌的随访和预后

(1)随访:甲状腺癌术后第一年应每 3～4 个月复查一次,包括甲状腺和颈部淋巴结 B 超、胸部 X 线片、血液 T_3、T_4、TSH 及甲状腺球蛋白;髓样癌患者还应定期检查血清降钙素。根据 TSH 的水平来调整甲状腺素的用量,尽可能地将 TSH 的水平降低至正常水平以下,然后维持该剂量,终身服用。一年以后可每年复查 1～2 次,终生随访。

(2)预后:分化型甲状腺癌的预后较好,预后和年龄、性别、肿瘤的临床分期、肿瘤的分化程度、肿瘤治疗方式及彻底性等有关,年轻患者、女性、临床分期早、肿瘤分化程度高、手术根治彻底的患者预后较好;总体 10 年生存率 82%～95%,20 年生存率 76%～85%,高危组患者预后较差,10 年生存率约 60%。甲状腺髓样癌预后较差,一般 5 年生存率 60% 左右,10 年生存率 30% 左右。甲状腺未分化癌一般很少有 1 年以上的生存期,1 年生存率 10%～15%,3 年生存率为 0。

第八节 咽旁间隙肿瘤

一、概述

咽旁间隙(parapharyngeal space,PPS)是位于咽后间隙两侧,由咽肌环与咀嚼肌群和腮腺之间由深筋膜围成的间隙,主要成分为脂肪,左右各一,上自颅底,下至舌骨水平,大致呈倒置的锥形。

咽旁间隙的内侧为颊咽筋膜和咽缩肌,与扁桃体相邻;外侧为下颌骨升支、翼内肌和腮腺;后部为覆盖颈椎和椎前肌的椎前筋膜;顶部为岩椎和蝶骨翼大部分;底部为二腹肌后腹和舌骨大角连接处及颌下腺的包膜。由茎突及其附着的肌肉(茎突舌骨肌、茎突咽肌和茎突舌肌)、韧带(茎突舌骨韧带和茎突下颌韧带)和茎突咽筋膜组成的隔膜将咽旁间隙分为两个部分,即茎突前间隙和茎突后间隙。茎突前间隙较小,外侧有腮腺深叶伸入,间隙内主要为脂肪组织,颈外动脉及静脉丛,还有下颌神经及其分支等。茎突后间隙结构比较复杂,其内有颈内动静脉、第Ⅸ~Ⅻ对脑神经、颈交感干和颈深淋巴结等。咽旁间隙内侧毗邻咽后间隙并与之相通,前外与翼腭窝和颞下窝交通,向下与颌下间隙相通,故炎症极易在这些间隙间互相扩散。

咽旁间隙的毗邻及内容物较多,故好发于咽旁间隙的良、恶性肿瘤的种类较多,根据肿瘤发病特点有以下两种分类方法。

1. 根据肿瘤的来源　可分为以下三类。

(1)涎腺源性:如良、恶性多形性腺瘤等。

(2)神经源性:如神经鞘膜瘤、神经纤维瘤、神经节细胞瘤、副神经节瘤、脑膜瘤、神经纤维肉瘤等。

(3)其他组织来源:如来源于脂肪的脂肪瘤、脂肪肉瘤等,来源于淋巴的淋巴管瘤、淋巴瘤等,来源于血管的血管瘤、颈动脉瘤等,及其他来源的鳃裂囊肿、平滑肌瘤、畸胎瘤、脊索瘤等。

2. 根据肿瘤的好发部位　分为以下二类。

(1)茎突前间隙肿瘤:腺瘤最为多见,尤其是腮腺深叶来源的多形性腺瘤、血管瘤、鳃裂囊肿、脂肪瘤等也可见,神经源性肿瘤较少见。

(2)茎突后间隙肿瘤:神经源性肿瘤最为常见,其次为血管源性肿瘤,也可见累及淋巴结的原发或继发恶性肿瘤和各种感染性反应性淋巴腺病等。鼻咽癌多侵犯此间隙。

二、咽旁间隙良性肿瘤

咽旁间隙肿瘤中以良性居多,约占80%,其中最常见的良性肿瘤为多形性腺瘤,占30%~50%,多数原发于腮腺深叶,少数来自于颌下腺及咽旁间隙内异位的腺体组织。其次为神经鞘膜瘤,占2.0%~30%,以来自于颈动脉鞘的迷走神经最为多见,还可来自于交感神经、舌咽神经、下颌神经分支、第Ⅺ和Ⅻ对脑神经等。第三位常见的为副神经节瘤或化学感受器瘤,来自于颈动脉体、迷走神经上的球体组织或向下扩展的颈静脉球瘤。其他的良性肿瘤还有血管性肿瘤、神经纤维瘤、神经节细胞瘤、脂肪瘤、鳃裂囊肿、纤维瘤、平滑肌瘤、淋巴管瘤、脑膜瘤、畸胎瘤和表皮囊肿等。

(一)临床表现

1. 症状　咽旁间隙良性肿瘤以无痛性口腔或颈部肿块为特点,生长缓慢,因其病变部位较为隐匿,早期常无症状,多数患者常规体检时才偶然发现,或在肿瘤较大(直径达25~30mm)、出现邻近器官受累或神经受累症状后才就诊。临床常表现为咽部不适、吞咽不适、耳鸣、耳闷等,肿瘤较大者可引起打鼾、呼吸困难、张口困难和说话含糊不清等表现,亦可压迫或侵犯后组脑神经引起声嘶、吞咽呛咳、伸舌偏移等。

2. 体征　体格检查可见咽侧壁隆起,扁桃体内移或软腭下塌,但表面光滑且无新生物生长,多数肿瘤触之质中(血管瘤较软),部分患者于下颌部或上颈部可触及肿块。

(二)诊断与鉴别诊断

咽旁间隙部位深在,解剖关系相对复杂,仅根据病史、体格检查一般较难明确诊断,活检亦较困难和危险,相关的影像学检查对于作出正确诊断和了解肿瘤与周围结构的关系就显得尤为重要(表1-7)。

表1-7　常见咽旁间隙良性肿瘤的临床特点

病种	来源	症状	体格检查	辅助检查
多形性腺瘤	腮腺常见	生长缓慢,早期少有症状,可有吞咽不适、咽痛、发音含糊、一侧头痛、张口受限等	咽侧壁可见圆形隆起,软腭不对称,扁桃体向前移位	CT边界清楚,卵圆形或分叶形等,多呈中等密度,轻至中度强化。MRI多为T_1较低、T_2较高信号,中度强化。DSA显示肿瘤缺乏血供
神经鞘膜瘤	迷走神经常见	生长缓慢,早期少有症状,瘤体增大可有语言改变、局部疼痛、吞咽障碍等	咽侧壁可见圆形隆起,扁桃体向前移位	CT边界清楚,密度不均匀,呈囊性和实质混杂密度,轻度强化。MRI信号不均匀,为T_1低、T_2高信号,有明显不均匀强化。DSA显示肿瘤缺乏血供
颈动脉球体瘤	颈动脉体	生长缓慢,早期症状不明显,压迫邻近器官和脑神经可有吞咽困难、舌肌萎缩、声嘶等	颈侧无痛性肿块,呈球形,听诊可闻及杂音,压迫颈总动脉后杂音消失	MRI表现为高信号,强化明显。DSA显示肿瘤有主供血管,典型的高脚杯征象

1. 颈部彩超　可初步判断肿瘤囊实性、肿瘤包膜完整度、肿瘤与周围组织的关系,但无法对肿瘤的整体作出完整判断。

2. CT和MRI　CT和MRI图像能直接显示肿瘤位置、形态、大小、内部结构、血供、与周围结构的关系等,尤其是螺旋扫描、动态扫描、三维重建等技术的不断发展,对组织结构的分辨率不断提高,能更简便和清楚地显示肿瘤的血供和引流情况、肿瘤与周围结构和血管的关系。MRI对软组织的分辨率明显高于CT,且具有流空效应和直接三维成像功能,在咽旁软组织集中区域的疾病诊断中具有较大优势,现已成为咽旁间隙肿瘤的最佳检查方法(图1-7)。

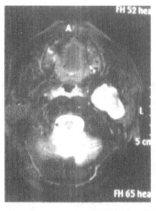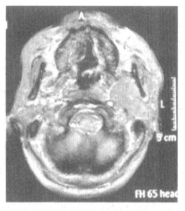

图1-7　多形性腺瘤MRI征象

3. CTA或MRA　可清楚地显示肿瘤与颈内外动脉的关系以及周围血管受压和移位情况。

4. DSA检查　属于有创性检查,不能作为咽旁间隙良性肿瘤检查的首选,但对于怀疑副神经节瘤或颈动脉有侵犯者,或手术操作中有可能危及颈动脉的病例(通常为茎突后间隙肿瘤),需行此检查以便更清楚地了解肿瘤与血管的情况或同时行血管栓塞治疗。

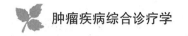

（三）治疗

手术切除是目前最主要的治疗方法。手术原则是在安全、完整地切除肿瘤的同时，尽量减少术中和术后并发症的发生。良性肿瘤多数有完整包膜，只要选择合适的手术径路，一般情况下肿瘤可沿包膜完整摘除。手术径路包括口咽径路、颈侧径路、颈颌径路、侧颅底径路等，根据具体情况选择合适的手术径路，有利于减少术中及术后并发症的发生。

（四）术后并发症

术后并发症主要有血管损伤引起的大出血，腺体的损伤如腮腺瘘，术腔的感染，神经的损伤如面神经损伤引起的面瘫、喉返神经和（或）喉上神经损伤引起的声音嘶哑和饮水呛咳、交感神经损伤引起的 Horner 综合征等。

三、咽旁间隙恶性肿瘤

发生于咽旁间隙的恶性肿瘤最为常见的是来源于涎腺的肿瘤，恶性腺瘤可包括恶性多形性腺瘤、腺样囊性癌、黏液表皮样癌、腺泡细胞癌等，也可见其他来源的肿瘤，如神经肉瘤、淋巴瘤或淋巴结转移、鳞癌、未分化癌、血管肉瘤、脂肪肉瘤、平滑肌肉瘤、纤维肉瘤等。鼻咽癌可以累及此间隙。

（一）临床表现

咽旁间隙恶性肿瘤早期不易发现，生长较为迅速，临床上早期常表现为咽部不适、吞咽不适、耳鸣、耳闷等，肿瘤压迫或侵犯脑神经可引起声嘶、吞咽呛咳、声带麻痹、伸舌偏移和Horner 综合征等症状，原发于腮腺的恶性肿瘤易引起面瘫。

（二）检查

咽旁间隙恶性肿瘤因解剖部位隐蔽，早期无明显症状。发现时多已侵犯周围组织结构，出现相应的症状。体格检查可见咽侧壁隆起，扁桃体内移或软腭下塌，下颌或上颈部可扪及肿块，质地较硬。

（三）诊断与鉴别诊断

症状及体格检查对于咽旁间隙肿瘤的鉴别诊断没有明显帮助，影像学检查是明确诊断和了解肿瘤与周围结构的关系的重要方法。

1.CT 和 MRI　恶性肿瘤多无被膜，且呈浸润性生长，边缘不完整。CT 图像多表现为密度不均，边界模糊，周围组织均有不同程度的破坏。

2.MRI（T_1WI 和 T_2WI）　图像多呈高信号，信号不均。转移癌 CT 图像可表现为单个或多个圆形肿块，多个肿块的密度均匀一致，MRI 多呈高信号。

3.CTA、MRA 或 DSA　可显示肿瘤与周围血管的关系。

（四）治疗

发生于该间隙的恶性肿瘤因呈浸润性生长，周围界限不清楚，故手术易出血，易损伤邻近的重要组织，肿瘤的彻底切除有相当的难度。对恶性肿瘤应采取综合治疗方案，在条件许可时应尽量争取先行手术切除，力争但不强求彻底切除肿瘤，术后多需配以辅助治疗，如放疗或化疗。

第二章　颅脑肿瘤

第一节　脑膜瘤

脑膜瘤主要发生在颅内有脑膜组织覆盖的区域,是由脑膜组织中的蛛网膜细胞形成的轴外病变。无脑膜组织覆盖的器官因胚胎时期残留蛛网膜细胞也可形成脑膜瘤,如头皮、眼眶、鼻窦等部位,在这里不作讨论。本节主要介绍脑膜瘤的一些临床常见特点及处置原则。

一、病因

脑膜瘤的病因目前尚不清楚。可能与染色体缺失、癌基因和抑癌基因调控失衡、脑膜损伤、放射线、病毒感染等因素有关,也可能是多种因素共同作用的结果。

1.基因水平　目前报道脑膜瘤患者基因异常可发生在 1、3、6、7、8、10、12、14、18、19、X 和 Y 等染色体上,但与之关系最为密切的是 22 号染色体,理由是:①部分脑膜瘤患者 22 号染色体为单体型,染色体缺失造成与之相关的抑癌基因缺失。②Ⅱ型神经纤维瘤病和乳腺癌患者可并发脑膜瘤,而这两种病也存在 22 号染色体缺失。此外,H－ras、c－fos、c－myc、c－erb、c－sis 等一些癌基因也与脑膜瘤的发生相关。

2.脑膜损伤　脑膜瘤发病可能与脑膜损伤有关,有研究发现部分脑膜瘤患者有外伤病史,发病部位与外伤部位一致;而颅脑手术后患者在手术部位亦有发生脑膜瘤的。

3.放射线　研究发现接受头部放疗的患者,脑膜瘤的发病率增高,放疗剂量越大,危险性越高。

4.其他因素　脑膜瘤的发生还可能与病毒感染和性激素、生长因子、细胞因子等受体异常有关,但都缺乏确切证据,有待于进一步研究。

二、发病率

脑膜瘤是颅内发病率最高的良性肿瘤之一,占颅内肿瘤的 15%～24%。成年人发病率占中枢神经系统肿瘤的近 30%,而儿童及青少年的发病率较低,占 0.4%～4.6%(Kotecha,2011)。Wiemels 等人做的脑膜瘤流行病学调查显示,女性发病率要略高于男性并随年龄增长发病率升高(Wiemels,2010)。

近年来,随着 CT、MRI 技术的发展,脑膜瘤的患病率呈逐年增高趋势,全国 50 家大型医院 2008～2010 年收治肿瘤 118 484 例,脑膜瘤 28 750 例,脑膜瘤占颅内肿瘤平均 24.2%。

三、发病部位

脑膜瘤可发生于颅内任何部位,好发部位靠前的依次是:①矢状窦旁和大脑镰旁(两者起源和临床表现具有相似之处)。②大脑凸面。③蝶骨嵴。④嗅沟、鞍结节(两区相近)。⑤桥小脑角、小脑幕(两区相近)。⑥颅中窝、斜坡(两区相近)。

四、病理

脑膜瘤由脑膜组织发生,大脑表面有三层脑膜组织:硬脑膜、蛛网膜、软脑膜。目前认为脑膜瘤主要是由蛛网膜细胞发生,其理由是:①蛛网膜细胞具有修复和演变功能。②细胞演变后形态与脑膜瘤多种亚型细胞形态相似。③蛛网膜颗粒的分步与脑膜瘤的好发部位一致。④蛛网膜颗粒细胞巢结构与脑膜瘤病理相似。

脑膜瘤形态多呈球形或类圆形,在颅底存在骨嵴或硬脑膜游离缘的部位,因其阻隔作用而呈哑铃形,部分脑膜瘤呈扁平状;良性脑膜瘤多有一层包膜,肿瘤借此包膜与脑组织间形成明显界面,呈球形的脑膜瘤一般质地韧,包膜厚,而扁平状或不规则形态的脑膜瘤多质地软而包膜薄;恶性脑膜瘤常无包膜或包膜不完整,呈浸润性生长。肿瘤实质多为灰白色,剖面有旋纹,内部可有钙化、骨化或囊变。周围颅骨可因破坏或反应性骨增生而出现筛状小孔和骨疣。

1993 年 WHO 在 1979 年分类的基础上对脑膜瘤进行了重新分类,2000 年 WHO 根据脑膜瘤侵袭性和复发倾向对分类的亚型进行分组和分级(表 2-1)。

表 2-1　脑膜瘤病理分型(2000 年 WHO 根据侵袭性分组)

病理分型	WHO 分级	特点
较少机会复发和侵袭的脑膜瘤		
脑膜内皮细胞型	Ⅰ级	常见亚型,多见于大脑镰、蝶骨嵴和嗅沟
纤维型(成纤维细胞型)	Ⅰ级	常见亚型,细胞排列成同心圆漩涡,退行性变时可出现星形细胞瘤改变,磷钨酸苏木精染色(一)
过渡性(混合型)	Ⅰ级	常见亚型,介于脑膜内皮细胞型和纤维型之间
砂粒型	Ⅰ级	常见于嗅沟或椎管内,中年女性多见
血管瘤型	Ⅰ级	有许多成熟微血管,血供丰富
微囊型	Ⅰ级	存在大小不定的囊,好发于男性
分泌型	Ⅰ级	免疫组织化学测定角化素(+),癌胚抗原(+),瘤周有明显水肿
淋巴浆细胞丰富型	Ⅰ级	常伴有 γ-球蛋白血症
化生型	Ⅰ级	含有软骨、骨、脂肪、黏液样变
较多机会复发和(或)侵袭性强的脑膜瘤		
非典型脑膜瘤	Ⅱ级	多见于儿童,细胞可存在坏死带可转变成恶性脑膜瘤
透明细胞型	Ⅱ级	好发于桥小脑角和马尾
脊索型	Ⅱ级	瘤间质产生黏性物质;可伴血液系统疾病,如:Castleman 病

病理分型	WHO 分级	特点
横纹肌样	Ⅲ级	少见,可仅见于复发脑膜瘤
乳头状型	Ⅲ级	少见,好发于儿童,侵袭,转移
恶性或间变型	Ⅲ级	侵袭脑实质,可转移至颅外

颅内有多个不相连的脑膜瘤,同时伴有神经纤维瘤病,称为脑膜瘤病。

颅内有多个不相连的脑膜瘤,不伴有神经纤维瘤病,称为多发脑膜瘤。

脑膜瘤肉眼全切后,在肿瘤原生长部位处又重新出现肿瘤,称为复发脑膜瘤。

五、临床表现

局灶性症状因脑膜瘤生长缓慢,增大的肿瘤体积因脑组织和脑脊液的代偿作用而不引起明显的颅内压增高,局灶症状常常是脑膜瘤的首发症状,最常见的是癫痫(额、颞叶多见),尤以老年人明显。根据肿瘤部位不同可出现不同的症状,如:肢体运动或感觉障碍、精神症状、记忆力和计算力下降、失语、视野缺损、脑神经功能障碍、眩晕、眼震、共济障碍、尿崩、意识障碍等,将在各部位脑膜瘤分论中详细论述。

颅内压增高症状脑膜瘤引起颅内压增高症状常不明显,常有轻微头痛。视盘水肿常见,有时可见视神经萎缩,当肿瘤增长到一定体积,颅内压失代偿时会出现剧烈头痛、恶心、呕吐症状。

六、辅助诊断

1. 头颅 CT　是筛查和体检中发现脑膜瘤的最常见手段,可显示肿瘤钙化情况,肿瘤邻近骨质变化情况。典型表现:

(1)边界清晰、密度均一的占位病变,多呈类圆形、半圆形,也可有分叶状或不规则形改变。

(2)肿瘤多呈等密度或略高密度,少数可低密度,囊变者可密度不均,钙化者局部可伴点、块状高密度影。

(3)增强扫描均匀强化。

(4)部分肿瘤附近颅骨可见增厚、骨疣或缺失。

(5)有的伴有瘤周低密度水肿带。

2. 头部 MRI　可在轴位、冠状位、矢状位清晰显示肿瘤部位,肿瘤与周边邻近神经、血管、脑组织等的关系,特别是肿瘤与硬膜的关系,成为脑膜瘤的主要诊断方法,是手术前不可缺少的诊断资料。脑膜瘤具有诊断意义的 MRI 表现:

(1)边界清晰、密度均一的肿瘤影,T_1 加权像多呈等 T_1 或略长 T_1(低)信号,少数可呈略短 T_1 信号;T_2 加权像多呈等 T_2 信号或略长 T_2(高)信号,肿瘤可有囊变(长 T_1、长 T_2 信号)或钙化表现(长 T_1、短 T_2 信号)。

(2)多数呈广基底与硬脑膜接触,少数向脑内球状生长者亦可找到与脑膜相连接处,脑室内脑膜瘤与脉络丛相连;肿瘤基底硬脑膜附着处可见脑膜尾征,为其特征性表现。

（3）少数脑膜瘤在瘤周或瘤内形成囊变,囊变部分表现为长 T_1 和长 T_2 表现(图 2－1)。

（4）有的脑膜瘤伴有明显的瘤周水肿(图 2－2)。

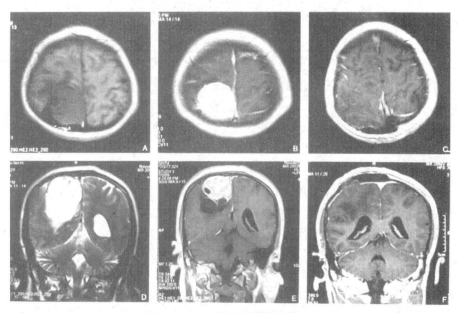

图 2－1　右顶部矢状窦旁脑膜瘤

肿瘤内和瘤周伴有囊性改变。A 为 T_1 相,D 为 T_2 相,B、E 为增强扫描,C、F 为术后增强扫描

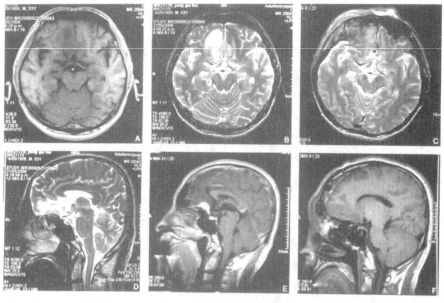

图 2－2　颅前窝底脑膜瘤

较小的肿瘤引起明显的脑组织水肿。A、F 图为 T_1 相,B、C、D 为 T_2 相,E 为增强扫描,C、F 为术后改变

3. 血管成像(DSA、MRA、CTA、MRV)　邻近鞍结节、蝶骨嵴或侧裂、静脉窦、斜坡、枕骨大孔等部位的脑膜瘤应行血管成像。血管成像目的:①观察肿瘤周边动静脉的出入情况,血管受侵袭情况,以便重要血管术中加以保护,如海绵窦内脑膜瘤观察颈内动脉位置及受累情况,斜坡脑膜瘤观察基底动脉是否被包裹。②观察肿瘤供血动脉,增粗、分支变多而无重要功能的动脉可术前栓塞或在适当时机结扎,如颈外动脉供血术前栓塞,脑膜中动脉供血在开骨窗时电闭。③观察静脉窦受侵袭情况及阻塞程度,静脉窦完全阻塞可术中切除,如矢状窦旁脑膜瘤矢状窦闭塞术中切除。众多方法中因 MRA、MRV 为无创检查应用逐渐增多。CTA能够很好地显示颅底脑膜瘤与颅底骨质、血管的关系。DSA 有多个成像期,是观察肿瘤血管细微形态的有利手段,在毛细血管期可见肿瘤染色,静脉期仍可见,称迟发染色;因其有创和价格昂贵在脑膜瘤的辅助诊断中应用较少,需要术前栓塞的病例更适合做 DSA。各种血管成像的特点不再——介绍。

4. 头部 X 线片　目前已基本不用于脑膜瘤的辅助诊断,可看到一些间接征象:肿瘤钙化可见高密度影,局部骨质破坏或增生改变,板障静脉增粗等。

七、治疗

脑膜瘤的有效治疗方法包括手术治疗和立体定向放射外科治疗,目前以手术治疗为主。

(一)手术治疗

大多数脑膜瘤属于良性肿瘤,通过手术切除可以达到治愈,肿瘤全切是防止术后复发的关键,因此任何部位的脑膜瘤在不引起不可逆性功能障碍和致命性损伤的前提下都应该力争全切肿瘤。下列情况出现其中一条应行手术治疗:①肿瘤有明显的占位效应,引起局灶性神经功能缺失、脑室受压移位、梗阻性脑积水。②肿瘤引起颅高压症状、刺激症状如癫痫、局部改变如瘤周水肿。③肿瘤直径大于 3cm,且两次检查对比肿瘤有增长趋势。④肿瘤邻近重要结构,肿瘤生长导致手术难度大大增加或不能行放射外科治疗的区域,如:大脑凸面、矢旁、镰旁、海绵窦旁、鞍结节、嗅沟、桥小脑角、蝶骨嵴。脑膜瘤手术没有绝对的适应证和禁忌证,其他情况应根据患者年龄、患者全身状态、肿瘤大小、肿瘤部位综合考虑是否需要手术治疗。肿瘤较小而无症状者建议定期复查,长期随访。

在这里浅谈一些手术体会供参考:①在条件允许的情况下先处理瘤蒂或颈外系统供血动脉是减少术中出血的有效方法。②肿瘤包裹神经、有功能血管或操作空间较小时分块切除扩大空间是保护神经血管的有效途径。③保护肿瘤周边粘连而未进入肿瘤的动静脉,邻近动静脉可在设计手术切口和入路时避开。④术中不要刻意寻找在影像学上观察到的肿瘤周边的血管和神经,减少对脑组织的牵拉和损伤。⑤静脉窦旁的脑膜瘤先处理窦周肿瘤,再处理窦内肿瘤,切开静脉窦前要做好止血和静脉窦修补或重建的准备,完全闭塞的静脉窦可切除,但有时术前静脉成像显示无血流通过不代表完全闭塞,术中试夹闭是有效观察手段,同时要防止气体栓塞。⑥前颅底和岩骨嵴附近的脑膜瘤,处理硬膜及颅骨后要防止脑脊液鼻漏和耳漏。⑦全切肿瘤、处理受侵硬膜和颅骨是防止复发的关键,但斜坡、蝶骨嵴内侧等深在复杂区域的脑膜瘤适当残留有助于提高患者术后生活质量。

Simpson 在 1957 年提出对脑膜瘤切除程度的评估分类法得到国际公认,G1:彻底切除－全切肿瘤,并切除附着硬膜及受侵颅骨;G2:全切除－全切肿瘤,但与其附着的硬膜仅做电灼;G3:肉眼全切除－全切肿瘤,但肿瘤附着的硬脑膜及受侵颅骨未作处理;G4:次全或部分切除－肿瘤未全切,有残留;G5:开颅减压－肿瘤仅作减压或活检。

(二)立体定向放射外科治疗

治疗方法包括 γ 刀、X 刀和粒子刀,其优点是无手术创伤、无感染、低并发症。X 刀照射准确性略差;粒子刀具有高度精准性且正常组织副损伤微小,治疗病灶体积可大于 3cm 等优点,但价格昂贵使其应用较少;一般 γ 刀因高度准确性(误差小于 0.2mm),操作简单而得到广泛应用,在此简单介绍 γ 刀对脑膜瘤的治疗。γ 刀一般治疗小于 3cm 的脑膜瘤,适用于位于颅底及重要结构附近的脑膜瘤,术后残存或早期复发者,年高体弱不适合手术者。γ 刀治疗肿瘤生长控制率(肿瘤停止生长或缩小)在 90% 左右,γ 刀治疗后脑水肿的发生率较高,尤其是大脑凸面脑膜瘤,所以大脑凸面脑膜瘤及已经有瘤周水肿的脑膜瘤建议手术治疗;有一定的副损伤距离,例如肿瘤上表面与视交叉的距离必须大于 3mm;治疗效果有潜伏期,需半年至数年后才能观察到肿瘤缩小。

(三)其他治疗

方法包括栓塞治疗、放射治疗和药物治疗,这些方法均为辅助治疗手段。术前应用栓塞治疗或放射治疗减少肿瘤血供,有利于术中操作增加手术安全性,栓塞常用物理性栓塞,放射治疗也用于偏恶性的脑膜瘤术后辅助治疗。药物治疗包括溴隐亭、枸橼酸他莫昔芬、米非司酮等,应用较少,在此不做介绍。

八、不同部位脑膜瘤

(一)矢状窦旁和大脑镰旁脑膜瘤

矢状窦旁脑膜瘤是指脑膜瘤的基底部主要位于矢状窦外侧壁或一部分基底部覆盖矢状窦;前者主要是起源于矢状窦壁的脑膜组织,而后者可能起源于大脑镰或者大脑凸面,随着肿瘤不断增长基底部蔓延覆盖矢状窦,当矢状窦受累后肿瘤的临床表现、处理方法和预后与前者相似,所以归为一类。矢状窦旁脑膜瘤瘤体多位于矢状窦一侧,早期多位于矢状窦外,后期长入矢状窦可造成矢状窦部分或完全阻塞,晚期肿瘤浸透矢状窦,从对侧矢状窦壁长出,形成矢状窦双侧脑膜瘤。Krause－Merrem 按照肿瘤生长过程将矢状窦旁脑膜瘤分为 6 型:Ⅰ型:肿瘤仅附着于矢状窦的侧壁;Ⅱ型:肿瘤侵犯上矢状窦的外侧角;Ⅲ型:肿瘤向窦腔内生长,同侧窦壁全层受侵;Ⅳ型:上矢状窦部分闭塞,肿瘤侵及上矢状窦顶;Ⅴ型:上矢状窦完全闭塞,肿瘤侵及对侧窦壁内侧;Ⅵ型:上矢状窦完全闭塞,肿瘤侵袭对侧窦壁全层,生长至对侧。大脑镰旁脑膜瘤起始于大脑镰,基底部附着于大脑镰而肿瘤突向脑实质内,矢状窦旁和大脑镰旁脑膜瘤占脑膜瘤的 23%～31%。

1.临床表现　颅内高压症状包括:头痛、视力减退。局灶症状前中后各异:①肿瘤位于矢状窦或大脑镰前 1/3,局灶症状以额叶症状为主,包括癫痫、痴呆、淡漠、欣快、记忆力减退、计算力下降,癫痫常常是主要和首发症状。②肿瘤位于矢状窦或大脑镰中 1/3,局灶症状以癫痫、对侧肢体运动障碍和(或)感觉障碍为主,病变位于大脑纵裂内因累及中央旁小叶症状以下肢为重,凸面受压出现上肢症状,最后是面部。③肿瘤位于矢状窦或大脑镰后 1/3,常缺乏局灶神经缺损表现,可引起对侧视野缺损。

2.影像学要点

(1)矢状窦旁脑膜瘤侵袭颅骨时,CT 骨窗位或 X 线可见邻近肿瘤的颅骨受侵袭破坏,MRI 可判断肿瘤是否穿透颅骨长至皮下。

(2)MRI 可显示肿瘤的基底部位,确定肿瘤是矢旁还是镰旁,判断肿瘤与矢状窦或大脑镰的关系,矢状位分辨前、中、后 1/3 关系。

(3)MRI 冠状位可辨肿瘤是单侧或双侧生长,有助于合理设计切口。

(4)MRI 水平位常可见中 1/3 位置肿瘤前后粗大血管,对术中操作有重要提示作用。

(5)动脉成像(DSA、MRA 或 CTA)了解肿瘤供血动脉,矢状窦前、中 1/3 肿瘤供血多主要来源于大脑前动脉,脑膜中动脉也可供血,如脑膜中动脉供血丰富,可术前栓塞,后 1/3 肿瘤供血主要是大脑后动脉。

(6)静脉成像(DSA 或 MRV)观察矢状窦是否阻塞变细或中断,回流静脉与肿瘤的关系及移位情况(图 2-3,2-4)。

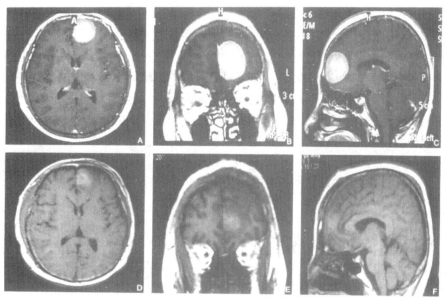

图 2-3　镰旁脑膜瘤

肿瘤广基底与大脑镰相连,A~C 为增强扫描,D~F 为术后改变

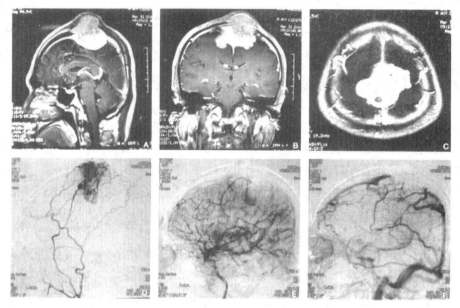

图 2-4 矢状窦旁脑膜瘤

肿瘤向矢状窦两侧生长,颅骨受到侵蚀,肿瘤长至头皮下。A~C 为增强扫描,D~F 为 DSA 成像,D 图可见肿瘤主要供血动脉来自颈外系统,E 图可见颈内动脉系统也有供血,F 图静脉相可见矢状窦受侵蚀完全中断,中断周边存在代偿的回流静脉

3.手术治疗 矢状窦旁或大脑镰旁脑膜瘤以手术切除为主,手术应考虑如下情况:①肿瘤是单侧还是双侧生长,单侧生长手术切口达中线,双侧生长手术切口过中线。②开骨窗时注意保护矢状窦,矢状窦表面出血以吸收性明胶海绵压迫止血为主,单侧开骨窗要贴近矢状窦,有利于打开纵裂。③中 1/3 部位手术时要根据动脉成像及 MRI 判断回流静脉与肿瘤的位置关系,合理设计入路,尽可能避开回流静脉或给予保护,避免术后偏瘫。④前 1/3 部位手术可做矢状窦结扎,中后 1/3 部位手术如果术前或术中证实矢状窦已经闭塞,可做矢状窦切除,但是要保护周围代偿回流静脉,如果证实未完全闭塞,窦内可不做切除,或切开窦壁刮除同时做窦壁修补或矢状窦再建成形术。⑤如切开矢状窦应预防气体栓塞或瘤细胞栓塞。⑥做到 Simpson 1 级切除是防止复发的关键,在条件允许的情况下尽可能切除受侵的矢状窦或大脑镰。

(二)大脑凸面脑膜瘤

大脑凸面脑膜瘤的发生率较高,占颅内脑膜瘤的 18%~27.7%,大多数凸面脑膜瘤呈半球形,基底位于硬脑膜而球面突向脑实质;有的肿瘤瘤蒂窄小,而大部分被脑组织覆盖深埋于脑实质内,这类肿瘤血供主要来源与脑表面血管,整体切除困难;部分肿瘤可至颅骨反应性增生,手术时应一并处理颅骨,恶性度高的脑膜瘤可侵袭穿透颅骨长至皮下,这类脑膜瘤术中尽可能不要使用自体血回输,避免种植转移。

1.临床表现 症状依部位不同而各异,包括:癫痫、精神症状、运动障碍、感觉障碍、视野缺损、失语、头痛、呕吐、视盘水肿、视神经萎缩等。

2.**影像学要点** 凸面脑膜瘤的影像学表现没有特殊之处,较易诊断。阅片时:①注意脑膜瘤基底宽度与肿瘤最大直径间的关系,有利于手术切口的设计。②注意增强 MRI 上脑膜尾征,个别病例脑膜尾征呈小的串珠样改变,术中应尽可能全切避免复发。③动脉成像(DSA、MRA、CTA)可观察肿瘤的血供,有时肿瘤以颈外系统供血为主(图 2—5)。

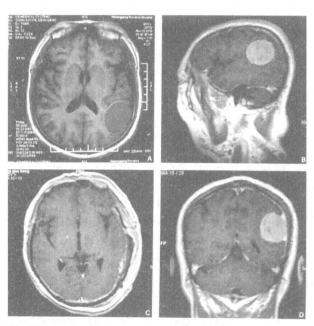

图 2—5 大脑凸面脑膜瘤

A 图为 T₁ 相,B、D 为增强扫描,C 图为术后影像

3.**手术治疗** 大脑凸面脑膜瘤治疗原则是彻底切除脑膜瘤及其附着的硬膜,处理受侵的颅骨,手术治疗相对简单,术中可用神经导航系统辅助设计皮、骨瓣,减少开颅面积,功能区脑膜瘤注意保护周边引流静脉,尽可能从蛛网膜层分离肿瘤。

(三)蝶骨嵴脑膜瘤

起源于蝶骨大、小翼表面脑膜,内自前床突,外达翼点范围内的脑膜瘤称为蝶骨嵴脑膜瘤。蝶骨嵴脑膜瘤占颅内脑膜瘤 10.6%～23%,发病率仅次于矢状窦和大脑镰旁、大脑凸面脑膜瘤。Cushing 将蝶骨嵴球形脑膜瘤按肿瘤与脑膜的黏着部位不同分为三型,被广泛采用和接受:蝶骨嵴内部(内 1/3),称床突型;蝶骨嵴中部(中 1/3),称小翼型;蝶骨嵴外部(外 1/3),称大翼型。Al—Meft 进一步将床突型脑膜瘤细分为三种:Ⅰ型:肿瘤起源于前床突下方;Ⅱ型:肿瘤起源于前床突上方或侧方;Ⅲ型:起源于视神经管。临床上各种分型常混合存在,无法细分。

1.**临床表现** 蝶骨嵴附近结构复杂,有垂体、视神经、颈内动脉、动眼神经、滑车神经、展神经、三叉神经、大脑中动脉及其分支等,蝶骨嵴脑膜瘤因其起源部位和生长方向不同,其临床表现多样。

(1)蝶骨嵴内侧(床突型):视力下降,肿瘤压迫视神经或造成颅高压引起,肿瘤生长较大时,因慢性颅高压可出现 Foster－Kennedy 综合征,表现为同侧视神经萎缩,对侧视盘水肿;突眼、眼睑肿胀,原因有两种,一种是肿瘤引起蝶骨嵴或蝶骨翼骨质增生,造成眶内容积变小,一种是肿瘤压迫海绵窦,两者均可引起静脉回流受阻,这种突眼一般无疼痛、无波动;上睑下垂、眼球固定、瞳孔散大、角膜反射消失、眼神经分布区感觉障碍等症状形成眶上裂综合征或海绵窦综合征,主要是由于肿瘤累及 Ⅲ、Ⅳ、Ⅴ、Ⅵ 对脑神经;精神症状(额叶受累)、嗅觉丧失(嗅神经受累)、垂体功能低下(垂体受累)、对侧肢体偏瘫(大脑脚受累)等。

(2)蝶骨嵴中部(小翼型):①颅高压症状:头痛、恶心、呕吐、视力下降;②额叶症状:记忆力、计算力下降,精神症状,失语,运动障碍等。

(3)蝶骨嵴外部(大翼型):癫痫、头痛、颅骨局部隆起、精神症状、运动障碍等;肿瘤生长至蝶骨嵴中内部时,可引起相应的中内部症状。

2.影像学要点

(1)CT 或 MRI 可见肿瘤位于前颅中窝交界、蝶骨嵴所在位置处。

(2)MRI 可观察肿瘤与垂体、颈内动脉、大脑中动脉、海绵窦、侧裂的关系,是否有主要血管在肿瘤内穿行,是重要术前参考资料。

(3)动脉成像可显示肿瘤的供血动脉及与肿瘤的毗邻关系,特别是颅底 CTA 可显示肿瘤、颅骨、动脉三者的毗邻关系;内侧型多与颈内动脉和大脑中动脉粘连或包裹,颈内动脉虹吸部拉直后移,有时可见大脑前动脉向对侧移位;外侧型多与大脑中动脉及其分支粘连或包裹,大脑中动脉弧形走向消失,陡峭抬高,颈外系统的脑膜中动脉是外侧型主要供血动脉,血供丰富者可术前栓塞(图 2－6)。

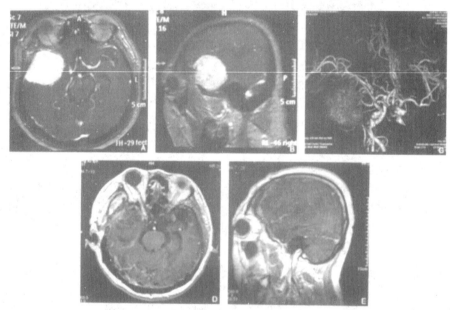

图 2－6　蝶骨嵴脑膜瘤

A、B 为增强扫描;C 为 CTA 扫描,右侧大脑中动脉受肿瘤抬高并有数个分支供应肿瘤;D、E 为增强扫描术后改变

3.手术治疗　蝶骨嵴脑膜瘤常选用翼点入路或扩大翼点入路,也可选用经额下或颞下入路。术中一些经验包括:

(1)蝶骨嵴脑膜瘤应尽可能全切,但有神经、血供粘连包裹,特别是内侧型脑膜瘤,不要刻意全切,避免术后出现严重并发症,残存肿瘤可术后放射治疗。

(2)蝶骨嵴脑膜瘤颈外动脉系统供血丰富,使邻近肿瘤的颞肌和颅骨血供增多,在开颅时易出血,应快速、沉稳止血;皮瓣形成过程中可结扎颞浅动脉,翻开骨瓣后可缝扎脑膜中动脉,减少外侧型脑膜瘤出血。

(3)蝶骨嵴脑膜瘤一般血供丰富,手术难度大;球形脑膜瘤一般质韧,不易切除,但电凝肿瘤易止血,且与脑组织易分辨;不规则形态的脑膜瘤,质地软,不易止血,邻近侧裂不易与脑组织分辨,应注意保护侧裂内血管。

(4)靠近内侧的脑膜瘤尽可能分块切除,可扩大操作空间,保护颈内动脉和视神经,靠近外侧的肿瘤先处理肿瘤基底部,减少肿瘤血供,肿瘤体积小、质地韧、与脑组织间有蛛网膜分界是整体切除的有利条件。

(四)嗅沟脑膜瘤

嗅沟脑膜瘤基底位于嗅沟及附近筛板至鞍结节之间的硬脑膜,文献报道发病率不尽相同,报道占颅内脑膜瘤的百分比范围为8％～18％,可单侧生长也可双侧生长,哪种生长占多数,统计结果各异,肿瘤供血主要来自眼动脉的分支筛前和筛后动脉。

1.临床表现

(1)嗅觉障碍,最常见且具有诊断价值,主要是由于肿瘤生长将嗅球抬高或推向外侧,嗅神经被拉断造成嗅觉障碍,可发生单侧或双侧障碍,单侧障碍常因不影响患者主观感受而被忽略。

(2)视力障碍,视神经受压或颅高压造成视盘水肿、视神经萎缩都可引起视力障碍。

(3)颅高压症状,头痛、恶心、呕吐,部分患者嗜睡。

(4)额叶症状,精神症状、癫痫、记忆力下降等。

2.影像学要点

(1)CT或MRI可见肿瘤位于前颅底中线一侧或双侧,单靠CT难与颅前窝底脑膜瘤鉴别。

(2)MRI可观察颅底骨质变化和肿瘤与大脑前动脉的关系。

(3)动脉成像(DSA、CTA、MRA)可见大脑前动脉向后移位,A_2段抬高。

3.手术治疗

(1)一般采用单侧或双侧额下入路或翼点入路。

(2)双侧额下入路,结扎并切断矢状窦和大脑镰。

(3)分离肿瘤周边蛛网膜,减少对视神经的牵拉,尽可能多地保留嗅神经。

(4)双侧嗅沟脑膜瘤时,术中争取至少保留一侧嗅神经,避免术后双侧嗅觉丧失。

(5)至肿瘤后方要注意保护视神经、视丘下部和大脑前动脉,特别是肿瘤巨大时要注意减少对视丘下部的牵拉和损伤,以免造成术后昏迷、内分泌功能不足和生物节律紊乱。

(6)处理筛孔处防止脑脊液鼻漏,如肿瘤侵袭严重,可用肌肉、生物胶、人工硬脑膜等修补。

（五）鞍结节脑膜瘤

鞍结节脑膜瘤起源于鞍结节脑膜,临床上的鞍结节脑膜瘤还包括鞍隔、前床突、蝶骨平台脑膜瘤。鞍结节脑膜瘤占颅内脑膜瘤的 $5\%\sim10\%$。

1. 临床表现

（1）视力减退、视野缺损,因视神经受压可出现单眼或双眼颞侧偏盲,随着肿瘤的增长逐渐加重至视力完全丧失。

（2）头痛,以额部、颞部为主。

（3）尿崩、无力、闭经、性欲减退,垂体受压出现内分泌功能障碍症状。

（4）眼球运动障碍（Ⅲ、Ⅳ、Ⅵ脑神经受累）、脑积水（三脑室）、嗜睡（下丘脑）、精神症状（额叶）、运动障碍（后期累及内囊、大脑脚、脑干）等。

2. 影像学要点

（1）CT、MRI 可见鞍上区肿瘤影像,视交叉被抬高,颈内动脉可毗邻粘连或被包裹。

（2）动脉成像可见双侧大脑前动脉上抬、后移,呈拱门形改变。

（3）肿瘤向上方生长突入三脑室,向下方生长进入鞍内,肿瘤也可长入视神经管内（图2－7）。

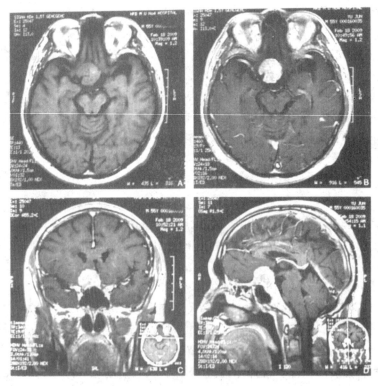

图 2－7　鞍结节脑膜瘤

肿瘤广基底附着于鞍结节,后方经鞍隔长至斜坡上端。图 A 为 T_1 相,图 B～D 为增强扫描

3.手术治疗　一般采用翼点入路、扩大翼点入路或单侧额下入路,也可采用双侧,操作与嗅沟脑膜瘤相似:

(1)注意保护肿瘤两侧的颈内动脉、后交通动脉,注意保护后方的视交叉、终板、大脑前动脉和前交通动脉,注意保护前方的视神经。

(2)该区动脉分支较多,注意保护过路的穿通动脉,特别是贴附于肿瘤表面蛛网膜内的穿支,这些血管多供应下丘脑、视神经、视交叉等结构,损伤容易造成严重并发症。

(3)切除肿瘤时尽可能先行基底部切断,有利于减少出血。

(4)可在视交叉间隙、视神经和颈内动脉间隙、颈内动脉与小脑幕游离缘间隙内对肿瘤不同的角度电凝使之缩小或分块切除,减少对周边组织的牵拉。

(六)桥小脑角脑膜瘤

桥小脑角脑膜瘤基底部多位于岩骨后面,岩骨崤上下,发病率与小脑幕脑膜瘤相近,占颅内脑膜瘤的2%～4%。Nakamura等按肿瘤在内听道周边的生发部位不同,以内听道为解剖标志将桥小脑角脑膜瘤分为五型:①内听道前型即岩斜坡型,肿瘤位于岩骨崤内,内听道前方。②内听道型,肿瘤位于内听道内,单纯的内听道型脑膜瘤较少见。③内听道上型,肿瘤位于内听道上方与岩上窦之间。④内听道下型,肿瘤位于颈静脉孔与内听道之间。⑤内听道后型,内听道后方至乙状窦前。

1.临床表现　桥小脑角脑膜瘤主要累及脑神经、小脑、脑干,因部位不同症状出现的先后顺序无规律性。常见症状有:

(1)脑神经症状:听力障碍、耳鸣(位听神经的耳蜗神经症状),水平眼震、眩晕(位听神经的前庭神经症状),面部麻木、痛温觉减退等感觉障碍(三叉神经症状),角膜反射消失(三叉神经症状),声音嘶哑、吞咽困难、饮水呛咳(尾组脑神经症状)。

(2)小脑症状:走路不稳、共济障碍(小脑症状)。

(3)脑干症状:肢体无力。桥小脑角脑膜瘤引起前庭功能障碍较听神经瘤少,而引起面神经和三叉神经功能障碍较听神经瘤多。

2.影像学要点

(1)CT可见桥小脑角脑膜瘤有岩骨尖骨质破坏,有时伴钙化;而听神经瘤多有内听道扩大。

(2)MRI可见桥小脑角脑膜瘤一般宽基底,基底底角锐利,增强可见脑膜尾征;听神经瘤基底底角圆润,无脑膜尾征(图2-8)。

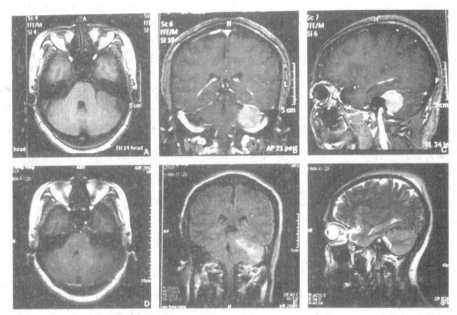

图 2-8　左侧桥小脑角脑膜瘤

肿瘤广基底附着于岩骨后面。A、D、E图为 T_1 相，F 为 T_2 相，B、C 为增强扫描，D~F 为术后改变

3. 手术治疗　手术方案与听神经瘤相同，常用入路包括：①枕下乙状窦后入路，是桥小脑角区脑膜瘤的首选入路，该入路适用于单纯桥小脑角脑膜瘤或肿瘤部分累及斜坡者，其优点在于路径短，显露充分，术中可见面、听神经多位于肿瘤的前下方，三叉神经多位于肿瘤的后下方，尾组脑神经多位于肿瘤下方。②颞枕开颅乙状窦前入路，该入路适用于瘤体横跨岩尖生长至颅中窝者，对斜坡中下部肿瘤也有良好的显露作用，缩短骨窗到斜坡的距离。③颞枕开颅颞下小脑幕入路，该入路适合于肿瘤经上斜坡长至鞍旁者，或肿瘤侵及小脑幕内侧缘，切除范围可达中斜坡，但不能处理下斜坡肿瘤，术中注意保护 Labbe 静脉。

（七）小脑幕脑膜瘤

小脑幕脑膜瘤基底附着于小脑幕，窦汇区及幕切迹脑膜瘤亦属于小脑幕脑膜瘤，小脑幕脑膜瘤可向幕下、幕上生长，或幕上下穿透型哑铃状生长，穿透型多由幕下长至幕上，小脑幕脑膜瘤占颅内脑膜瘤 2%~5%，幕下生长居多，常生长在窦汇、直窦、横窦处。对小脑幕脑膜瘤的临床分型各家说法不一，都是依据瘤体与小脑幕之间的位置关系进行分型，Yasargil 提出的分型概况全面且易于理解，在此做简单介绍。①按小脑幕的内外环分为：内环型，肿瘤附着于小脑幕游离缘；外环型，肿瘤沿横窦生长；中环型，肿瘤基底附着于小脑幕内外环之间的区域。②按肿瘤在内外环上的位置分为：前、侧和后。③按瘤体在小脑幕上下的生长方向分为：幕上型、幕下型或跨幕型。

1. 临床表现

（1）小脑症状（幕下）：走路不稳，向患侧倾倒；查体指向患侧水平眼震，共济障碍。

（2）视野缺损，幕上生长压迫视觉中枢导致同向性偏盲或象限盲。

（3）头痛，占位效应或静脉窦阻塞导致颅高压引起。

2.影像学要点

(1)CT 或 MRI 可见天幕区肿瘤影,MRI 判断肿瘤幕上或幕下生长,小脑幕切迹前方肿瘤与脑干的关系,肿瘤与窦汇、直窦、横窦的关系。

(2)静脉成像(DSA、MRV)观察静脉窦与肿瘤的关系,静脉窦是否完全闭塞,窦汇区脑膜瘤是单侧横窦受累还是双侧横窦受累,哪一侧横窦是主窦,这些情况对手术入路选择和术中处理静脉窦有指导作用(图 2—9)。

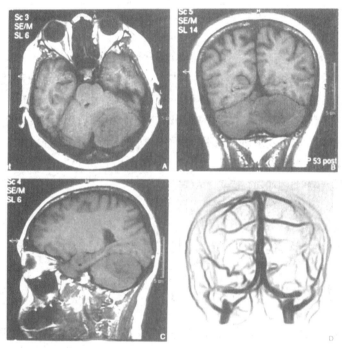

图 2—9 小脑幕脑膜瘤

A～C 为 T_1 相,D 为 MRV,肿瘤与小脑幕广基底相连,未侵袭横窦或窦汇

3.手术治疗

(1)幕上生长的肿瘤采用枕下幕上入路或颞枕入路。

(2)幕下生长的肿瘤采用颅后窝入路。

(3)窦汇区脑膜瘤位于幕上者可采取跨矢状窦幕上下联合入路,幕上下穿透型位于一侧可以单侧跨横窦入路,双侧穿透型可采取跨横窦、矢状窦入路。先处理瘤蒂减少出血,保护静脉窦,尽可能全切肿瘤。

(4)如果可以确定矢状窦或一侧横窦闭塞,可以术中将闭塞部位窦与肿瘤一同切除;如果不能确定是否闭塞,术中可以试行夹闭 15～30min,观察颅内静脉是否膨胀,大脑是否肿胀。

(5)术前双侧颈内动脉造影显示一侧横窦不显影不代表该侧横窦一定闭塞,需要谨慎。如果代偿不好,但术中窦壁破损,最好行窦成形术。窦成形术可选用自体静脉(如大隐静脉)或人工血管修补。修补前可将一内引流硅胶管两端分别植入双侧矢状窦断端架桥,减少矢状窦出血和避免气栓进入。修补窦的过程中可用肝素盐水冲洗窦腔,术后抗凝治疗,防止血栓形成。

（八）颅中窝脑膜瘤

颅中窝脑膜瘤是指基底部位于蝶骨大翼内侧,眶上裂、海绵窦、岩尖外侧,蝶骨嵴后方,颞骨岩部前方颅中窝底部的脑膜瘤。发生于内侧常称为鞍旁脑膜瘤。颅中窝脑膜瘤发病率占颅内脑膜瘤 2%～3%。

1.临床表现

(1)岩尖部症状:可出现岩尖综合征,表现为三叉神经分布区痛觉过敏或温觉障碍,咬肌萎缩,展神经受累致眼球内斜、复视。

(2)眶上裂或海绵窦部症状:表现为眶上裂综合征或海绵窦综合征。眶上裂综合征:病变累及第Ⅲ、Ⅳ、Ⅵ脑神经和第Ⅴ脑神经的1、2支,造成上睑下垂、眼球固定、瞳孔散大、角膜反射消失,眼神经和上颌神经分布区痛温觉障碍;海绵窦综合征的临床表现除眶上裂综合征的上述表现外,可合并因眼静脉回流障碍导致的结膜充血和搏动性突眼;如出现眶上裂综合征表现的同时出现视神经萎缩或水肿引起视力下降,则称为眶尖综合征。

(3)岩骨部症状:听力障碍、面瘫。

(4)外侧部症状(颞叶):癫痫。

(5)颅高压症状:多由脑脊液循环受阻引起。

2.影像学要点

(1)通过 MRI 判断肿瘤是位于外侧还是邻近中线结构,观察邻近中线肿瘤与眶上裂、岩尖等部位的关系。

(2)通过 MRI 判断与海绵窦内脑膜瘤鉴别。

3.手术治疗

(1)手术可采取颞下入路或翼点入路;骨窗要低,尽可能靠近颧弓,必要时可打开颧弓。

(2)肿瘤位置较深,特别是侵及颅骨向颅外生长侵入眶内或颞下窝时,可采用经眶颧额颞下入路切除肿瘤,该入路损伤较大,手术费时,应用较少。

(3)术中注意保护邻近肿瘤的脑神经,注意保护 Labbe 静脉。

（九）斜坡脑膜瘤

斜坡由蝶骨、枕骨和颞骨构成,上界为鞍背,下界为枕骨大孔的前缘,外界为枕岩峰和颈静脉孔。解剖学上按骨性标志将斜坡分为:①上斜坡,内耳门上缘平面以上至鞍背,上斜坡又分为蝶窦顶平面以上的鞍后斜坡和蝶窦顶平面以下的窦后斜坡。②中斜坡,颈静脉孔上缘上至内耳门上缘之间区域。③下斜坡,颈静脉孔上缘以下至枕骨大孔前缘之间区域。

斜坡脑膜瘤发病率占颅内肿瘤小于 2%。Sekhar 按脑神经标志把斜坡区脑膜瘤分成三个区:上斜坡区,三叉神经以上,包括鞍背和后床突;中斜坡区,三叉神经与舌咽神经之间区域;下斜坡区:舌咽神经以下至枕大孔。目前对斜坡脑膜瘤没有统一的分型,常按照 Sekhar 斜坡分区分为上、中、下斜坡区脑膜瘤。

1.临床表现

(1)脑神经症状:根据肿瘤上下位置的不同可出现Ⅲ～Ⅹ对脑神经症状。

(2)锥体束征:肿瘤位于中央可出现双侧锥体束征,肿瘤偏心生长出现对侧锥体束征。

(3)颅高压症状。

2.影像学要点

(1)MRI观察肿瘤位于斜坡的位置,及对应的脑干部位,肿瘤是否生长至颅中窝或枕骨大孔区,选择合适手术入路。

(2)MRI观察椎、基底动脉与肿瘤关系,是否肿瘤内有动脉穿行。

(3)观察脑干受累程度及有无脑干水肿。

3.手术治疗　斜坡区神经血管结构复杂,斜坡脑膜瘤手术治疗要根据肿瘤部位选择合适手术入路:

(1)斜坡上中部的肿瘤或肿瘤横跨岩尖生长至颅中窝者一般采用颞枕开颅乙状窦前入路。

(2)斜坡中部向两侧生长的肿瘤可采用枕下乙状窦后入路。

(3)肿瘤位于中下斜坡可采用枕下远外侧入路。

(4)斜坡中上部肿瘤经斜坡长至鞍旁者,或肿瘤侵及小脑幕内侧缘者,可采用颞枕开颅颞下小脑幕入路,肿瘤的主体位于鞍区、鞍旁和中颅底发展者可采用翼点入路。

斜坡区毗邻众多重要结构,术中注意保护颈内静脉、椎基底动脉及供应脑干的分支动脉,保护脑干及脑神经。

(十)海绵窦脑膜瘤

海绵窦脑膜瘤发病率较低,分为原发于海绵窦内的脑膜瘤和海绵窦周边发生脑膜瘤侵入海绵窦的继发性脑膜瘤,两者手术都涉及处理海绵窦内复杂结构,故将其归到一起论述。

1.临床表现

(1)Ⅲ~Ⅵ对脑神经受累症状:眼球固定、瞳孔散大、角膜反射消失,三叉神经第一、二支分布区疼痛或麻木。

(2)突眼:静脉回流受阻引起。

(3)头痛。

(4)视力、视野改变。

2.影像学要点　动脉成像有助于观察颈内动脉的位置及与肿瘤的关系。

3.治疗　海绵窦脑膜瘤较难达到根治性切除,小于3cm特别是没有脑神经症状的海绵窦脑膜瘤建议伽马刀治疗。肿瘤体积较大时,可先行手术做大部分切除,术后辅以伽马刀治疗,不可刻意寻求全切而损伤脑神经。

手术治疗:①先切除海绵窦外部肿瘤再切除内部肿瘤。②海绵窦内操作要注意保护颈内动脉和脑神经。③切除海绵窦内肿瘤易出血,可用速即纱、明胶海绵、肌肉填塞止血。

(十一)脑室内脑膜瘤

脑室内脑膜瘤发生于脉络丛组织,包括侧脑室、四脑室、三脑室,总体发病率较低,包括松果体区脑膜瘤在内占颅内脑膜瘤的2%~5%,侧脑室大约占80%,三角区最为多见,三脑室次之,四脑室脑膜瘤罕见(图2-10)。

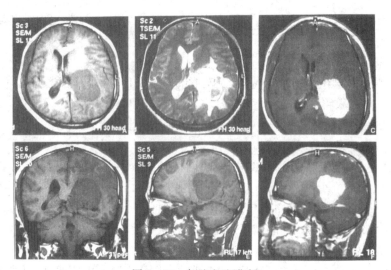

图 2—10　侧脑室脑膜瘤

可见左侧侧脑室枕角内肿瘤影,图 A、D、E 为 T_1 相,图 B 为 T_2 相,图 C、F 为增强扫描

1.临床表现

(1)侧脑室脑膜瘤:头痛、视盘水肿(颅高压症状),可因肿瘤阻塞室间孔造成急性颅高压;运动、感觉障碍(内囊受压症状);癫痫(刺激症状);同向性偏盲(上丘受压症状)。

(2)四脑室脑膜瘤:梗阻性脑积水而产生颅高压;眼球震颤、眩晕、呕吐(前庭、小脑受累)等。

(3)三脑室脑膜瘤:梗阻性脑积水引起颅高压;尿崩症、意识障碍(下丘脑受压);视力视野障碍(视交叉受压)。

2.手术治疗　侧脑室脑膜瘤根据肿瘤生长部位不同选择不同的手术入路:①顶枕入路,适合于侧脑室三角区、后角及较大的肿瘤,该入路可直达侧脑室三角区,利于处理脉络膜后动脉。②颞中回入路,经颞角进入侧脑室三角区,适用于脉络膜前动脉供血的三角区脑膜瘤,术中注意保护 Wernicke 区,避免发生失语。③额中回入路,适合位于侧脑室额角、体部及长入三脑室的脑膜瘤。④胼胝体后部入路,适于横跨双侧脑室三角区肿瘤。

三脑室脑膜瘤的手术入路选择取决于肿瘤的位置:①额下经终板入路或经胼胝体穹隆间入路,适用于三脑室前部的脑膜瘤。②经胼胝体经室间孔入路或经侧脑室额角入路,适用于肿瘤经室间孔长入一侧侧脑室者。③胼胝体穹隆间入路,适用于三脑室后部肿瘤。

四脑室脑膜瘤常采用枕下正中入路,四脑室上部肿瘤可采用枕部经小脑幕入路(Poppen入路)。

脑室内脑膜瘤手术入路选择应遵循路径最短、皮质损失最小原则,术中注意:①手术时要尽可能避免血液流到其他邻近脑室内,以免造成梗阻性脑积水。②注意保护脑室壁不受损伤,特别是侧脑室内侧壁、四脑室底、三脑室下壁。③切开皮质进入脑室时,切开方向要与大脑皮质纤维投射方向平行,减少功能区神经损伤,如顶枕入路时要保护缘上回和角回等。

(十二)枕骨大孔区脑膜瘤

枕骨大孔区脑膜瘤是指肿瘤基底部附着于斜坡下 1/3 的枕骨大孔周边脑膜瘤,一般指桥

延沟以下至 $C_{1\sim2}$ 节段水平脑膜瘤。枕骨大孔区脑膜瘤占全部脑膜瘤的 1.40%。Cushing 等将肿瘤主体位于颅内长入椎管的脑膜瘤定为颅脊型,而肿瘤主体位于椎管内长入颅内的脑膜瘤定为脊颅型。肿瘤多位于枕骨大孔前缘,肿瘤向后生长压迫延髓。

1. 临床表现

(1)枕下、颈肩疼痛,上肢麻木、痛温觉减退或消失(延髓或上颈髓受压)。

(2)声音嘶哑、吞咽困难(迷走神经受累),斜颈(副神经受累)。

(3)步态不稳,共济障碍(小脑受累)。

(4)颅高压症状。

2. 手术治疗　枕骨大孔区脑膜瘤的手术治疗根据肿瘤位置不同,选择不同的手术入路,常用的手术入路包括:枕下中线入路、枕下远外侧入路;其他入路如经口－经斜坡入路等因术野小、暴露不充分、易引起感染、脑脊液漏等并发症而较少采用,齿突高于双侧颈静脉球连线的病例应采用经口－经斜坡入路。肿瘤位于脑干背侧或背外侧常采用枕下中线入路切除;肿瘤位于脑干腹侧或腹外侧常采用枕下远外侧入路,肿瘤达到斜坡中上部时,该入路不易完成肿瘤全切,Rhoton 将远外侧入路分为经枕骨髁入路、经枕骨髁旁入路、经枕骨髁上入路三种。远外侧入路游离椎动脉有利于显露中下斜坡及脑干腹侧,特别是肿瘤侵及硬膜外和椎动脉时。磨除后 1/3～1/2 枕髁既不引起寰枕失稳,又可明显增加脑干腹侧病变的显露角度,研究显示每磨除枕髁 1mm,可使手术视角增加 2～4°。切除颈静脉结节有利于扩展术野,显露同侧椎动脉远端和对侧的椎动脉、基底动脉、后组脑神经、小脑后下动脉,并能增加枕骨大孔前缘的术野。开骨窗及术中操作时要注意保护延髓、上颈髓和椎动脉,防止呼吸停止和术后椎动脉及分支、乙状窦和颈静脉球损伤、后组脑神经损伤、脑脊液漏、脑膜炎、脑脊膜膨出、颅颈失稳等并发症的发生(图 2－11)。

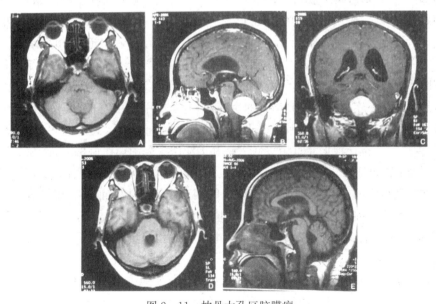

图 2－11　枕骨大孔区脑膜瘤

图 A、D、E 为 T_1 相,图 B、C 为增强扫描,D、E 为术后改变,枕骨大孔区肿瘤影消失

第二节 幕上肿瘤

一、大脑胶质瘤

1.摘要 神经胶质瘤简称胶质瘤,起源于神经间胶质、室管膜、脉络丛上皮、神经元等,是最常见的原发性颅内肿瘤,主要有4种病理类型:星形细胞瘤、少突胶质细胞瘤、室管膜瘤和混合性胶质瘤。WHO中枢神经系统肿瘤分类中将胶质瘤分为Ⅰ～Ⅳ级。低级别胶质瘤(LGG,WHOⅠ～Ⅱ级)常见的有毛细胞型星形细胞瘤、多形性黄色星形细胞瘤和室管膜巨细胞星形细胞瘤等。此外还包括混合型胶质神经元肿瘤,如节细胞胶质瘤、胚胎发育不良性神经上皮肿瘤等。近30年来,原发性恶性脑肿瘤发生率逐年递增。根据美国脑肿瘤注册中心统计恶性胶质瘤约占原发性恶性脑肿瘤的70%。在恶性胶质瘤中,间变性星形细胞瘤(AA,WHOⅢ级)和多形性胶质母细胞瘤(GBM,WHOⅣ级)最常见,其中GBM约占所有胶质瘤的50%,二者统称高级别胶质瘤。近30年来,胶质瘤发生率逐年递增,年增长率约为1.2%,中老年人群尤为明显。胶质瘤主要特征是肿瘤细胞弥漫性浸润生长、无明确边界、无限增殖并具有高度侵袭性,容易复发。胶质瘤发生的病因尚未明确。诊断主要依靠CT及增强MRI等影像学检查。目前,脑胶质瘤的基本治疗手段为手术切除加放疗和化学治疗的综合治疗。然而,任何单一的手段都难以达到真正的治愈。

2.流行病学特点 在美国,原发性脑肿瘤的发病率为14.8/10万,胶质瘤约占所有原发脑肿瘤的40%。胶质母细胞瘤及星形细胞瘤约占胶质瘤的75%。

不同部位、不同病理类型胶质瘤的发病年龄不尽相同:髓母细胞瘤等原始神经外胚层起源的肿瘤好发于儿童,胶质母细胞瘤及星形细胞瘤在22～74岁有一个发病高峰期。少突胶质细胞瘤患者预后较好,青壮年患者的2年生存率超过80%,生存超过10年者也不乏其人。20世纪70～80年代,髓母细胞瘤患者5年生存率提高了20%,而生存率近年来保持稳定。胶质母细胞瘤患者无论年龄如何,预后均是最差的,1年生存率约为30%。新型化疗药物替莫唑胺虽然可以在一定程度上提高患者的生存期,但是作用亦相当有限。神经胶质瘤在颅内各种肿瘤中最为多见。在神经胶质瘤中以星形细胞瘤为最常见,其次为多形性胶质母细胞瘤,室管膜瘤占第三位。根据北京市宣武医院和天津医学院附属医院的统计,在2 573例神经胶质瘤中,分别占39.1%、25.8%和18.2%。胶质瘤发生的病因尚未明确,随着分子生物学、细胞生物学和遗传学的不断深入,基因与环境的相互作用成为目前肿瘤流行病学研究热点。胶质瘤的发生是机体内部遗传因素和外部环境因素相互作用的结果,具体发病机制尚不明了,目前确定的两个危险因素是暴露于高剂量电离辐射和与罕见综合征相关的高外显率基因遗传突变。

3.病理 全世界70多位病理学家和遗传学家参与了第4版世界卫生组织(WHO)中枢神经系统肿瘤分类的修订工作,其中25位专家组成的工作组于2006年11月在海德堡的德国癌症中心最终达成一致意见。2007年7月由Lois DN、Ohgaki H、Wiestier OD和CaveneeWK 共同编辑出版了《WHO 中枢神经系统肿瘤分类》。目前,该分类为全球神经肿瘤领域学者所共同认可。

常见胶质瘤的病理特点:

(1)星形细胞瘤:①发生:由星形细胞起源,占胶质瘤中的半数以上,成年人多发生在大脑半球,小儿多发生在小脑。其他如丘脑、脑干和脊髓均可发生。星形细胞瘤可分为纤维型和原浆型两类。肿瘤在脑内呈浸润性生长,大小不一,可以侵犯 1 个或 2 个以上的脑叶,甚至可以经胼胝体侵入对侧大脑半球。②大体形态:纤维型星形细胞瘤比较硬韧,原浆型星形细胞瘤质软,常可见有囊性变,瘤内出血和坏死比较少见。③显微镜下形态:瘤组织由分化比较成熟的星形细胞组成,纤维型星形细胞瘤富于胶质纤维,原浆型星形细胞瘤富于细胞质,若是星形细胞比较密集,细胞有异型性,且见丝状核分裂象,血管内皮细胞和外膜细胞增生,小灶状出血和坏死,则称星形母细胞瘤,或称分化不良星形细胞瘤。

(2)多形性胶质母细胞瘤:①发生:是成年人比较多见的恶性胶质瘤,发生率仅次于星形细胞瘤,多发生在大脑半球,很少发生在小脑。②大体形态:肿瘤浸润范围比较大,可以侵犯几个脑叶,或经胼胝体侵犯对侧大脑半球。肿瘤质软,灰红色,常出现大片出血和坏死区,瘤周围组织显著水肿,甚至液化,出现假性分界,其实瘤细胞浸润范围远较肉眼所见广泛得多。③显微镜下形态:瘤细胞分化不成熟,多形性,异型性,有较多核分裂象,常出现单核和多核瘤巨细胞,血管内皮细胞和外膜细胞显著增生,血管腔内有血栓形成,散在大片出血和坏死,和分化不良星形母细胞瘤没有明确的区别。

(3)少突胶质细胞瘤和少突胶质母细胞瘤:①发生:由少突胶质细胞发生,患者多是中年人,也可见于儿童,主要发生在大脑半球白质内。②大体形态:肿瘤质软,灰红色,界限不清,常有钙化和囊性变。③显微镜下形态:瘤细胞形态比较一致,胞核圆形,深染,核周细胞质因水肿而显空白,间质少,常见钙化灶和囊肿形成,若是瘤细胞大小、形态、核染色性不一致,并出现巨瘤细胞,具有核分裂象,血管内皮细胞增生,有出血和坏死,则称少突胶质母细胞瘤。

(4)室管膜瘤和室管膜母细胞瘤:①发生:常和脑室壁和中央管有联系,多见于第四脑室、侧脑室和脊髓内,患者多为幼儿和青年人。②大体形态:肿瘤灰红色,质软,多呈结节状突于脑室腔内或位于脑或脊髓实质内。③显微镜下形态:室管膜瘤分为上皮型、乳头型、乳头黏液型和细胞型四种。

(5)混合性胶质瘤:肿瘤是由两种或者两种以上的胶质瘤类型所组成,各占相当的比例,这种胶质瘤多见于小儿,可见于小脑及大脑内,肉眼观察与一般胶质瘤形态无异,需依靠组织学检查来诊断。

(6)髓母细胞瘤:①发生:是小儿颅内较常见的恶性肿瘤,主要发生在小脑蚓部,可突入第四脑室内,亦可侵入周围组织,常沿脑脊液呈种植性播散。②大体形态:肿瘤呈紫红色,黏冻状,与脑实质之间界限不清,出血坏死少见。③显微镜下形态:瘤细胞密集,间质少,瘤细胞小,胞核圆形或椭圆形,深染,细胞质少,核分裂象多见,细胞常呈假菊花形排列,如肿瘤侵及软膜,常伴有纤维结缔组织的明显增生。

(7)脉络丛乳头状瘤:①发生:由脑室内脉络丛发生,好发于第四脑室和侧脑室,可经第四脑室侧孔突入小脑脑桥角内生长。②大体形态:肿瘤呈粉红色,质软,表面呈绒毛状,常见有钙化。③显微镜下形态:瘤组织呈乳头样结构,外覆盖着分化良好的上皮细胞,可有钙化或砂粒小体形成,其恶性类型称脉络丛乳头状癌。

随着分子生物学的进展,根据《中国中枢神经系统胶质瘤诊断和治疗指南》强烈推荐,胶质纤维酸性蛋白(GFAP)、异枸橼酸脱氢酶1(IDH1)、Ki-67、染色体1p/19q杂合性缺失(1p/19q LOH)的检测有助于胶质瘤的诊断、综合治疗及预后的评测。

4.诊断及鉴别诊断

(1)放射核素脑扫描:放射性核素扫描有三种方式,即基于放射性核素^{99m}Tc的常规影像检查、单光子发射CT扫描(SPECT)和正电子发射扫描(PET)。最先使用的常规放射性核素医学技术是静脉注射放射性核素标志物,如^{99m}Tc检测组织的发射量。SPECT是用与常规CT扫描相似的系统检测^{99m}Tc的发射图像,因此,也在多个平面上重建影像图。使用这两种基于^{99m}Tc的影像检测,幕上星形细胞瘤的检出率受肿瘤血管分布的影响。通过应用放射性核素,如^{11}C和^{18}F在衰变时发射光子,改进了SPECT的空间分辨,这些正电子在遇到电子时被消灭,这就导致有特征性光子的形成。它有相等的或相反的能量和方向,根据这些成对的γ粒子到达的时间可以进行精确的空间定位(确定起源)—通过对衰变的检测。当这些放射性核素结合到体内分子,如葡萄糖或神经递质后,可研究肿瘤的新陈代谢和脑功能。

正电子发射图像可以帮助鉴别肿瘤是实体的还是水肿、区别放射坏死或肿瘤复发、预测患者的预后、定位组织结构。脱氧葡萄糖荧光正电子发射图像可用来立体定向,指导对靶组织的活检。

高成本和高价格限制PET的使用。另外,具有不同组织学特征的肿瘤却可表现出体外摄取异质性脱氧荧光葡萄糖能力,如一些间变性星形细胞瘤对PET显示了低新陈代谢,放射坏死可能增加了对脱氧葡萄糖的摄取,一些纤维性星形细胞瘤也证实有高的荧光脱氧葡萄糖的摄取。

(2)脑脊液检查:脑脊液的检查通常对胶质瘤的诊断帮助不大。常常由于肿瘤的占位效应禁忌腰穿,几乎50%的星形细胞瘤患者,脑脊液的成分是正常的。不正常的发现通常是非特异性的,并可能生产误导。蛋白质和细胞的水平常增高,蛋白质常在$500\sim1000$mg/L,细胞增高到$10\sim60$个/μl,有40%的病例细胞学分析能检测是肿瘤细胞,但很少能提供特异性诊断。然而,一些肿瘤(如髓母细胞瘤、室管膜瘤、间变性脉络丛乳头瘤)易于种植在蛛网膜下腔,它们有可以确定的标志物(如多为髓母细胞瘤的标志物),对诊断可作出判断。

(3)脑电图检查:脑肿瘤可以导致脑电图异常—激惹或抑制。肿瘤周围脑组织常见的是δ或θ慢波,大约15.6%为正常脑电图,20%为弥漫性不正常,61%有局灶性慢波,3%有局灶性棘波。脑电图的敏感性依赖于肿瘤的位置。另有研究报道,80%幕上胶质瘤可有脑电图异常,而幕下的肿瘤有65%见脑电图异常,能够用脑电图定位肿瘤在脑叶的只有60%。在很少情况下,脑电图发现局灶性δ波,后来颅CT或MRI证实为神经上皮肿瘤。

电生理资料可以指导肿瘤及其癫痫灶的切除,开颅切除肿瘤时可进行皮质脑电图的检测。脑电图与高分辨性能的磁共振影像匹配可以帮助对功能皮质的定位,帮助选择性切除神经上皮肿瘤。对白质传导束的定位目前仍很困难。

（4）神经影像学检查：胶质瘤主要依靠 CT 及 MRI 检查（一些新的 MRI 序列，如 DTI、DWI、PWI、MRS、fMRI 有助于提高诊断水平及判断预后）。如果患者的病史和体格检查提示有颅内占位指征，应该行颅 CT 或 MRI 增强检查。患者的年龄、症状持续的时间和发生的频率、病变的位置、占位的影像表现，常能帮助对病变性质的判断。

胶质瘤位于脑实质内或脑室内或两个部位都存在，可以扩展到蛛网膜下腔。它们很少是单纯硬性膨胀性生长的肿瘤，就像在 CT、MRI 上所见的那样，它们在脑内的信号强度、形状是任意变化的，重要的放射性特征包括所观察到的病变数量、位置、大小、形状、边界、病变固有信号范围、在用了不同影像参数之后信号范围的变化方式。MRI 或 CT 能检查出几乎所有有症状的颅内肿瘤，肿瘤的形状、边界、固有的信号范围以及范围变化的方式和这些方式在用了不同参数之后的变化可提供一些肿瘤状态（硬性、液体）的线索，包括它的组成成分，如相对有优势的细胞、基质、坏死、出血、钙化、囊液和水肿。

①CT 影像诊断：某些 CT 特征可提供肿瘤性质的线索。钙化及脑积水较常见于低度恶性胶质瘤；不规则的 CT 增强较常见于高度恶性星形细胞瘤。少突胶质细胞瘤患者多有钙化及一致增强的影像，且脑水肿比其他胶质瘤较少发生（图 2—12）。

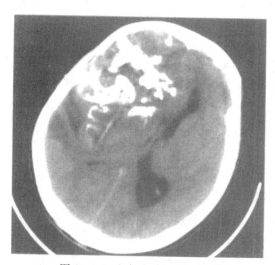

图 2—12　少突胶质瘤 CT 表现

检查中需要与神经上皮肿瘤鉴别的有：梗死、脱髓鞘、脑炎、脓肿、肉芽肿、血肿、血管畸形、错构瘤、胶质增生。

在最初几天，梗死 CT 显示均匀、低密度、边界清、无强化，部位和形状同血管分布有关。随着临床病情改善，3 周后病变回缩而不是扩张。重复 CT 扫描可以区分肿瘤与梗死，梗死在病变 3 天到 3 周，病变周围有增强。

脱髓鞘在 CT 上显示为圆的、边界锐利的低密度病灶。急性损伤期可有强化。如果病灶足够大，可形成占位。为了同肿瘤区分，可再次行 CT 扫描或 MRI 检查，可增加病灶的检出。

随时间的推移,对照增强消失,占位效应萎缩。

脑炎显示为边界不规则、均匀低密度、有中度强化的病变,可发展成有包膜的脓肿,显示为球形、边界锐利低密度区,包绕一个增强的壁。脓肿壁比肿瘤光滑,厚度更趋一致。相反,脑炎可发展成胶质增生,CT 见不均匀的等密度,或增强后为不均匀的高密度。胶质瘢痕的回缩可出现低密度区空腔,无增强,不像肿瘤。肉芽肿常是轻度密度增高的病变,产生不同程度的占位效应,有水肿、对比增强。

脑内血肿或挫伤时,除明确的外伤病史,CT 显示为一系列的变化影像。血肿最初显示为高密度病灶,伴有明显水肿和占位效应。在血液吸收之后,血肿回缩,CT 为一个可中度增强的、均匀薄壁包绕的低密度区。随着血肿的吸收和患者临床情况的改进可同肿瘤区别。挫伤开始时显示有不规则的形状和密度,水肿和斑点状出血相混杂,可有增强影,这些征象可能同肿瘤相混淆,但最终挫伤成为胶质增生,然后形成空腔。

实质内囊肿不多见,显示为圆形、有光滑壁的病灶,不增强。大的动脉瘤有相似的光滑的圆形壁,但它的壁可以钙化,可以增强。血管畸形可以像脑内肿瘤,但相对缺乏占位效应,线圈样增强通常可资鉴别。

CT 影像不仅可提供病变的大体特征:实体、囊性、钙化、出血,而且也提示组织学成分。如针对胶质母细胞瘤的影像研究认为,中心低密度区是坏死灶,增强的环是增殖的肿瘤,周围的低密度灶是被部分肿瘤浸润的、水肿的脑组织。幕上间变性星形细胞瘤常有强化,但并没有一定联系。

②磁共振影像诊断:由于 MRI 显示没有颅骨伪影,灰、白质之间高度的对比性,肿瘤边界良好的分辨性,静脉顺磁剂高效的对比性和肿瘤中组织学不相似部分之间的差异性,使得 MRI 对颅内肿瘤的诊断更具优越性,增强或不增强的 MRI 扫描均可为此病提供精细的解剖学描述。在现有的技术中,增强的研究是描述肿瘤扩散、瘤周水肿及发现细小病灶最准确的方法。

应用 MRI 可对实质性肿瘤、肿瘤浸润的脑组织、水肿、出血和其他正常的和病理的组织进行区别。脂肪在 T_1 是高信号 T_2 是低信号,通过脂肪抑制而消除了它在像中的高密度,对于区分肿瘤增强与其周围的多脂肪组织是有帮助的。检测大多数神经上皮肿瘤,T_2 像显得更加敏感。事实上,大多数神经上皮肿瘤在被 T_1 对照增强检出之前已能在 T_2 非增强检查中发现。然而,T_2 像在肿瘤与其他病理组织之间很少有特异性,而 T_1 增强像常更有特异性。

高度恶性肿瘤,静脉应用对比剂后肿瘤被增强,如胶质母细胞瘤在 T_1 像中显著增强(图 2—13)。但不能依赖于是否增强而判断肿瘤的恶性程度,多数室管膜下巨细胞星形细胞瘤、多形性黄色星形细胞瘤也可见增强,纤维型星形细胞瘤也可见增强。间变性星形细胞瘤增强无规律,并在同一肿瘤中增强不一致。由于许多非肿瘤性病变在 T_2 呈显著高密度,所以当怀疑是肿瘤病变时应该检查增强像。

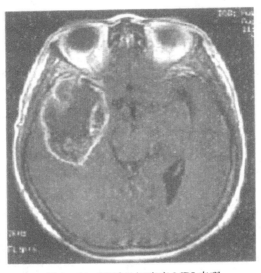

图 2-13　胶质母细胞瘤 MRI 表现

　　大多数肿瘤在 T_2 加权像中显示高信号，水肿在 T_1 像是低信号，而在 T_2 像也是高信号。正是由于 MRI 对肿瘤和水肿有更高敏感性的结果，所以 MRI 所显示的异常区域常大于 CT 所见。不同胶质瘤的 MRI 平扫及增强扫描结果见表 2-2。

表 2-2　不同胶质瘤的 MRI 平扫及增强扫描结果

胶质瘤类型	MRI 平扫	MRI 增强
毛细胞型星形细胞瘤	肿瘤实性部分呈 T_1WI 稍低信号、T_2WI 稍高信号；囊性部分呈 T_1WI 低信号、T_2WI 及水抑制 T_2WI 均为高信号	肿瘤实性部分呈明显不均匀强化；囊性部分无强化或延迟强化
毛细胞黏液型星形细胞瘤	通常边界清楚，囊变少见，呈 T_1WI 稍低信号或等信号、T_2WI 高信号	明显均匀强化
多形性黄色星形细胞瘤	实性部分呈 T_1WI 稍低信号、T_2WI 稍高信号；囊性部分呈 T_1WI 低信号、T_2WI 高信号，水抑制 T_2WI 呈低信号	实性部分及壁结节呈明显强化；食性部分无强化，肿瘤邻近脑膜常可受累并明显强化，约 70% 可呈现"硬膜尾征"
星形细胞瘤 WHO Ⅱ 级	肿瘤呈边界不清的均匀信号肿块，有时甚至呈弥漫性浸润分布的异常信号，而无具体肿块，也可既有肿块又有弥漫性异常信号；T_1WI 稍低信号或等信号，T_2WI 稍高信号；囊变呈 T_1WI 低信号、T_2WI 高信号	通常无增强或仅有轻微不均匀增强
少突胶质细胞瘤 WHO Ⅱ 级	肿瘤信号常不均匀，实性肿瘤部分呈 T_1WI 稍低信号、T_2WI 稍高信号，钙化在梯度回波 T_2WI 呈明显不均匀低信号	约 50% 的肿瘤呈不均匀强化
室管膜瘤	肿瘤信号欠均匀，呈 T_1WI 等或稍低信号、T_2WI 稍高信号，囊变呈 T_1WI 低信号、T_2WI 高信号，钙化在梯度回波 T_2WI 呈明显不均匀低信号	呈中等度不均匀强化

胶质瘤类型	MRI平扫	MRI增强
血管中心型胶质瘤	边界清楚，呈 T_1WI 稍低信号、T_2WI 稍高信号，并可见肿瘤延伸至邻近脑室旁	无强化
胚胎发育不良型神经上皮瘤肿瘤	肿瘤呈 T_1WI 稍低信号、T_2WI 稍高信号，肿瘤内常可见"小泡征"，呈多发 T_1WI 低信号、T_2WI 高信号	通常无强化或轻微强化
节细胞胶质瘤	囊实性节细胞胶质瘤表现为囊性病灶内见实性壁结节，囊性成分呈 T_1WI 低信号、T_2WI 高信号，水抑制 T_2WI 多为低信号，实性节细胞胶质瘤表现为 T_1WI 稍低信号、T_2WI 稍高信号	可呈现不同程度强化
中央神经细胞瘤	实性部分呈 T_1WI 等信号、T_2WI 稍高信号，囊变呈 T_1WI 低信号、T_2WI 高信号，钙化呈 T_2WI 低信号，梯度回波序列 T_2WI 呈明显低信号	呈中等度至明显强化
高级别胶质瘤	通常为混杂信号病灶，T_1WI 为等信号或低信号，T_2WI 为不均匀高信号，肿瘤常沿白质纤维束扩散	呈结节状或不规则环状强化。肿瘤血管生成明显。胶质瘤病多无强化或轻微斑块样强化
髓母细胞瘤	T_1WI 多为较均匀的低信号、T_2WI 为等信号或略高信号，边缘清晰，可有小部分囊变	大多数为明显均匀的强化，少数呈中等强化
PNET	T_1WI 呈稍低信号，T_2WI 呈稍高信号，或 T_1WI、T_2WI 均呈混杂信号强度。可见肿瘤沿脑脊液扩散	不均一强化、不规则"印戒"样强化，偶见沿室管膜播散

5.肿瘤辅助检查诊断

（1）星形细胞瘤辅助检查诊断：头颅 MRI 表现为长 T_1、长 T_2、水肿小、钙化 10%。囊变偶尔发生，没有强化。血管造影表现为微小变化。颅骨 X 线仅偶见非特异颅内压增高表现。放射性核素扫描见灌注缺损。

（2）间变性星形细胞瘤辅助检查诊断：头颅 MRI 表现为 T_1 像低信号 T_2 像高信号，即长 T_1、长 T_2 信号，几乎所有的间变性星形细胞瘤对造影剂有增强作用。在 CT 上肿瘤是低密度的，或为混杂密度，10%有钙化。超过 90%的患者有占位效应，大多数有肿瘤周边水肿，2%的患者可见肿瘤囊性影像。在应用造影剂增强后呈环形、弯曲扭转、结节形，或者可见到均匀形的生长方式。鉴别诊断包括其他胶质瘤、转移瘤、脑膜瘤、血肿、脓肿、淋巴瘤和融合的脱髓鞘病变。胶质母细胞瘤辅助检查诊断磁共振影像检查较其他影像检查好，它显示了肿瘤成分的改变和脑结构的破坏，除非有出血，肿瘤坏死的信号在 T_1 像是非常低的，增强扫描可使肿瘤实质强化，而坏死部分仍是低信号。在 T_2 像，整个肿瘤是高信号。

（3）胶质母细胞瘤辅助检查诊断：大多数胶质母细胞瘤在 CT 下像是不均匀的低密度或等密度，偶见出血或钙化造成的高密度。周围脑组织显得被挤压或侵蚀，肿瘤与周围水肿常难以区分。95%的肿瘤可被强化，常见到中心坏死区为低密度，而周围对应的活性血管增殖区为高密度，不规则形的厚环状而被低密度水肿区包绕。常有浸润的肿瘤细胞。

（4）少突胶质细胞瘤辅助检查：T_1 低信号，T_2 高信号，但钙化部分 T_2 为低信号。CT 像肿瘤组织常表现为等密度或低密度。90％的患者 CT 有钙化灶,钙化部分为不规则结块状高密度影,常位于肿瘤周边。肿瘤可较均匀增强或不增强,瘤周水肿较轻。X 线显示大约 50％有不规则的斑点样钙化。

6.临床表现

(1)颅内压增高症状:常见有头痛、呕吐、视力急骤下降、大脑功能障碍、没有临床局部发作迹象的抽搐。

①头痛、恶心、呕吐:虽然头痛的患者中有脑瘤者不到 1％,但大多数脑瘤的患者有头痛。1/3 颅内胶质瘤的患者首发症状为头痛,头痛常是间断的、中等程度的头痛,偶见有偏头痛。

分布在脑膜血管的痛觉敏感神经末梢受刺激可引起头痛。双侧弥漫性的非定位性头痛常是颅内压增高所致。头痛而无颅内压增高表现,单侧头痛大多是肿瘤引发的。眶上头痛多是由于三叉神经第一支和滑车神经引起,这种迹象代表肿瘤位于颅前窝或颅中窝。颅后窝肿瘤常引起下枕部痛,是上部颈神经分布区,而幕上肿瘤引起"中心"脑疝时也可出现下枕部痛,是颅后窝肿瘤的假象。颅内压增高常常引起呕吐,呕吐伴或不伴恶心,常常表现为进食无关的喷射性呕吐。

②视盘水肿与视力减退:脑肿瘤引起颅内压增高最常见的体征是视盘水肿。大约 50％的脑肿瘤患者有视盘水肿,并且多数是双侧视盘水肿。可缓慢发生视力下降甚至失明和视神经萎缩。

③精神与意识障碍:精神意识的改变可从微小的损伤到高水平的认知功能障碍,从细微的人格改变到精神运动和意识破坏。大约 2/3 病例发生智力的改变,包括记忆、判断、理解、计算能力的丢失和语言流利性改变;注意力、洞察力的损坏可产生人格无感情、迟钝、嗜睡、情绪不稳定、易怒、坐立不安等。2/5 的患者有意识水平的抑制。精神状态改变除了因颅内压增高外,放射治疗、化学治疗、低钠血症及其他代谢紊乱均可影响精神运动功能。颅内肿瘤可引起平衡觉障碍,颅内压增高产生头晕、不稳定感,可能是肿瘤压迫延髓核第Ⅷ脑神经的前庭成分或干扰了前庭迷路引起的。颅内压增高常产生展神经麻痹和复视。脑干的移位能牵拉第Ⅵ脑神经使其进入 Dorellos 管,使神经受压;对侧第Ⅲ脑神经功能也可受到影响,这是由于中脑压迫对侧小脑幕缘引起,且发生在小脑幕切迹疝前。在沟回疝发生后,同侧Ⅲ脑神经可直接被颞叶压迫。脑疝综合征很少累及滑车神经。

④脑疝及生命体征变化:局部颅内压增高引起颅内压力差而导致脑组织移位,产生各种脑疝综合征。一侧大脑半球肿瘤引起扣带回大脑镰下疝,临床上出现因大脑前动脉受压引起的梗死,但发生率很低。小脑幕切迹疝或中脑受压到对侧幕缘,也继发于单侧半球的肿瘤,引起动眼神经瘫、偏瘫、意识障碍、去皮质强直、体温调节失调、脑干反射消失、呼吸循环衰竭。枕部的栓塞继发于大脑后动脉受压,可引起偏盲。扁桃体枕大孔疝,可因中心型大脑半球病变或颅后窝病变引起,造成头部倾斜、弓形颈和痛性强直、肩部感觉异常、延髓脑神经功能障碍、长传导束征、角弓反张的伸肌痉挛、意识障碍、呼吸循环失调(不规律)等。在急性神经系统破坏的脑疝患者,可迅速引起颅内压增高,其因素有:①急性肿瘤水肿(由于瘤内栓塞或出血)。②来源于肿瘤或其周围的血管的脑实质、脑室或蛛网膜下腔出血。③肿瘤损害了血液供应或排出,使邻近或远隔脑组织梗死。④部分脑室引流的急性阻塞。

脑肿瘤的全身症状包括发热和假性脑膜炎,主要是由于肿瘤出血、坏死或沉积的血性坏死碎片组织进入脑脊液而引起。

(2)局部症状和体征:了解肿瘤引起的局灶性神经功能障碍与解剖的关系,有助于精确的肿瘤定位。脑肿瘤,尤其是缓慢生长的脑肿瘤,不常出现局灶性神经功能障碍。然而在诊断时,大多数患者有一个或更多的局灶性症状,症状的产生多与解剖部位的功能有关。

①额叶症状:额叶的肿瘤能产生广泛而不同的症状,包括认识、行为、运动障碍等。额叶前部内侧面肿瘤损伤智力、注意力、解决问题的能力和判断力,引起思维迟钝、抽象逻辑思维能力减弱,患者不能吸收新的知识,不能有计划和持久地进行有目的的行为活动,尤其不能完成复杂的系统性工作。由于额叶前部损伤引起的行为变化表现为缺乏主动性的受抑制状态,患者的兴趣范围变得狭窄,对事物不感兴趣,丧失了他们的智力、精神和社会活动能力,对周围事物以及对自己的表现漠不关心,不活跃,感情和意志缺乏。

位于额中回并毗邻额下回运动前区嘴部的肿瘤破坏了额叶的眼区(Brodmann 8 区),使向对侧凝视功能短暂丧失,共轭眼斜向病损侧。运动性失语是由于肿瘤损伤了位于优势半球额下回的岛盖和三角区(Brodmann 44,45 区),甚至像缺血病变那样,引起短暂的语言表达障碍(也可由该部位肿瘤引起)。书写障碍也常见。在非优势半球额中、下回的损伤可使语调、手势语言受到影响。

单侧损伤中央前回导致对侧偏瘫,限于 Brodmann 4 区的损伤产生弛缓性瘫痪。如果运动旁区也损伤,则为痉挛性瘫痪。根据腿、臂、面运动丧失的程度可以按上、下运动区皮质轴定位肿瘤。运动功能不对称的皮质代表区损伤常引起肢体远端较近端力弱、臂力比脚力弱,上腹部对称部位反射减弱可能是一个早期信号。除了对侧神经支配规律外,胸锁乳突肌受同侧神经支配,上面部表情肌、咬肌及发声、呼吸、排泄肌群受双侧神经支配。单侧或双侧旁中央小叶损伤产生括约肌失禁,侵犯深部扣带回,不仅产生失禁,而且出现无感情、淡漠平静、对疼痛无反应,严重时造成运动不能性缄默症。额顶区胼胝体损伤引起前分离综合征,形成非优势手的交叉感受性失用和感觉性命名不能。

②颞叶症状:颞叶脑瘤可引起听觉、语言、平衡、视觉、行为和运动的改变。颞横回(Brodmann 41 区)是初级听觉区,它的损伤可使听觉阈值轻度提高,敏感性下降,患者可能出现听源定位困难。听觉联合区损伤(Brodmann 42 区和毗邻的 Brodmann 21 区)—颞上回中部,产生听觉性认知不能,患者能听到声音但不能适当地理解它,切除非优势颞叶(包括此区域)将妨碍对音乐的感知;而切除优势颞叶,则将失去读、写乐曲及对熟悉曲律的命名能力。

对语言的听觉失认构成 Wernicke 感觉性失语。Wernicke 区包括颞上回后部,正好位于颞横回侧面。这个区域的肿瘤引起失去理解讲话的能力。患者能够读语言,甚至能够重复语言,但他们不能明白(理解)他们正在说的话。自己的语言是流利的,但语言错乱和语词创新使人不能理解。命名不能有时同运动性失语不易区别。位于颞横回和角回之间的颞上回后部肿瘤也引起命名不能,肿瘤发生于颞叶中下,在海马和颞横回之间,弥漫浸润侧裂区后部。优势颞叶部位肿瘤患者有 $50\%\sim70\%$ 发生某种类型失语。

行为的变化可发生在颞叶内侧肿瘤。一侧颞叶损伤或颞叶切除很少产生情绪改变;而非优势颞叶,尤其是颞叶内侧,参与识别面部表情和语言情绪的内容,双侧损伤将导致对该情绪识别的提高或压抑。然而，双侧颞叶损伤最严重的是记忆损伤。海马破坏将导致新的记忆不能形成，在某种程度上影响到对过去的记忆。非优势半球肿瘤或颞叶切除影响对知识信息的获取，主要表现在口头知识的获得，而优势半球肿瘤则影响对可视信息、知识的获取。

③顶叶症状：顶叶实质内肿瘤影响感觉辨别能力。顶叶肿瘤患者临床感觉层次对应于初级感觉小体层次的信息加工。中央后回或其皮质下广泛损伤（Brodmann 13 区）很少引起初级感觉小体感知的丧失，通常仅仅是增加了感觉的阈值。感觉联合区的破坏（顶叶上部 Brodmann 5,7 区），将使整合感觉信息的能力丧失，主要是影响躯体立体关系感觉信息整合，并对基本刺激的感知发生错误，如单一皮肤刺激的定位、两点皮肤刺激的辨别、识别在皮肤上移动的刺激、感知被动运动的方向全部减弱。顶叶肿瘤对侧躯体一些更复杂的功能，如鉴别在皮肤上划写的字母或数字、识别所触及的物体的能力下降。顶叶上部肿瘤可致在刺激双侧皮肤时，病变对侧的感觉缺失。对肢体的运动、位置、立体关系的感觉障碍在非优势半球比优势半球更加显著。穿衣失用、否认肢体力弱、缺乏对侧视野物体的感知和建造失用构成了失用性失认综合征，提示患者有非优势顶叶后部的损伤。对局部解剖概念和地理记忆的困难，表现为决定地图路线或在熟悉的地域内寻找路线困难。不能识别熟悉的面孔提示骑跨于顶枕叶内下方肿瘤的存在。

④枕叶症状：枕叶肿瘤可引起视觉变化或视幻觉，如无定形的闪烁或彩色光斑，常提示此区病变。肿瘤生长破坏枕叶时，可造成同向偏盲，常伴有"黄斑回避"，即两侧黄斑的中心视野保留。双侧枕叶视皮质损伤可产生皮质盲，患者失明，但瞳孔对光反射存在。梭后回部病变造成精神性视觉障碍，表现为视物变形或失认，患者失明但自己否认（Anton 征）。

（3）癫痫：癫痫发作是仅次于头痛症状出现在脑肿瘤患者中的第二大病症。大约 1/4 的患者以癫痫为首发症状，而且 1/3 的患者最终都会有癫痫。肿瘤引起癫痫依赖于它的组织学、生长速度、位置。最可能引起癫痫的是缓慢生长的胶质瘤，其位于感觉运动皮质的表面。在缓慢性生长的星形、少突胶质细胞瘤中，40%～50%患者的首发症状为癫痫。但在生长迅速的胶质母细胞瘤中仅为 20%。额颞叶的肿瘤比枕叶、底节区、丘脑肿瘤更易发生癫痫。这可能是由于皮质兴奋刺激引发了癫痫，颅后窝肿瘤很少引起癫痫。另一种情况是幕上转移瘤，引起弥漫性颅内压增高，新陈代谢异常而引起癫痫。

局灶性癫痫：真正的局灶症状产生于肿瘤邻近的脑功能障碍。肿瘤引起的失神发作、精神运动性癫痫、感觉性癫痫、局灶运动性癫痫可提示一些肿瘤位置的特征。失神发作可以发生在儿童，肿瘤影响到了额叶和颞叶的边缘系统。任何年龄组的患者，肿瘤所引起的精神运动性癫痫包括意识紊乱（意识模糊、混乱，反应能力下降，遗忘，人格解体）、知觉紊乱（错觉和幻觉，如幻嗅、幻味、幻听、幻视）、情绪紊乱（焦虑、惊恐、激怒）、运动紊乱（反复刻板的口颊面自动症或紧张性痉挛、抽搐）。这些紊乱可相互组合构成临床表现。虽然额叶肿瘤有时产生精神运动性发作，但该类型癫痫常见于颞叶内侧肿瘤。幻味、幻嗅、幻听、内脏功能紊乱幻觉及平衡幻觉被认为是由颞叶或岛叶肿瘤病变引起，颞叶后部肿瘤可以引起有形的幻觉。几乎有一半的颞叶肿瘤患者有癫痫，而有一半的癫痫患者为精神运动性，许多可发展成癫痫大发作。

由于大脑的初级感觉区域广泛分布，局灶性感觉癫痫有助于肿瘤定位。躯体感觉癫痫由感觉异常、感觉缺失、肢体沉重或运动错觉组成,癫痫的发作表明病变在对侧中央后回。躯体特定区域可以沿脑回上下轴定位,肿瘤在距状皮质引起的癫痫可以表现为患者在视野中出现暗觉或亮点,而距状回皮质大多表现为光和彩色斑点波动性运动。

局灶运动性癫痫可定位肿瘤在对侧额叶的不同部位;紧张性阵挛性面部及眼的运动损伤位于中央前回的对应部位。运动前区肿瘤引起的癫痫通常有强直性姿势,特征性表现为眼、头向对侧歪斜。这常是额叶癫痫的发作形式,也是全身运动性癫痫大发作的主要形式。局灶或癫痫大发作后患者全身虚弱、运动失调。Todd 瘫痪也有助于肿瘤定位。

7. 治疗 恶性脑肿瘤,特别是胶质瘤,常常发展很快,患者生存期较短,生存质量也不容乐观。胶质瘤的治疗目前国际公认采用以手术切除为主,结合放疗、化疗等疗法的综合治疗。胶质瘤治疗发展史见表 2—3。

表 2—3　胶质瘤治疗发展简史

1917 年	Havey Cushing 开创神经外科先河,首先提出了神经外科手术操作原则,为胶质瘤手术奠定了基础
1920 年	美国 Boston Peter Bent Brigham 医院成立了世界上最早、最大的神经外科机构:神经外科医师学会,此机构成为神经外科医师的摇篮。胶质瘤手术可裸眼下完成
1951 年	第一台远距离^{60}Co 治疗机在加拿大问世,20 世纪 70 年代放疗被证实是脑胶质瘤的标准治疗手段
1968 年	瑞士 Yasargil 教授首先开展了在显微镜下进行神经外科手术的先河,自此胶质瘤手术进入显微时代
1990 年	PCV 方案成为公认的治疗胶质瘤有效化疗方案
2005 年	欧洲癌症研究和治疗协会规范了脑胶质瘤的现代综合治疗标准
2005 年	替莫唑胺(TMZ)的问世改变了脑胶质瘤药物化疗的总体水平,被喻为"脑胶质瘤药物化疗的里程碑"
2007 年	第 4 版《WHO 中枢神经系统肿瘤分类》成为世界各国对中枢神经系统肿瘤进行诊断和分类的重要依据,也为胶质瘤病理学诊断明确了标准
2012 年	《中国中枢神经系统胶质瘤诊断和治疗指南》成为国内首部规范胶质瘤综合治疗的指导性丛书

(1)手术治疗:对成年人幕上大脑半球胶质瘤施行手术是治疗肿瘤最基本的方法,也是最有效的方法之一。手术目的包括明确病理组织诊断、减少肿瘤细胞数量,引起占位效应肿瘤组织的切除利于患者术后放射治疗及化学药物治疗。手术的核心宗旨是为了改善患者的生活质量及延长生存期。

手术应尽可能达到肿瘤全切除。通过研究,手术与生存期延长的关系,认为全切除与部分切除之间存在显著差异,低度恶性胶质瘤患者术后放射治疗前肿瘤残存体积的大小明显影响患者生存期,而同术前肿瘤体积无关。有研究表明,成人低度恶性胶质瘤 5 年生存率在肿瘤全切除后达 80%,而在部分切除后为 50%。对于高度恶性胶质瘤手术的研究结果认为,肿瘤全切后生存期明显长于近全切除和部分切除的患者,并且肿瘤切除的程度影响患者术前已存在的神经功能障碍的恢复。当肿瘤全切后,术前已遭受破坏的神经功能障碍恢复程度明显好于肿瘤非全切除的患者。

目前,对胶质瘤全切除的概念应该达到手术显微镜下肿瘤全切除,术后影像检查无肿瘤残余病灶,在有可能的条件下做到肿瘤切除后瘤周脑组织检查无瘤细胞残余。但由于胶质瘤浸润生长的特性,临床很难做到真正病理意义上的肿瘤全切除。

手术要求对肿瘤做到全切除,为了达到这一目的,对胶质瘤术前应行常规的颅 MRI 增强检查,明确肿瘤的病理解剖位置。要求应用显微手术技术、对重要功能区的肿瘤手术,可以应用术中功能 MRI,在显微镜调于高倍放大视野下,以利于对肿瘤的分辨,保护正常脑组织。对手术要做到微创,不破坏有重要功能的脑组织,术后不引起长久的神经功能损毁,以减少患者的功能障碍,提高患者的生存质量。

1)术前药物治疗:①减轻脑水肿治疗:对于有明显占位效应及水肿的幕上胶质瘤,成年患者使用脱水药物甘露醇和皮质激素地塞米松,可减轻脑水肿,降低颅内压,为手术创造有利条件。用法为甘露醇每次为 125~250ml,每日 2~3 次;地塞米松每次为 5~10mg,每日 2~3 次。地塞米松有不滞钠的优点,且生物半衰期仅 2~4d。激素治疗最迅速的效应是减轻脑水肿,给药后 4h 内可见神经症状的改善。短期应用激素的不良反应不明显。并且有证据显示,激素可抑制肿瘤细胞的生长。②抗癫痫治疗:幕上胶质瘤患者常有癫痫发作,或在患病的某个时期有过癫痫发作。对新诊断的无神经症状的患者可给予负荷量的苯妥英钠,总量为 300~600mg,于 8~12h 内分数次给药。此剂量可为大多数患者提供 24h 内有效的血药浓度(大多数成人用量为每天 300~400mg)。血药浓度应定期检测,调整血药水平在 10~20g/L。

2)术中治疗:颅内胶质瘤的开颅手术常在气管内插管、全身麻醉状态下进行。所有患者均用动脉通道、EKG、中央静脉通道及中心静脉导管监测。手术开始时应给予患者额外的类固醇、预防性抗生素、渗透性利尿剂。若暴露硬脑膜后张力较高,可加用甘露醇及呋塞米(速尿)并给高通气,待硬膜有搏动时再切开,这时颅内压已降低,可正常手术,以防止切开硬膜后脑组织迅速膨出导致嵌顿。

3)手术方法

①开颅术:神经影像学,特别是 MRI 在显示肿瘤的同时也描绘了相应大脑半球上的重要沟回,并可进一步在计算机中根据不同的切面显示肿瘤和深部结构的关系。在清楚地了解肿瘤的体积、空间分布、与周围结构的关系后,根据患者头部的外在特征,如眼、耳等标志,可将肿瘤立体地投影到患者头颅表面,从而设计头皮开颅的切口。通过神经导航系统可完成无框架立体定向手术。定位探针在头颅表面活动即可在影像上显示出其与肿瘤的关系,就算是细小的深部肿瘤亦可很容易地精确定位,从而实现了开颅术的目标性和个体化。

②皮质入路:对于未侵犯表面的皮质下病变,手术时一般采取以下步骤。打开硬膜后,术者需确认肿瘤,评估大小和与周围组织的空间关系,然后决定从哪里切开皮质。B 型超声波探测、躯体感觉诱发电位测定、神经导航系统影像定位均可帮助手术者确定皮质切口。但目前,在工作中更多的是注重肿瘤在头颅体表的投影位置与手术入路的角度,选择皮质切口与肿瘤的解剖关系,借助手术显微镜进行手术。术中 MRI 可以更加精确的确定切除范围。

为了尽可能保护脑叶皮质和其下面的纤维,可经脑沟手术入路。利用自然生理间隙,术者可不切开脑组织,深入 2~3cm 深度而仍在脑外。一般的脑组织脑沟是垂直于脑表面的,但皮质下肿瘤可打破这一规律。因此,必须通过这些受压和倾斜的脑沟找到肿瘤,可以从脑沟的底部或最接近肿瘤的侧壁切开脑皮质。

注意:保护重要功能区脑皮质,利用手术显微镜对光的扩散作用,术者可通过长 10cm、宽

5cm 大小的开口，在 10～12cm 深的地方操作，可有效地减少手术对皮质的损伤。

③肿瘤切除

A. 对手术方法切除肿瘤的建议：显微外科切除肿瘤常有两种手术方法：a. 当肿瘤侵犯皮质位置表浅或位于功能相对不重要的皮质下时，从肿瘤四周分离肿瘤与正常脑组织，将肿瘤整体切除。b. 当肿瘤位于皮质下重要功能区或深部脑组织，尤其位于神经核团区，如底节区域、丘脑等部位时，应该从肿瘤中心向外周切除肿瘤，术中留的空腔用脑压板轻柔地、无创伤性地分离开周围组织进行清理，最后切除肿瘤浸润的周边区域。这时更要注意保护瘤周正常脑组织不被切除，以保护神经功能不被严重破坏。

当肿瘤只侵犯一个脑回的表面时，手术切除必须保留邻近脑回的长投射纤维并切至肿瘤深部边缘，保存瘤周血管组织。肿瘤侵犯多于一个脑回的表面时，一大部分的长投射纤维会受到破坏，但其他来自健康皮质的深部长纤维必须保留。对于广泛的皮质下肿瘤，可切除肿瘤下方完整皮质和一定数目的完整纤维。如实性胶质瘤侵犯到中枢核团，不必进行脑叶切除，可对基底核和内囊进行选择性的肿瘤切除，无论以肿瘤为中心还是尽量包括边界的切除均显示有同样的生存期和较好的生活质量。对大脑半球的囊性星形细胞瘤很少有手术难题，多囊性肿瘤切除效果也较满意，因为简单的囊性结节切除可获得良好的短、长期结果。但建议必须把 CT 或 MRI 上增强的部分全切除，以达到根治的目的。

B. 手术设备的使用：a. 超声吸引器：超声吸引器因在前端集合了吸引管和电栅环，使它在切除实性肿瘤时有许多优点。使用这一设备可使术野清晰，减轻对神经组织的机械损伤，如牵拉以及热伤害。超声吸引器的工作原理是：可击碎在振动尖端 2mm 范围内的组织。由设备提供的冲洗液可混合组织碎片。吸走水化的乳状物体。振动尖端的功率和吸引力可以调节，作用的速度视被切除肿瘤的硬度而异。当然，愈小的击碎功率对血管组织的损伤愈小。质地硬或中度钙化的、血供差的肿瘤是良好的使用超声吸引器的指征；对于低分级胶质瘤，尤其肿瘤血管丰富时，由于使用超声吸引器这种设备不具有止血作用，故需双极电凝的辅助。一个带有超声振动尖端的吸引器不仅在切除胶质瘤核心时很有用，而且在分开非常模糊不清的肿瘤边界时也有用。当尖端从肿瘤移行到周围水肿或健康组织时，不同的阻力信息将提醒术者边界所在。b. 神经导航系统：自 1985 年起，神经导航系统用于临床，这种基于影像技术的设备可探测手术点所在的颅内组织解剖位置，其边界误差约 2mm，在开放手术中，可以忽略不计。手术借助神经导航系统进行，优点在于：对深部小体积肿瘤可设定手术路径，避开重要解剖及功能结构，减少手术路径对脑组织的损伤。对于较大体积的肿瘤，常有毗邻重要功能区域的解剖面，该系统监视下并结合显微镜，先分离这一界面，可提高对正常重要功能脑组织的保护。有些肿瘤手术，显微镜下难以分辨肿瘤与正常脑组织，而神经影像学显示相对清楚，此种情况下可发挥神经导航系统的优势。对于相互毗邻的多发病灶，利用导航系统可准确引导寻及病灶，进行切除。术中 MRI 手术是神经导航系统的发展，应用它可准确地做到肿瘤影像学意义的全切除，提高了肿瘤切除的手术质量，在临床有广泛的应用前景。c. 肿瘤化学染色技术：是利用静脉注射靛青绿染色剂的光学增强影像技术。这种方法使术者通过观察荧光显微镜下不同的光学信号变化而辨别正常脑组织、低分级胶质瘤以及高分级胶质瘤，同时还可以在术中显示恶性肿瘤的清晰切除边界。有研究者利用注入基质标志物再配合红外线追踪系统,将红外探头的位置和基质影像联系起来。它的误差小于 1mm。

④内减压术:研究显示,采用内减压术对恶性胶质瘤及胶质母细胞瘤患者进行治疗,切除的组织范围越大,生存期越长,生存质量越好,术后的并发症越少,当然其前提是重要功能区域脑组织不能被切除。对于低度恶性胶质瘤,如能扩大病灶切除,对于肿瘤的治愈可能会起到积极作用。

⑤脑叶切除:肿瘤切除时通常增加一定空间以适应术后水肿,脑叶切除适用于位于额、颞、枕极的肿瘤。优势半球额叶切除 7cm,与脑表面呈 45°切入,以避免基底核及额下回 Broca 区的损伤。非优势半球切除 9cm,同样是 45°切入以避免基底核损伤。优势半球颞极限于切除 4cm,避免颞上回后部 Wernicke 区域的损伤,非优势半球切除 6cm,避免 Meyer Loop 的损伤。优势枕叶切除 4cm,避免角回的损伤,非优势枕叶切除 7cm。

手术中的皮质图和术前立体功能成像可以对个体患者调整功能解剖参数。例如,对优势半球额叶切除可在局麻下进行语言皮质图定位,切除范围扩展到语言皮质区域以外 1cm,如果实体瘤扩展到了潜在的重要区域,超出了脑叶切除范围,也可以小心地在肿瘤的假包膜内切除瘤体。

⑥止血和关颅:双极电凝器间断性电凝、微温等渗生理盐水滴洗以及棉片覆盖保护等技术在手术显微镜下的应用,使止血变得安全有效,甚至最小的非肿瘤血管也得到了保留。对充满生理盐水的空腔覆盖异体材料(如止血海绵、止血纱网)根据术中具体情况,可选择性应用。

应慎重考虑损害正常神经组织的扩大内减压手术,因为任何神经组织的损伤都会引起神经功能或行为上的缺失,尽管目前还未能检测出来。

沿着骨窗边缘间断地把硬脑膜和骨膜缝合稳固后,硬脑膜应缝合至密水程度,因为骨窗较小并位于凸面,故骨瓣应复位。

⑦手术中的主要并发症及其处理:在打开有张力的硬膜前,采取改良的麻醉技术、预防性激素的应用和术中用大剂量甘露醇等措施有利于外科操作,术者可专注于避免血管的损伤和防止血液流入脑室、脑池和皮质脑沟中。

手术中有时可能发生脑叶或大脑半球肿胀,常见原因有突发或持续性出血;脑脊液在脑室角甚至脑池中嵌顿;由于阻力血管壁的膨胀,导致毛细血管和静脉压力增高,造成血管淤血而引起水肿;由于充血或水肿所致术野组织局部或广泛肿胀。如果术中出现脑淤血而肿胀时,可使用大剂量甘露醇静脉注射,采取过度通气或放出脑脊液等手段,但首先外科医生必须确认脑肿胀不是由于麻醉、大的肿瘤残留、深部血肿或脑脊液嵌顿造成的,否则应该采取相应处理。

⑧术后处理:开颅术后,患者应收入重症监护室。1 周后拆线,放射治疗可于此后的任何时间开始。在术后的起初几周内及整个放射治疗过程中,应常规维持激素及抗癫痫药。

术后 24~48h 内,对患者进行密切神经系统和生命体征监测。如留置引流的,应于 24~48h 内拔除。渗透性脱水治疗在第 4~6d 停止,但应注意患者临床表现及 72h 内复查 MRI。皮质激素治疗在几天后减量。预防性抗生素应用在术后 3d 停止。如无特殊情况,术后和术后 7d 应做相关检查。抗癫痫治疗或预防用药可维持 1 年,如术后有癫痫发生,需维持数年。

术后短期内可发生与术中相同的并发症,如脑肿胀、出血,也有因动静脉阻断引起术野四周或远处组织缺血梗死。神经影像检查和连续 ICP 记录有助于作出诊断。可根据临床情况给予相应治疗,甚至行手术治疗,包括血肿清除、扩大的去骨瓣减压、脑脊液外引流等治疗。

⑨二次手术:限期再手术的适应证包括:脑内、硬膜下或硬膜外血肿,切口裂开以及感染或脑脊液漏。由于肿瘤生长部位的限制,需两次开颅,于不同的切口部位分别切除肿瘤,而肿瘤可能是一个或多个。少数情况下,在首次手术时未能识别肿瘤,仅切除肿瘤的一部分,或切除了一个可切的肿瘤,也应于原手术部位再次开颅手术。早期再手术的概率大约有 3%。

更为常见的二次手术原因是在最初治疗有效的时间段肿瘤复发。如果再手术可以持续改善神经系统症状、提高生存质量以及显著加强对辅助治疗的影响,那么应该行再手术。对于复发的恶性肿瘤,再手术可能会延长患者生存期并提高患者生存质量。再次手术的患者至少 KPS 在 60 分以上,肿瘤复发时间至少 6 个月。

对于放射治疗后发生的复发肿瘤,局部肿瘤和放射性坏死可兼而有之,再次手术有积极的临床意义,不但可减轻患者的临床症状,改善神经系统功能,并且再手术后,其生存时间将长于那些未采用再手术的患者。但是要明确判别是否为肿瘤假性进展。

(2)放射治疗:大脑半球胶质瘤为恶性生长方式,具有浸润性,并具有从低度恶性向高度恶性进展的转化性,单纯肿瘤病灶切除疗效不佳,有报道显示,星形细胞瘤单纯手术 5 年生存率为 20%,术后放射治疗后可提高到 31.9%。对于高度恶性胶质瘤,有研究认为:术后放射治疗患者比单纯手术患者中位生存期可延长 20 周(14 周:35 周)。依据《中国中枢神经系统胶质瘤诊断和治疗指南》,大脑半球胶质瘤无论手术是否能全切肿瘤,术后均应进行放射治疗。

对恶性肿瘤进行放射治疗,是由于射线可电离破坏细胞的酶、遗传物质,从而产生细胞毒性,杀死肿瘤细胞。细胞群在敏感期的同步化可增大电离损伤的作用,依赖氧增加自由基是放射治疗中的一个重要部分,氧也能抑制辐射引起细胞损伤的修复。通过外科切除肿瘤,减少了非分裂细胞的数量,使细胞群进入相同的分裂周期,并可增进对残余肿瘤氧的供应,可增强放射治疗的作用。

(3)化学药物治疗:近年来国际上的大组随机对照研究(RCT)提示:辅助的化疗能增加患者的生存时间。国内学者也报道成人恶性胶质瘤患者在手术后同步放化疗组生存率明显优于单纯放疗组。利用化疗可以进一步杀灭实体肿瘤的残留细胞,有助于提高患者的无进展生存时间及平均生存时间已得到共识。化疗在恶性胶质瘤治疗中的作用目前越来越被重视。

(4)生物学治疗:对颅内恶性胶质瘤进行常规综合治疗(手术治疗、放射治疗、化学治疗),并逐步改进治疗方法,借助先进的医疗设备提高手术质量,采用多种形式的放射、化学治疗手段,虽然在一定程度上提高了治疗效果,但仍不能令人满意。近年来,研究者试图通过生物学治疗方法改善对恶性胶质瘤的治疗效果。目前,这一治疗领域的研究多集中在动物实验,临床仅在一些治疗中心开展。治疗方法涉及基因治疗、免疫治疗等。

8.预后　目前,对幕上大脑半球胶质瘤的预后报道不同,总结国内外不同治疗中心的研究结果可以见到,近年所报道的患者生存期长于早期的结果,尤其对于高度恶性胶质瘤,这一结果确切的来自于采取积极的综合治疗,才可有效地延长患者的生存期。

有许多因素影响患者的预后,主要影响因素包括肿瘤组织学类型、肿瘤的生长部位、患者年龄、术前患者的身体状态、对肿瘤的手术切除程度、合理的术后综合治疗、肿瘤复发后合理的治疗手段。

(1)低度恶性胶质瘤患者预后:低度恶性星形细胞瘤达到显微镜下全部切除、青壮年、有正常的意识水平、没有人格的改变(个人行为的变化)是良好的预后因素;首发症状出现至诊断确定大于 6 个月、存在有癫痫、没有头痛、手术前后没有神经学方面缺陷(功能障碍)也是有意义的预后因素。在众多预后因素中,肿瘤全切除对患者预后影响最大。肿瘤的病理类型也是一个重要的预后影响因素。单中心研究报道,一组低度恶性星形细胞瘤最大手术切除后的中位生存期为 7.4 年。另一组对 179 例成人 1~2 级大脑半球星形细胞瘤的研究报道,肿瘤全切除后 80% 的患者达到 5 年生存期。但在临床上也会见到肿瘤全切并放射治疗后患者在 1 年内肿瘤复发,之后呈现高度恶性肿瘤生长方式并在短期内死亡。与病理相联系的预后因素中纤维型和原浆型星形细胞瘤预后较好,而肥胖型星形细胞瘤预后较差。

在低度恶性胶质瘤中,少突胶质细胞瘤预后最好。肿瘤显微镜下彻底切除后辅助放化疗治疗,患者可获得良好的疗效。有报道平均生存为 13 年,个别报道达 40 年。仅做部分切除者(包括活检及减压者)术后平均存活 3.3 年。肿瘤部分切除后容易复发,这种患者可再次手术以延长生命。术后放射治疗可以在一定程度上提高生存期,5 年及 10 年生存率可达到 52% 和 32%。

(2)高度恶性胶质瘤患者预后:虽然对于高度恶性胶质瘤首次手术时扩大切除与肿瘤复发的时间及患者的生存期之间的关系存在争议,但多数报道认为肿瘤的切除程度是一个重要的预后因素,并且强调,只有肿瘤较彻底地全切除才能有效地延长患者的生存期。而患者的年龄、肿瘤组织学类型、术前身体健康状况、耐受治疗的程度以及肿瘤复发后接受再次治疗的情况均是重要的预后因素。对于间变性星形细胞瘤,有报道,如果肿瘤大体全切除并且进行放射治疗,5 年生存率可达到 50%,而仅接受手术治疗者只有 21%。如果肿瘤未能全切除,术后放射治疗后 5 年生存率为 16%。术后化学治疗是有效的,可用长春新碱、亚硝基脲类、丙卡巴肼等药物,尤其是新药替莫唑胺的问世,给高级别胶质瘤患者带来了新的希望。对复发肿瘤应该考虑再次手术,并且尽可能提供合理的化学治疗、基因治疗、免疫治疗或局部放射治疗。

胶质母细胞瘤预后很差,术后易复发(一般在 8 个月之内),平均生存时间为 1 年。有报道,即便肿瘤全切除并且术后进行放射治疗和化学治疗,2 年生存率仅 10%,长时间生存者只有 5%。在胶质母细胞瘤患者预后因素中,年龄小于 45 岁、术前症状持续时间大于 6 个月、有癫痫而不存在精神意识状态变化、肿瘤位于额叶和术前身体状况良好是有利的预后因素。手术治疗可改善患者的生活质量并延长患者的生存期,并且肿瘤全切除有积极意义。未能进行手术的胶质母细胞瘤患者 95% 在诊断之后 3 个月内死亡。目前,术后短期内替莫唑胺联合放疗已经成为胶质母细胞瘤的标准治疗方案。

(3)复发胶质瘤患者预后:复发性胶质瘤患者同样存在许多预后因素,在这些因素中尤为重要的是肿瘤组织学类型、患者年龄、患者身体条件、再手术的时间间隔、手术切除的范围以及是否进行合理的术后综合治疗。

一些来自国外的研究报道认为,复发肿瘤全切后患者的中位生存期为51.2周,而较局限切除后的患者为23.3周。病理也是重要的预后影响因素,有报道,间变性星形细胞瘤患者再手术后的中位生存期是88周,而胶母细胞瘤患者仅为36周;另有报道分别为61周和29周。年龄可能是更重要的因素,有研究发现,40岁以下的患者再手术后其中位生存期为57周,而40岁以上患者仅为36周。首次治疗与复发之间的时间间隔对于复发肿瘤预后有一定影响,有报道认为,如果手术间隔时间超过6个月,那么患者生存时间将延长1倍。普遍认为,复发肿瘤的位置、是否呈局限性生长、患者身体健康状况以及对再次手术和其他治疗手段的耐受性也直接影响患者的预后。如果患者身体条件较好、术后可耐受进一步的化学治疗或局部放射治疗、肿瘤位于非重要功能区、肿瘤生长局限,易于再次全切,预后较好。对于肿瘤弥漫侵袭性生长而不能再次手术者,预后很差。

总的来讲,经手术及放射治疗后,肿瘤的复发是非常危险的,常常见到肿瘤的生长比原发肿瘤更快且更具侵袭性。这种抑制肿瘤生长的基础生物性改变,使肿瘤对随后的治疗反应较差,并且首次治疗后症状复发的间期较短常提示肿瘤的生长迅速。评估预后需考虑的因素包括肿瘤的生物学(病理学、生长率及侵袭性)、可切除性、对放射治疗及化学治疗的反应、肿瘤生长及侵袭的部位,以便估计其引起神经功能缺陷及死亡的潜在可能性。

9.随访 胶质瘤的随访工作要求多领域专家参与,包括神经外科学、放疗和化疗、神经病学、影像学、精神心理学、护理学与康复治疗学等;随访内容包括监测并处理由肿瘤引起或治疗相关的病症:控制瘤周水肿中类固醇激素的使用、减量与停用、类固醇激素的副作用、抗癫痫药物的选择、减量与停药时机、放疗和化疗的近期及远期不良反应;随访应该采用国际通用的评定手段、量表与技术来评估患者意识、精神心理和认知状态、神经功能障碍及生存质量。

10.结语 恶性胶质瘤的治疗需要神经外科、放射治疗科、神经肿瘤科和病理科等多学科合作,采取个体化综合治疗,遵循循证医学证据,优化和规范治疗方案,以期达到最大治疗获益,延长患者无进展生存期及总生存期,提高生存质量。

二、眶内肿瘤

眼眶内肿瘤包括肿瘤和假性肿瘤,因为解剖位置的特点,在临床诊断治疗过程中,需要神经外科医生、眼科医生和放射线科医生协同参与,充分了解颅、眶部尤其是眶尖部手术入路的解剖尤为必要。眶尖区病变部位深在、隐蔽,周围毗邻重要的血管和神经,一直是神经解剖学、眼科学、颅底外科学及影像医学研究中颇受重视的区域,在临床治疗中手术入路多样性,最大限度保护神经、切除肿瘤是治愈眶内肿瘤的关键。

1.摘要 眼眶是一个狭小的解剖空间,由额骨、蝶骨、上颌骨、颧骨、泪骨和筛骨6块骨构成。眶内容物包括眼球、眼外肌、血管、神经、筋膜和眶脂体等。眶上裂有诸多血管和神经通过,眶下裂构成眼眶和颞下窝与翼腭窝的通道,内有神经和血管走行。视神经管是眶颅间的骨性通道,有视神经和眼动脉穿行。此区病变分为肿瘤和假性肿瘤两部分。常见肿瘤有脑膜瘤、神经鞘瘤、视神经胶质瘤和海绵状血管瘤等;假性肿瘤为非特异性眼眶炎症,又称眼眶假瘤,是一种非外科治疗疾病。眶内肿瘤在临床表现为:突眼、视力丧失、复视和少见眼眶疼痛。鉴于解剖的复杂性,在选择治疗方案,尤其是外科手术入路方面,应严密计划,谨慎进行。本区域的常见的手术入路有经眶上壁入路(经颅硬脑膜外入路)和经眶外侧壁入路两种。

2. 局部解剖学　眼眶由额骨、蝶骨、上颌骨、颧骨、泪骨和筛骨6块骨构成(图2-14)。眶内容物包括眼球、眼外肌、血管、神经、筋膜和眶脂体等。眼外肌主要有4条直肌和2条斜肌。所有直肌均起源于眶尖的漏斗形总腱环,即 Zinn 腱环,向前走行止于巩膜表面的不同方向上,形如漏斗,故称肌圆锥,为临床重要标志。

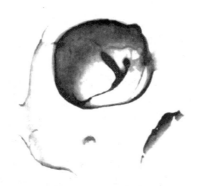

图2-14　眼眶解剖

(1)眶脂体:眶脂体为充填在眼球、眼肌、泪器和神经、血管之间的脂肪组织,具有固定眶内软组织和保护眶内器官的作用。脂肪被眼外肌间膜分为中央部和周围部,两部分在后部因无肌间膜而连续。中央部在视神经周围,为疏松组织;当眼球转动时,视神经及周围的血管、神经易于移动。周围部位于眶骨膜和4条直肌之间,前方以眶隔为界,于直肌附着部最厚。

(2)视神经管:视神经管为颅-眶沟通的重要通道,颅内视神经和眼动脉由此进入眶内。视神经管有二口、四壁、一狭部,即颅口、眶口、上壁、下壁、内侧壁、外侧壁,及视神经管狭部。其颅口为水平卵圆形、外邻蝶骨小翼根部及前床突基底部,下有颈内动脉床突上段,眶口为垂直卵圆形,在进眶时变狭窄,其内侧壁远端较近端变厚,这一增厚部分,为骨管最狭窄处,称为视神经管环,该环借骨性结构分隔蝶筛窦,从眶口到颅口逐渐增粗。

视神经管内穿行结构主要有视神经管内段及其被膜、眼动脉管内段,视神经管内段被牢固地固定于视神经管内。眼动脉在视神经管内走行时,行于视神经硬膜鞘下壁壁内;颈内动脉虹吸弯及眼动脉的起始处靠近下壁后缘。

视神经管内有3层鞘膜包围视神经,从外到内依次为硬脑膜、蛛网膜和软脑膜,分别由脑的同名被膜延续而成。硬脑膜与蛛网膜之间为硬膜下隙,蛛网膜与软脑膜之间为充满脑脊液的蛛网膜下隙,这两个间隙与颅内同名的间隙相交通。视神经管内硬脑膜由内外两层构成,外层构成视神经管的骨膜层,内层称为脑膜层,两层紧密连接,不易分离。在眶口处两层硬膜分开,内层继续包绕视神经眶内段,与巩膜融合,外层与眶骨膜延续(图2-15)。

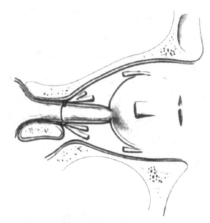

图 2－15　包绕视神经的筋膜和颅腔、视神经管和眶部筋膜

视神经管骨性上壁后缘有一弧形切迹,由硬脑膜反折形成的镰状皱襞填补,镰状皱襞坚韧、紧张、后缘锐利,自前床突向内侧延伸至蝶骨平台,覆盖在视神经上面,有时可压迫视神经。

(3)眶上裂:位于眶顶和眶外侧壁之间,是蝶骨大、小翼之间的裂隙,长约 22mm,可分外侧区、中央区、下侧区。外侧区:是腱环外侧的狭窄区域,滑车神经、额神经、泪腺神经和眼上静脉经此区出入眼眶。中央区:由腱环包绕的区域,即动眼神经孔,动眼神经上下支,展神经和鼻睫神经以及睫状神经节的交感跟和感觉跟均经腱环出入眼眶。下侧区是未愈腱环下侧的区域,其内充满眶脂体,仅有眼下静脉通过。眶上裂是沟通眼眶和颅中窝的狭小腔隙。其间走行诸多运动神经和感觉神经。

(4)眶下裂:在眶底和眶外侧壁之间,构成眼眶和翼腭窝与颞下窝的通道。此裂有三叉神经上颌支、颧神经、蝶腭神经节的眶支及眼下静脉至翼丛的吻合支经过。

(5)眼外肌:是眶内最明显的解剖标志。4 条直肌起始于总腱环。上斜肌起自总腱环的最内上端,在眶内向前紧贴额筛缝水平上方内壁前行,附着于眼球的后外上象限的巩膜上。下斜肌起始于内侧眶下缘骨膜,泪腺导管开口外侧,向外、向后经下直肌的下方,附着于眼球的外下方。

(6)眼眶解剖间隙:

中央外科间隙,由肌肉和肌间隙围成的锥形间隙,亦称肌锥内间隙。前为眼球,后为眶尖,其中主要有视神经、球后脂肪和神经及血管。

周围外科间隙:为骨膜与肌鞘膜之间的间隙,前部主要有泪腺,后部为脂肪充填。

骨膜下间隙:骨膜与眶骨之间潜在的间隙,易于分离。

巩膜上间隙:为眼球与眼球筋膜之间的潜在间隙,其间为疏松的结缔组织。

3.流行病学特点　海绵状血管瘤是成人中最常见的原发于眶内的良性肿瘤,多发生于10～50岁,占此年龄组中导致突眼的 10%～30%;眼眶内肿瘤 5%～20% 为脑膜瘤,可以完全位于眶内,也可以蝶骨嵴或眶周的脑膜瘤侵入眶内;周围神经肿瘤占眼眶肿瘤的 5%～15%,临床大致分为,孤立的神经纤维瘤,弥漫的神经纤维瘤,丛状神经纤维瘤,神经膜细胞瘤和恶性周围神经肿瘤;皮样和上皮样囊肿占 4%～6%,主要发生于儿童;骨瘤约占发病率的 1%;血管外皮细胞瘤占 2%～3%,主要发生于青中年人。

泪腺腺样囊性癌为最常见的恶性眼眶肿瘤,泪腺源性肿瘤在眼眶占位性病变中占有较大的比例,宋国祥等报道泪腺肿瘤占眼眶肿瘤的 48%,倪速等报道 1921 例眼眶肿瘤中泪腺肿瘤占第 2 位,其中以多形性腺瘤(良性多形性腺瘤)最多,占 13%,腺样囊性癌次之。视神经胶质瘤占眶内肿瘤的 2%~5%;眼眶内肿瘤大约有 6% 的转移病灶;横纹肌肉瘤临床少见,是儿童原发于眼眶内的恶性肿瘤最常见一种,可以发生在任何年龄,但大多发生于 16 岁之前,文献报道平均年龄为 7 岁。

此外眼眶内占位病变还有眼眶假瘤,为非特异性眼眶炎症,发病率高。

4.临床表现 无痛性或痛性突眼,进行性的视力下降,眼肌麻痹及眼球运动障碍,头痛等症状。病情因病变的性质不同,进展的速度也不同。

5.病理与影像学

(1)病理学分类:何颜津报道良性肿瘤以海绵状血管瘤、脑膜瘤、血管平滑肌瘤、炎性假瘤最为多见,恶性肿瘤以泪腺肿瘤、横纹肌肉瘤、恶性淋巴瘤最为多见。其中良性肿瘤占 81.90%,恶性肿瘤占 18.10%。

(2)影像学特点:根据眶内占位性病变的 CT 表现,眶内肿瘤性病变分良性肿瘤和恶性肿瘤。

良性肿瘤如海绵状血管瘤、视神经脑膜瘤、神经鞘瘤等。因肿瘤大多生长较慢,易造成眶内压力增高,CT 上显示眶腔扩大。CT 上肿瘤密度较均匀,较高或略高密度,边缘大多较光滑,边界较清楚。

恶性肿瘤其共同特点是:肿瘤大多呈侵袭性、浸润性生长,CT 上见肿瘤边缘不光滑、边界不清楚、密度不均匀,常见邻近骨质如鼻窦的受压破坏,有时向鼻窦、颅内、颞窝等处扩展,但也有一些眶内恶性肿瘤 CT 征象与良性肿瘤类似,如显示为边界清楚、光滑、密度均质、无明显骨质破坏等,常见的有淋巴瘤、泪腺腺样囊腺癌等,应注意结合临床进行鉴别。

眶内肿瘤的 MRI 表现:MRI 除较 CT 检查能反映出眶内占位的形态及其与邻近结构的关系改变外,尚有信号改变;因 MRI 没有骨伪影,软组织分辨率较高,较 CT 更易判断肿瘤的范围,若增强扫描可使肿瘤显影更清晰。

CT、MRI 可行轴位,矢状位,冠状位扫描进行多方位观察,多参数,多信息采用于影像诊断参考,使病变检出率大大提高,很好地显示出肿物大小、形状和位置并能够分辨出眼眶内结构和眶周结构的境界,从而可以确定肿瘤的性质和原发部位。CT 增强扫描和 MRI 检查有助检出眶内肿瘤有无颅内蔓延。CT 和 MRI 明显优于 B 超;MRI 的脂肪抑制技术和增强扫描对肿瘤定性和选择治疗有重要意义。

①海绵状血管瘤:海绵状血管瘤发病年龄大多于 10~50 岁,是成年人最常见的眶内原发性良性肿瘤。海绵状血管瘤生长缓慢,肿瘤有包膜,由大的窦状血管腔隙构成,肿瘤通常位于肌锥内,边缘光滑,轻度分叶,视神经和眼外肌很少受累。因肿瘤压迫眼球可以导致眼球运动障碍,无痛性突眼和脉络膜褶皱。偶可压迫视神经导致视力下降和视野缺损等症状。CT 上呈圆形、类圆形肿块,明显均匀强化(图 2—16)。MRI 可见到均一的、边界清晰的团块,T_1 加权像与肌肉信号相当,T_2 加权像降低信号,注射造影剂后呈不均一的强化。动态增强呈渐进性强化。肿瘤表现出分隔增强,是海绵状血管瘤独有的特征。其极少早期血管造影显影,可与其他肿瘤进行鉴别。

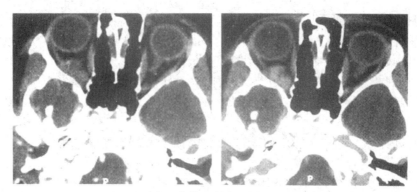

图 2—16 右眶海绵状血管瘤注射造影剂 30s 和 5min 显影情况

②脑膜瘤:眼眶内肿瘤 5%～20% 为脑膜瘤,可以完全位于眶内,也可以由蝶骨嵴或眶周的脑膜瘤侵入眶内(图 2—17);根据其部位,可分为眶周脑膜瘤和视神经鞘脑膜瘤。脑膜瘤 CT 上表现为视神经的局限性增粗伴偏心性肿块,具备典型的"套袖征"和"车轨征","车轨征"为视神经脑膜瘤的特征性表现(图 2—18),但不是特异性征象。继发于颅内其他部位的脑膜瘤,常伴有眶裂增宽或视神经管的扩大。MRI 检查可以进步确定诊断。

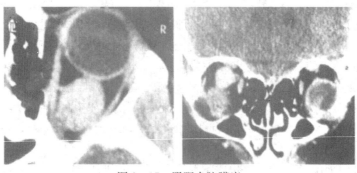

图 2—17 眼眶内脑膜瘤

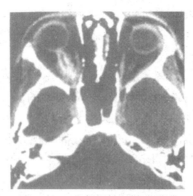

图 2—18 右侧视神经鞘脑膜瘤

③视神经鞘瘤:视神经鞘瘤多发生于 20～60 岁年龄较大的人群。临床表现为突眼和视

力模糊,生长缓慢,好发于眼眶的上限,CT上表现为均一、边界清晰的、可显著强化的病变,也有个别因肿瘤中心坏死而出现密度不均的区域(图2—19)。MRI与CT的特点相似,T_1加权像上与脑和肌肉等信号,T_2加权像上信号强度高于脂肪,有不均一的强化。肿瘤有一层假包膜。预后良好。

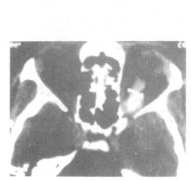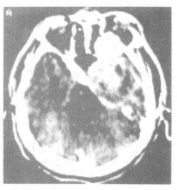

图2—19　视神经鞘瘤CT表现

④皮样和表皮样囊肿:皮样囊肿与皮肤无粘连,因眼球可有移位。其肿物内成分可以穿透颅骨进入颅内。

表皮样囊肿患者发病年龄较大,其生长于眼眶板障内,多见眼眶外上方,囊肿内为奶酪样黄色或白色油状液体。表皮样囊肿MRI和CT上肿块基本为脂肪密度(图2—20),有炎症变化时,囊壁可见强化,极具特征性。

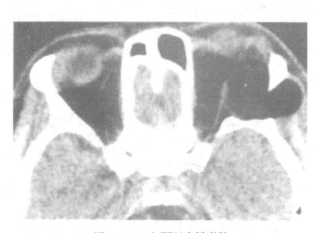

图2—20　左颞眶皮样囊肿

⑤视神经胶质瘤:视神经胶质瘤比较少见,占眶内肿瘤的2%～5%。大多发生于学龄前的儿童,恶性变异类型可以发生在成年人。病变可为单发,也可合并于神经纤维瘤病(NF)1型。神经胶质瘤表现为缓慢的进行性视力丧失和突眼。肿瘤可以导致包绕的硬膜反应性增

生,构成其占位效应的原因是,恶性神经胶质瘤快速向颅内发展,侵犯下丘脑。组织病理学特点类似间变型星形细胞瘤或胶质母细胞瘤。预后不佳。其CT征象取决于肿瘤的生长方式,肿瘤沿视神经生长,呈密度较均匀的肿块,轻至中度强化,典型CT及MR征象为肿瘤和视神经合为一体(图2—21、图2—22、图2—23)。

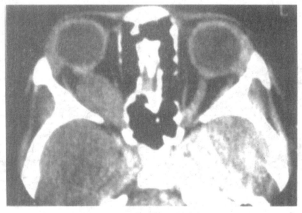

图2—21 视神经胶质瘤 CT

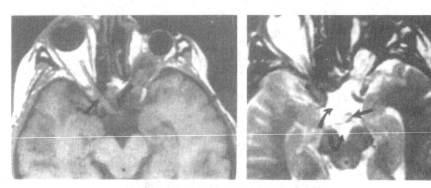

图2—22 视神经胶质瘤 MR平扫

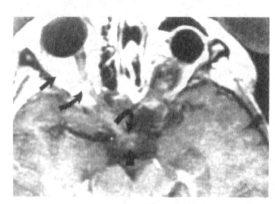

图2—23 视神经胶质瘤 MR 增强

⑥横纹肌肉瘤:横纹肌肉瘤临床少见,在儿童原发眶内恶性肿瘤中却最为常见,肿瘤来源自眼眶未分化的间充组织,可发生在任何年龄,但以16岁前为常见。肿瘤常发生于一侧,横纹肌肉瘤其CT特点是病变范围广,边界不清,密度不均,明显强化。MRI影像可见T_1加权像与脑组织等信号,T_2加权像为高信号,有的肿瘤可伴有卒中。

⑦骨瘤:骨瘤占眶内肿瘤1%,虽不多见,但是为眼眶骨性肿瘤中最常见肿瘤,多发生于男性,好发年龄为10~50岁,可以孤立生长,也可以是Gardner综合征(遗传性结肠息肉、表皮样囊肿和骨瘤),CT骨窗可以确诊。

⑧淋巴瘤:淋巴瘤可位于眶内,也可位于眶外。表现为环绕视神经不对称分布,境界多较清楚的软组织肿块(图2-24),CT平扫及增强扫描均表现为密度均匀一致肿块,有时与炎性假瘤难以鉴别,需结合病理检查。

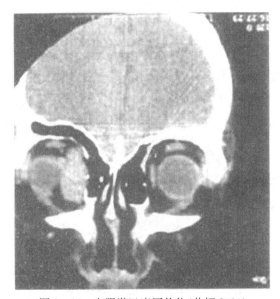

图2-24　左眼淋巴瘤冠状位(井辉 2010)

⑨转移瘤:眼眶内肿瘤大约有6%的转移病灶,转移瘤可发生于眼球、眼眶、球后和视神经等部位。转移瘤形态通常不规则,呈浸润性生长(图2-25),有不同程度的强化。另外,鼻窦及蝶骨嵴及鞍旁的肿瘤也可侵及眼眶。儿童最常来源的是Ewing肉瘤和成神经细胞瘤。成人最常见为肺癌和乳腺癌的转移。CT上有明确的表现。视网膜母细胞瘤最常见于儿童,CT上表现为眼球后部局限性高密度肿块,有不同程度的钙化,肿瘤有时沿视神经延伸,显示为视神经增粗。MRI影像上,肿瘤在T_1加权像为低信号,T_2加权像为高信号,注射造影剂可明显增强。

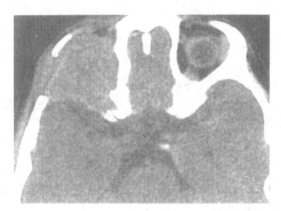

图 2—25　右眶瘤转移

⑩泪腺恶性肿瘤:泪腺恶性肿瘤 CT 表现为泪腺区的软组织肿块,密度不均(图 2—26),可有钙化,常见邻近骨质的破坏,有不同程度的强化。

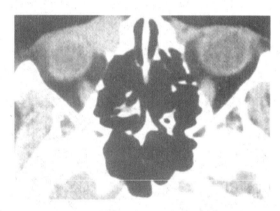

图 2—26　右侧泪腺区恶性黑色素细胞瘤

⑪脉络膜黑色素瘤:脉络膜黑色素瘤常见于成年人,CT 上表现为眼环的局限性增厚,可形成肿块突向球内或球外,较具特征性。

⑫眶内炎症性病变:眶内炎症性病变是一种原发的、非肉芽肿的炎性过程,涉及眶内多种结构,更像是一种自身免疫性疾病。眶内炎症亦是造成突眼的主要原因之一,可发生在任何年龄组,但多见于 20～70 岁,男性略多于女性。临床可分为非特异性炎症即炎性假瘤和眶内感染两种情况。此病可为自限性,但会遗留有不同程度的视力下降和眼球运动受限。病变可导致严重的眼球运动障碍和疼痛。

炎性假瘤分为弥漫型和肿块型两种。弥漫型 CT 上表现为眼环增厚、眼外肌和视神经增粗、泪腺增大,有时表现为整个眼眶内弥漫性密度增高,眶内正常结构被掩盖显示不清。肿块型则表现为眼外肌或视神经或泪腺上局限性的软组织肿块,需要指出的是炎性假瘤造成的眼外肌增粗一般是肌腹和肌腱同时增粗(图 2—27、28),以上直肌和内直肌最易受累。MRI 的

T_1 加权像和 T_2 加权像上均为低信号,增强扫描后可有显著的增强。眶内感染多表现为眼眶**蜂窝织炎**,常见病因为邻近组织的感染引起,如鼻窦炎、眶部外伤或眶周颜面部皮肤感染等。CT 表现一般不具特征性。可见眶内正常结构界限不清或消失,眼睑软组织肿胀,眼球壁增厚,眼外肌增粗,球后脂肪密度增高。

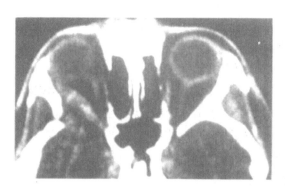

图 2—27　眶外侧壁嗜酸性肉芽肿

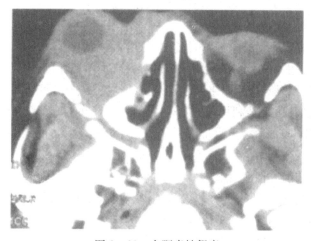

图 2—28　右眶炎性假瘤

6.临床诊断和鉴别诊断

(1)在影像学上明确眶内占位病变的情况下,可确立临床诊断。

(2)根据病程进展速度,可以提供对于肿瘤的性质的判断。

(3)如下情况,应高度怀疑眶内肿瘤发生

①糖皮质激素治疗无效或治疗效果不稳定的视神经炎。

②原因不明的视神经萎缩。

③视神经炎伴有头痛、眼外肌麻痹或复视症状。

④B超显示眼外肌肿大,眶脂体增大的视力下降。

⑤疑诊为视神经炎,但视野表现不典型者。

7.治疗策略与选择　主要根据如下层面进行判断和选择。

(1)病变性质的诊断。

(2)临床症状进展情况的观察和评估。

(3)创伤性治疗的收益和代价。

8.显微外科手术适应证　具体分析如下:

(1)海绵状血管瘤:手术切除。

(2)脑膜瘤:蝶骨嵴脑膜瘤首选手术切除,未能根治的患者术后进行放射治疗。视神经鞘脑膜瘤,肿瘤偏前,视力无明显变化,进行严密的影像学和视力检查密切随访。肿瘤位于眶尖。视力稳定,进行随访;视力下降,进行外放射(50Gy);视力丧失或肿瘤持续生长,进行手术治疗。

(3)视神经胶质瘤:影像学无法确定诊断,无生长趋势,临床症状无视力下降者进行严密的临床观察。影像学有明确的肿瘤进展或有明显的视力下降进行手术治疗;如果肿瘤累及视交叉,临床有进展,可进行穿刺明确病理诊断,进行外照射放疗(50Gy);目前外科手术切除和化疗效果没有得到证实。

(4)神经鞘瘤进行手术切除。

(5)横纹肌肉瘤尽早手术切除。术后进行放疗化疗。

(6)骨瘤进行手术治疗。

(7)皮样囊肿和表皮样囊肿有症状患者建议进行手术治疗。

(8)转移瘤进行手术治疗可以改善生活质量,无法手术切除可进行放射治疗。

(9)炎性假瘤进行激素治疗,当出现激素抵抗的情况可进行诊断性活检,外放射治疗。

9.放射治疗　放射治疗是利用放射线在人体所产生的电离辐射作用而达到治疗目的。由于放射治疗相关技术的提高,极大地降低了放射治疗并发症的发生率,提高了肿瘤的治愈率。放射治疗适应证:

(1)眼眶内复杂的静脉性血管瘤。

(2)视神经鞘脑膜瘤向视神经管内蔓延,眶内异位脑膜瘤及蝶骨嵴脑膜瘤,手术残留或患者视功能好,或者向颅内蔓延手术危险性大者。

(3)眶后部肿瘤,特别是侵及眶尖者,患者对手术有顾虑,或术后病变残留者。

(4)恶性肿瘤的综合治疗。

10.外科手术原则　学者唐冬润等提出了眼眶内肿瘤操作的手术原则,阐述如下:

(1)尽量保持术野在无血或少血状态下进行手术操作。

(2)采取适当的暴露和直视下操作。

(3)安全减少损伤性的组织操作。

(4)经非病理性组织平面进入。

(5)对于恶性肿瘤,术前仔细分析病情极为重要;眶内的局灶恶性病变需要将病变边缘的正常组织和肿瘤完全切除;如果肿瘤位置较深、质地脆又无完整包膜或边界不清而难以完全切除时,术后应当辅助放射治疗和化学治疗,以预防肿瘤复发。

(6)适当的术后引流。对于眼眶内肿瘤的手术入路,由术前 CT、MRI 中病变的所在部位来决定。如果肿瘤位于眼眶内的上方、外侧方则可以根据患者情况及手术医师的熟悉入路，选择经眶入路或经外侧方入路。但肿瘤位于视神经的内侧，特别是通过眶上裂向海绵窦伸展的眼眶内肿瘤或肿瘤向视神经管伸展的肿瘤，应选择经颅入眶法。而侧方入路最好的适应症是视神经下方肿瘤。如果肿瘤巨大向多方向蔓延必要时则可以采用联合入路切除。眼眶内肿瘤根据其发生部位，分为肌圆锥内肿瘤与肌圆锥外肿瘤。肌圆锥内肿瘤中以视神经胶质瘤、神经鞘瘤、海绵状血管瘤等多见，肌圆锥外肿瘤中以泪腺肿瘤、由眼眶壁发生的脑膜瘤等多见。另外淋巴瘤、横纹肌肉瘤等侵袭性肿瘤常常伸展至肌圆锥内与肌圆锥外。眶内肿瘤手术中暴露眼眶的入路主要有经眶上壁入路(经颅硬脑膜外入路)和经眶外侧壁入路两种。

11. 手术入路

(1)经眶上壁入路(经颅硬脑膜外入路)

①皮肤切口：为充分暴露眼眶上缘，设计两侧冠状皮瓣切口。眶上缘剥离骨膜，将眶上神经自眶上切迹剥出，从眶上壁内侧面剥离眶骨膜。

②开颅(图2-29)：进行一侧额部开颅，为了使脑的牵引最小限度，骨瓣开至眶上缘。骨瓣的外侧为颞窝，内侧达到鼻根部直上正中，要开放额窦。由预先留置于腰部脊髓蛛网膜下腔的导管释放脑脊液，使脑压下降，自硬膜外牵引额叶，露出眶上壁。此时根据病例也有可能需要打开筛窦，但是关颅时要用骨膜瓣封闭。视神经胶质瘤、视神经鞘瘤患者需要打开视神经管。另外脑膜瘤浸润眶上裂、眼眶侧壁，并且向颅内伸展者，扩大颞窝开颅包括眼眶侧壁及前床突。

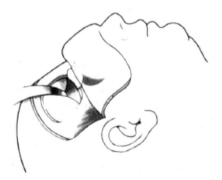

图2-29　经眶上壁入路(经颅硬脑膜外入路)

③眼眶内操作：打开眶上壁的骨质(图2-30)，透过眶骨膜可见在眼眶上面正中走行的额神经和其分支，切开眶骨膜时要避免损伤这些神经。额神经之下有提上睑肌和上直肌走行，从其外侧进入肌圆锥。病变位于神经内侧的情况下或视神经胶质瘤等有必要在直视下观察视神经(图2-31)，从提上睑肌和上直肌的内侧进入肌圆锥。钝性剥离提上睑肌和上斜肌之间的脂肪组织，用棉片推移脂肪组织，原则上不能去除眼眶内脂肪组织。

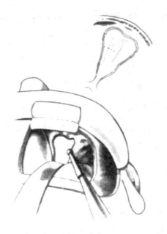

图 2-30　经眶上壁入路打开眶上壁的骨质

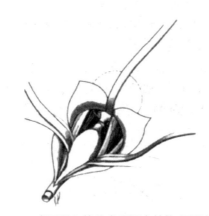

图 2-31　牵开器和棉片牵开眶内结构,可见视神经

　　a.上内侧入路:该入路是从上斜肌、内直肌与上直肌、上睑提肌间进入。在该间隙中视神经内侧前方有近球处的眼动脉、鼻睫神经、眼上静脉;后方眶尖部有滑车神经和筛后动脉;而中间部则少有重要的血管与神经,正好提供了一个到达视神经上内侧区的通路。如果同时去除视神经管的上壁,打开上内直肌间的腱环就可暴露由球后到视神经管的整段视神经。

　　b.上中央入路:该入路是从上睑提肌和上直肌间进入。依额神经牵拉方向不同又分为两种亚型:一种亚型是将额神经随上睑提肌内牵,就不需把额神经从上睑提肌表面游离,可减少对额神经的损伤。但额神经影响了对眶尖深部的暴露;另一种亚型是将额神经游离外牵,便不再影响对眶尖深部的暴露,眼动脉后部的视神经也得以显露。在牵开的上睑提肌和上直肌之间,分布着眼上静脉、睫状动脉、睫状神经、鼻睫神经、动眼神经到上睑提肌的分支、眼动脉及其到上睑提肌和上直肌的分支,众多的结构使术野十分复杂。在上中央入路的两种亚型中要想显露视神经均需打开由上直肌下表面发出的纤维隔(即眶隔),易损伤恰在此隔下跨过视神经的眼动脉和鼻睫神经。该入路到达眶内视神经中 2/3 段的距离最短。

　　c.上外侧入路:该入路是从外直肌和上直肌、上睑提肌间进入。外侧入路也有两种亚型,第一种亚型是将眼上静脉与上直肌、上睑提肌一起牵向内,不分离眼上静脉,可减少对眶内结缔组织中睫状神经损伤的可能,但由于眼上静脉的阻挡,显露眶尖深部变得十分困难;第二种亚型是将游离出来的眼上静脉牵向外,这样便可对眶尖深部提供良好的暴露。在上、外直肌起点间打开 Zinn 氏环可暴露与眶上裂相接的眶尖深部区。

(2)经眶外侧壁入路

①皮肤切口:眼眶侧方行 S 形皮肤切开,于眼眶外侧缘切开颞筋膜露出眼眶外侧的骨缘。为避免面神经前额支的损伤,切口端达外眼角后方 3～4cm,将颞肌剥离至骨膜下。向后牵引,显露眼眶外侧壁。

②眼眶外侧缘的骨切除:额骨与颧骨骨缝上方 5cm 和沿颧弓上缘线加眼眶外侧壁的一部分的切除后,断开眼眶外侧缘与蝶骨大翼的移行部。泪腺肿瘤等仅去除眼眶外侧缘就可达到肿瘤,但是肿瘤存在于眼眶后半部的情况下,为得到充分的视野,有必要削除蝶骨大翼露出额叶硬膜,进一步开放眶上裂的外侧。

③眼眶内的操作:眼眶外侧的骨去除后,切开眶骨膜进入眼眶内,但是在泪腺肿瘤中眶骨膜菲薄化,去除眼眶外侧壁后直接下方就露出肿瘤。肌圆锥内肿瘤设计入路时,首先要与外直肌平行切开眶骨膜,但这时预先牵引外直肌处的肌腱,确认外直肌的位置,进入肌圆锥内是从外直肌上下两方均可,但是要根据肿瘤的局在而选择。

a. 外上方入路:在上、外直肌间进行。但上、外直肌是分别牵向上、下而不是内、外,手术路径也更为水平。只要将外直肌向下牵,肌锥的外部便得以显露。该间隙中碰到的结构与经眶上壁入路中的上外侧入路基本相同,只是视角有所变化,眼上静脉在腱环的上外方汇入海绵窦,此入路中它同样阻挡对眶尖的显露。

b. 外下方入路:从外、下直肌间进入,术野的暴露主要依靠牵拉外直肌。本入路所遇到的结构主要有:动眼神经下支的分支、睫状短神经、睫状神经节和眼下静脉。由于动眼神经的下斜肌支行程长,所以术中损伤的机会多。睫状神经节位于视神经外侧,它发出睫状短神经,在视神经的上、下走行抵达眼球的后表面。眼下静脉起自前部眼眶底的静脉丛,在下直肌上走行,从下、外直肌间穿出肌锥汇入眼上静脉或直接至海绵窦。眼下静脉较小,同眼上静脉相比很少阻挡手术显露。

12.术前计划和准备

(1)首先影像学明确诊断,确定手术适应症。

(2)手术病例,根据影像学检查结果,确定肿瘤生长部位,确定手术入路方式,制订手术计划。判断能否手术根治,权衡外科干预的代价和收益。

(3)一般准备。

(4)经颅硬脑膜外入路进行腰大池置管引流,以便术中放脑脊液,降低颅内压。

13.手术注意事项

(1)经眶上壁入路(经颅硬脑膜外入路)要点

①开颅骨瓣要尽量低,额窦开放进行消毒封闭处理,骨瓣尽可能低至眶上缘,便于手术操作。

②保留硬膜的完整性,避免脑组织的损伤和血液进入颅内。

③眶尖神经解剖复杂,操作过程容易损伤神经,该区手术副损伤较多,应高度重视。文献报道,视神经鞘脑膜瘤手术神经、血管损伤率最高。

④眼上静脉是在肌圆锥内从前内侧向后外侧走行,所以在肌圆锥前半部提上睑肌与上直

肌内侧,或肌圆锥后半部提上睑肌与上直肌外侧容易出现遭遇。暴露视神经全长时,有必要在提上睑肌与上直肌附着部的内侧切开 Zinn 氏环。肌圆锥头端视神经的外侧有动眼神经的上支与下支走行。因为有可能损伤这些分支,所以在提上睑肌与上直肌附着部的外侧切开 Zinn 氏环避免损伤。

⑤滑车神经位于腱环的上方,在打开腱环前,要先将滑车神经自周围结构中游离出来,以免损伤。

⑥关于视神经外侧的病变,采取提上睑肌与上直肌的外侧入路,但是因为也能选择侧方入路法,所以未必采用经颅入眶法。特别是病变位于视神经的外下方时,可选择侧方入眶法。

⑦在使用显微磨钻磨开视神经管过程中,操作要认真,注意热传导造成的副损伤,同时注意骨屑的清洗。

⑧术后的硬脑膜缺损必须进行严密的修复,必要时进行颅底重建。关于颅底骨质的缺损是否必须重建目前尚有争议,部分学者认为只要硬膜修复完整,可不进行颅底骨性缺伤的修复。

(2)经眶外侧壁入路要点

①外直肌的下方,即从外直肌和下直肌之间进入肌圆锥内时有动眼神经的分支——毛样体神经节与短毛样体神经节,有必要注意保护这些神经。

②动眼神经从海绵窦进入眼眶之前分为上支和下支,但是下支通过眶上裂进入眼眶内后分为三支,分别支配内直肌下直肌和下斜肌。支配内直肌和下直肌的分支附着于各肌肉的近端,但是支配下斜肌的分支进入眼眶后毛样体神经节发出运动根,然后沿下直肌的外侧缘走行,在眼球下方附着于下斜肌。因支配下斜肌的下支基本并行于下直肌的全长,所以手术中常常遇见此支。

③最易受损伤的是泪腺动脉和泪腺神经。

14.术后并发症的处理

(1)脑水肿进行常规处理。

(2)眶内和颅内血肿:术中严密止血尤为重要。

(3)眼球突出:在手术后缝合睑裂(图 2—32)或进行眼部加压包扎可以进行预防。

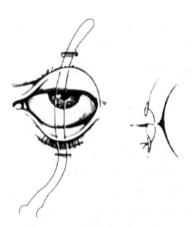

图 2—32 手术后缝合睑裂

（4）眼球运动障碍和上睑下垂：为术中神经损伤所致，注意术中显微操作的精准，避免副损伤。

（5）视力丧失：是眶内肿瘤手术严重并发症，注意术中操作神经的保护，同时止血彻底，避免术后血肿的发生。

（6）感觉障碍：三叉神经分支损伤时可引起面部感觉障碍。轻度损伤多在 3～6 个月自行恢复，超过 6 个月未能恢复者为永久性损害。

（7）脑脊液漏和波动性突眼：手术后的颅底严密修复是避免产生此并发症的关键。

（8）术后眼睑及结膜的肿胀：需要使用抗生素眼药水等，有些情况随时间自然消失，但是术后眼睑、结膜肿胀急进性加重时，需要注意考虑是否为术后眼眶内血肿，必要时进行手术治疗。

三、大脑凸面脑膜瘤

大脑凸面脑膜瘤是指肿瘤瘤体位于大脑外侧面，肿瘤基底与颅底硬脑膜及静脉窦没有关系的脑膜瘤，其起源于蛛网膜内皮细胞。

1. 摘要　大脑凸面脑膜瘤多发生于额叶、中央沟前后、顶叶、颞叶、外侧裂和枕叶等部位。肿瘤呈球形或半球形生长，部分肿瘤可向外侵袭硬脑膜，累及颅骨，局部颅骨出现反应性增生或变薄甚至破坏，同时有较多的脑膜动脉参与肿瘤供血，进入肿瘤内。

根据肿瘤生长的特点可以大致分为三种类型：颅骨型，脑膜瘤主要向外生长侵蚀颅骨，骨膜也受累，而对脑皮质挤压和粘连轻微；颅内型，脑膜瘤主要长入颅腔内，肿瘤与脑膜紧密粘连血供主要来源于硬脑膜。脑皮质被压凹陷，形成深入的肿瘤窝。肿瘤与肿瘤窝粘连很紧，脑实质也可有动脉供应之。相应的颅骨部分则有刺激性增生变化；嵌入型，是脑膜瘤长入脑实质内，在硬脑膜上的根部很小，而在脑内的肿瘤结节则较大，血供主要来自颈内动脉供血。大脑凸面脑膜瘤手术难度不大，可以手术切除，预后良好。

2. 流行病学特点　脑膜瘤的发生率仅次于星形胶质细胞瘤，是颅内和椎管内最常见的肿瘤之一。由于其多为良性，生长缓慢，易于手术切除，此瘤在中枢神经系统肿瘤中预后最好。老年人尸检常可发现无症状的脑膜瘤。脑膜瘤多为良性，恶性或恶性变者占 1%～2%。肿瘤大多为实质性，个别为囊性。脑膜瘤的形状与生长部位有关，多数呈球形或半球形，少数为扁平型。大脑凸面脑膜瘤文献记载发病率占脑膜瘤的 15%～20%。王忠诚报道达到27.25%，女性发病率略高于男性，其发生率居颅内脑膜瘤首位；在大脑前半部的发病率比后半部高，发生部位以额叶和顶叶最为常见，其次为颞叶和外侧裂区域，枕叶最为少见。

脑膜瘤发病原因，早年学者认为脑膜瘤的发生与创伤有一定关系，然而，近一项研究发现，头部外伤的患者脑膜瘤的发病率并不高于一般人群，外伤的严重程度和部位与以后的脑膜瘤的发生没有关系，近年来发现在啮齿类和非人类的动物中，许多 DNA 和 RNA 病毒能够在中枢神经系统诱发新生物，同时肿瘤的放射治疗也有诱发脑膜瘤的情形，基因、激素、遗传因素等也有相关作用，但是具体机制目前尚不清楚。

3. 临床表现　大脑凸面脑膜瘤生长速度缓慢，病程长。临床表现与肿瘤生长部位密切相关，肿瘤临床表现在生长部位绝对相关的情况下，也会表现出颅内压增高症状。

4.有临床症状脑膜瘤　肿瘤位于额极部,可有多年的间断性头痛,位于额部和额眶部,有一定定位意义。大约50%的患者会出现一侧肢体肌力的下降或轻度偏瘫,同时30%的患者可出现中枢性面瘫。20%的患者会以癫痫作为额部脑膜瘤的首发症状,癫痫的发作类型多样。肿瘤位于优势半球累及运动性语言中枢,可有运动性失语。少数患者会出现精神症状。肿瘤位于颞部和外侧裂区域可有颞叶癫痫和精神症状,出现幻听的表现。优势半球出现感觉性失语。肿瘤位于顶部可以出现中央感觉区域受到压迫挤压的症状出现感觉障碍,一侧肢体麻木。肿瘤位于枕部,以及颞叶后部可以出现同向性或者象限性视野缺损,也可幻觉。

5.无症状脑膜瘤　但也有少部分无症状脑膜瘤的临床报道,Olivero(1995)年报道了60例无症状脑膜瘤,而其中大部分为大脑凸面脑膜瘤。此类人群往往在头外伤或是体检中发现颅内肿瘤病灶。肿瘤生长速度缓慢。Niiro报道肿瘤有钙化、直径<3cm、MRI T_2 为低或等信号的无症状脑膜瘤,特别是女性患者,生长的可能性很小,可以进行临床观察随访。

6.影像学辅助检查

(1)脑电图检查:曾是凸面脑膜瘤的辅助诊断方法之一,伴随着CT和MRI的应用,目前脑电图主要应用于术前和术后对患者癫痫情况的估价,以及应用抗癫痫药物的疗效评定。

脑血管造影:可以了解肿瘤的血运情况及供血动脉的来源,但在凸面脑膜瘤术前诊断方面应用已不多,其必要时候可以进行术前的颈外动脉栓塞,为开颅手术创造条件。

(2)X线头颅平片可显示颅骨局部增生或破坏,因CT的广泛应用,现该检查使用较少。

(3)CT扫描:可见肿瘤所在部位有密度均匀、增强明显的团块影,边缘完整,肿瘤周缘常可见脑组织水肿带,骨窗位CT可见钙化与颅骨增生和破坏的表现。

(4)MRI扫描:肿瘤信号与脑灰质相似 T_1 加权像为稍低或等信号, T_2 加权像为低或等或高信号,肿瘤边界清楚,常可见到包膜和引流静脉亦可见到颅骨改变,瘤—脑界面上可见血管流空影。矢状位和冠状位摄片能清晰显示肿瘤与邻近结构的关系。在注射Gd—DTPA后,肿瘤病灶大多出现明显强化,与周围脑组织边界清楚,可见典型的"脑膜尾征",部分肿瘤可侵袭颅骨,长入、破坏颅骨,甚至向颅外生长。

7.鉴别诊断

(1)原发性癫痫:原发性(也称特发性)癫痫,指除遗传因素外不具有其潜在病因的癫痫,此类患者的脑部没有发现可以解释本病的病理变化和代谢异常。可能和遗传因素有关。临床常表现为癫痫大发作也称全身性强直—阵挛发作,以意识丧失和全身抽搐为特征。发作可分四期:癫痫先兆期、强直期、阵挛期和惊厥后期。癫痫先兆期,患者可表现出精神异常、胃肠功能紊乱、睡眠不安以及感觉、运动功能异常等先兆症状。此后进入强直期,骨骼肌呈现持续性收缩。上睑抬起,眼球上窜,喉部痉挛,发出叫声。口部先强张而后紧闭,可能咬破舌尖。颈部和躯干先屈曲而后反张。强直期持续10~20s后,在肢端出现细微的震颤。阵挛期表现为,再次痉挛都伴有短促的肌张力松弛,阵挛频率逐渐减慢,松弛期逐渐延长。本期持续0.5~1min,最后一次强烈痉挛后,抽搐突然终止。阵挛期以后,尚有短暂的强直痉挛,造成牙关紧闭和大小便失禁。呼吸先恢复,口鼻喷出泡沫或血沫。心率、血压、瞳孔等恢复正常。肌张力松弛。意识逐渐恢复。自发作开始至意识恢复历时5~10min。醒后感到头痛、全身酸痛和疲乏,对抽搐全无记忆。不少患者在意识障碍减轻后进入昏睡。个别患者在完全清醒前有情感变化,如暴怒惊恐等,清醒后对发病情况不能回应。

大脑凸面脑膜瘤早期临床可出现癫痫表现,额部脑膜瘤20%的患者会以癫痫作为首发症状,中早期可以为局部发作或Jaksonian癫痫,意识状态清醒。进入病程后期表现出典型的大发作。颞叶可有癫痫出现幻听的表现和精神症状。枕部脑膜瘤可出现幻觉。病灶位于优势半球可出现感觉性失语和运动性失语的情况,通过影像学CT或MRI检查多较易鉴别。

(2)胶质瘤:因两种肿瘤生长位置可接近,所以可以出现相似的临床症状,从临床表现和体征鉴别有一定困难,但胶质瘤病程短,进展快,为脑内病变,呈浸润性生长,与周围脑组织边界不清,脑周围多有水肿,增强多有不规则强化,即使低级别胶质瘤在增强MRI的表现上也有明显不同特点。

(3)单发转移瘤:颅脑转移单发病灶,如体积较小,肿瘤位于脑表面与硬脑膜毗邻,周围水肿轻微或无,无明确原发肿瘤病灶或无肿瘤相关病史情形下,与脑膜瘤鉴别存在一定困难,此情形下,可进行临床严密观察,转移肿瘤发展进程快,影像学随诊会有变化,进而为临床诊断提供线索和依据。如果转移肿瘤病灶较大,多有明显瘤周水肿,增强扫描少见均匀强化,则可明确诊断,当然有明确肿瘤病史,则鉴别依据可更充分。

(4)中枢神经系统淋巴瘤:中枢神经系统淋巴瘤病程短,好发于免疫缺陷人群,外周血白细胞分类中淋巴细胞比例增高,脑脊液检查可见蛋白量和细胞数增高,脑脊液淋巴细胞计数增高,部分患者可检出肿瘤细胞。

8.治疗的策略和选择

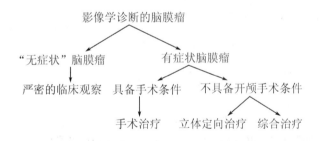

9.手术治疗　大脑凸面脑膜瘤手术难度不大,死亡率低,可以手术切除,预后良好。根据肿瘤生长部位,手术入路可以分为额部开颅,颞部开颅,顶部开颅,枕部开颅以及翼点开颅切除肿瘤。关于如何达到切除彻底,临床治愈方面,1993年Kinjo在Simpson分级的基础上提出了Simpson 0级切除概念,在切除肿瘤、累及之硬脑膜和受累颅骨的同时,还要切除距肿瘤边缘2cm以上的硬脑膜,方可达到治愈。根据不同脑膜瘤的类型,手术特点也不尽相同,尤其位于功能区的脑膜瘤,因为肿瘤与脑组织皮层的粘连,注意脑皮层保护,切除时有一定困难。

(1)术前计划及准备

①术前常规准备:目前CT和MRI影像学资料是术前准备的重要内容,部分患者脑血管造影是提供术前血管情况判断的手段之一。上述资料对于判断肿瘤的性质与位置,肿瘤的质地与供血情况,肿瘤与周围脑组织是否粘连,瘤周水肿情况,确定手术方案均有重要意义。

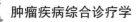

②术前肿瘤血管的栓塞准备:对于巨大肿瘤,术前对于颈外动脉供应血管进行栓塞,可以明显减少术中出血,减少患者手术风险,减轻手术压力,提高肿瘤全切率,栓塞后 3～5d 可以进行开颅手术。

③预防癫痫的准备:手术前 24～48h 应开始应用抗癫痫药物,预防或避免术后癫痫的发作。

(2)麻醉、体位与切口:麻醉采用气管插管静脉复合麻醉。

体位可选择仰卧位(额部、颞部脑膜瘤)和侧卧位(顶部、枕部脑膜瘤)以头部术野最高位为原则,同时避免气管插管受压和静脉回流障碍。根据肿瘤不同部位选择不同的手术切口,大多为马蹄形切口或额部冠状切口,以不出发际、美容保护为前提,保留皮瓣的主要动脉和神经为原则。

切口的类型和选择,见图 2—33。

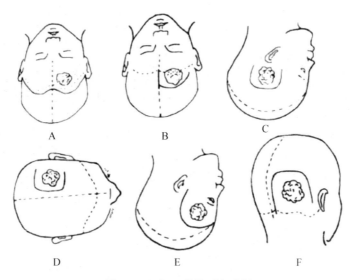

图 2—33 切口的类型和选择

A:前额部脑膜瘤,仰卧位,发际内冠状切口;B:中央沟前后脑膜瘤,仰卧位,头抬高 20°,"U"形切口;C:颞后脑膜瘤,仰卧位,头偏向对侧 60°或侧卧位;D:顶叶脑膜瘤,侧卧位,马蹄形切口;E:侧裂区脑膜瘤,仰卧位,头偏向对侧 45°,改良翼点入路切口;F:枕叶脑膜瘤,侧卧位或侧俯卧位,马蹄形切口

(3)手术步骤、要点:累及颅骨的肿瘤,在翻起颅骨时,动作要轻柔,避免脑组织与肿瘤一起翻起。在切除肿瘤后,颅骨如需弃除,尽可能行Ⅰ期颅骨修补。①在肿瘤周边骨瓣钻孔,使用线锯或铣刀远离肿瘤边缘形成骨瓣,显露出正常硬脑膜。②颅压较高情况下,避免盲目剪开硬膜,而致脑组织疝出,应先降低颅内压后,剪开硬膜。③切除硬脑膜范围达正常边缘 2cm。④沿肿瘤与脑组织的蛛网膜间隙进行显微镜下操作,对于保护脑皮质很重要。⑤皮质表面的血管保护很重要,高度重视静脉的保护,尤其在功能区。⑥可整块切除肿瘤,如不允许,不必强求整块切除。⑦如肿瘤巨大,与周围有明显粘连的肿瘤,先行包膜内分块切除,充分瘤内减压后然后全切(图 2—34)。⑧使用人工硬脑膜进行修补,脑膜缘及表面止血需彻底。

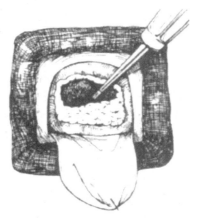

图 2—34　进行囊内切除肿瘤,可使得囊壁陷落

(4)术后常见并发症的处理

①神经功能障碍:原因多为功能区脑皮质的损伤和血管栓塞所致,扩血管治疗,尽早功能锻炼。

②血肿:少量术后血肿,可进行观察,保守治疗。血肿量较大,需要二次手术。

③癫痫:术后应用抗癫痫药物,预防癫痫发作,如出现癫痫发作情况,则对症处理。

第三节　幕下肿瘤

幕下是指小脑幕以下的空间和结构,亦称为颅后窝,其主要结构包括小脑、小脑脚、脑干以及小脑和脑干之间的裂隙—第四脑室。颅后窝包含有调节意识、重要自主神经功能以及头部、躯干、四肢运动和感觉的神经通路,而且还是控制步态和平衡的中枢所在。由于第四脑室和脑干的解剖结构和功能较特殊,其肿瘤的病理与小脑实质肿瘤也有所差别。本章仅对小脑实质的肿瘤进行叙述。

一、局部解剖学

颅后窝是颅腔三个窝中最大和最深的一个,解剖结构非常复杂。颅后窝手术入路的选择依赖于对颅后窝解剖结构及其病变与局部解剖关系的了解,这就要求深入地了解小脑、脑干、小脑脚、脑神经、动脉、静脉以及小脑与脑干裂隙之间的关系。

1.小脑　小脑占据颅后窝容腔的大部分,其中间部分形状如蜷曲的蚯蚓称小脑蚓部,两侧较为膨大部分称小脑半球。小脑位于脑桥和延髓的后方,小脑后方为枕骨鳞部。上方借小脑幕与枕叶相邻,小脑幕后缘附着处为横窦。小脑前下方覆盖脑干的背面,同时构成第四脑室室顶的一部分。在腹侧面,小脑借其上、中、下脚分别与中脑、脑桥和延髓相连接。小脑后下方正中有矢状方向的小脑镰,其附着缘为枕窦。小脑前下方为枕骨大孔,小脑扁桃体位于枕骨大孔后缘上方,其前方是延髓,当颅内压增高时小脑扁桃体可能被挤入枕骨大孔而压迫延髓,形成枕骨大孔疝(小脑扁桃体疝)。小脑下面与颅后窝蛛网膜构成小脑延髓池,小脑的两侧与乳突、乙状窦为邻。

为了方便描述更适用于手术操作,小脑表面按其所面对的结构或暴露的途径分为三个面。第一个面是幕面,其面对小脑幕牵拉小脑可以进行小脑上入路的手术操作。小脑幕面的半球部分包括方小叶、单小叶、和上半月小叶,而幕面的蚓部则包括山顶、山坡和蚓叶。第二个面是枕面,位于横窦和乙状窦的下方,是小脑三个面中最复杂的一个面。枕面的半球部由上半月小叶、下半月小叶、二腹小叶和扁桃体构成,蚓部则由蚓叶、蚓结节和蚓垂构成。第四脑室和大多数小脑肿瘤的手术入路通常直接围绕或经过此面,可以经枕下开颅进行暴露。第三个面是岩面,或称小脑的前面,与岩骨的后面、脑干和第四脑室相对,岩面外侧的小脑半球部,坐落于岩骨表面,向后牵拉可以暴露桥小脑角。

小脑的浅表为灰质,称小脑皮质,深部为白质及其包埋的灰质核团,称小脑髓质。小脑髓质内的灰质核团有 4 对,分别为顶核、齿状核、栓状核和球状核。顶核位于小脑蚓部深面的髓质内,齿状核、栓状核和球状核则分别位于两侧半球髓质中。

小脑的主要功能是:维持身体平衡、保持和调节肌张力及调整肌肉间的协同运动。小脑功能受损时症状出现于受损的同侧,但不伴肌肉瘫痪和感觉缺失。如小脑半球受损则表现为同侧肢体的共济失调,即随意动作的力量、方向和幅度发生紊乱,肌肉在进行动作时抖动而把握不住动作的方向,行走摇晃,步态蹒跚。小脑蚓部主要调节头、颈、躯干肌肉活动,维持身体平衡。上蚓部受损易向前倾倒,下蚓部受损则易向后倾倒。

2.小脑的动脉 选择最佳的颅后窝手术入路,首先要明确小脑的动脉与脑神经、脑干、小脑脚、小脑与脑干间隙以及小脑各面之间的关系。颅后窝内有三组神经血管复合结构:上组与小脑上动脉(SCA)有关,中组与小脑前下动脉(AICA)有关,下组与小脑后下动脉(PICA)有关。

(1)小脑上动脉(SCA):小脑上动脉经常与动眼神经、滑车神经和三叉神经相接触,通常在中脑的前面由基底动脉顶端附近发出,于动眼神经下方穿行;但偶尔亦起自大脑后动脉的近端,于动眼神经上方穿行。通常单干起源,但也可能双干起源。单干起源的小脑上动脉分支为头干和尾干,头干供应小脑蚓部和蚓旁部,尾干供应小脑半球的幕面。小脑上动脉亦发出供应脑干和小脑脚的穿支。向后在脑桥中脑交界附近围绕脑干,位于滑车神经下方和三叉神经上方之间。其近端位于小脑幕游离缘的内侧,远端行于小脑幕下方,为最靠前的幕下动脉。越过三叉神经上方后小脑上动脉进入小脑中脑裂,呈弯曲走行,并发出小脑前动脉,供应小脑深部白质和齿状核。离开小脑中脑裂之后,其分支再次游离小脑幕缘的内侧,经小脑幕缘的下方向后,分布于小脑的幕面。

小脑上动脉可分为脑桥中脑前段、脑桥中脑外侧段、小脑中脑裂段和皮层段等四段。脑桥中脑前段位于鞍背和脑干上部之间;脑桥中脑外侧段位于脑干的前外侧缘,此段的前部常位于幕上,而尾袢通常降至幕下,此段终止于小脑中脑裂的前缘,其上方之平行走行的血管有基底静脉和大脑后动脉;小脑中脑裂段位于小脑中脑裂内;皮质段包括小脑中脑裂以后的分支,行经小脑幕缘下方,分布于小脑的幕面。

(2)小脑前下动脉(AICA):小脑前下动脉通常以单干起自基底动脉,但有时也可能为双干和三干。它可起源于基底动脉的任何位置,但多见于其下半部。两侧的起源通常不对称,一侧的起点常明显高于另一侧。发出后围绕脑桥向后至桥小脑角,近端与展神经的背侧或腹侧相接触,并与面神经和前庭蜗神经关系密切,在接近内听道神经及从腔外侧孔突出的脉络丛时发出分支,然后绕过小脑中脚表面的绒球,供应小脑脑桥裂的上下唇及小脑岩面。其经常在面—前庭蜗神经附近分叉分成一个头侧干和一个尾侧干,头侧干的分支沿小脑中脚向外侧,至小脑中脑裂上唇及其邻近的小脑岩面;尾侧干供应小脑岩面的下部,及其绒球和脉络丛的一部分。小脑前下动脉发出穿支动脉供应脑干,脉络膜支供应脉络膜和脉络丛,发出的神经相关动脉包括迷路动脉、回返穿动脉和弓状下动脉。

小脑前下动脉分为脑桥前段、脑桥外侧段、绒球段和皮层段四段。脑桥前段位于斜坡和脑桥腹侧之间,此段通常与展神经的根丝相接触;脑桥外侧段起自脑桥的前外侧缘,于面神经和前庭蜗神经上方、下方或之间穿桥小脑角,此段发出的神经相关支,经过内听道附近或进入内听道,与面神经和前庭蜗神经关系密切;绒球段动脉自绒球的头侧或尾侧至小脑中脚和小脑脑桥裂,沿小脑中脚走行时,其动脉干可能位于绒球或小脑脑桥裂唇缘的深面;皮质段主要供应小脑的岩面。

(3)小脑后下动脉(PICA):小脑后下动脉是最复杂、迂曲、行程及供血区域变异较大的小脑动脉。其起源于下橄榄附近的椎动脉,向后绕经延髓,在延髓的前外侧行于舌下神经根的头侧、尾侧或头尾之间,在延髓的后外侧穿行于舌咽神经、迷走神经和副神经根丝的头侧或两神经之间,然后围绕小脑扁桃体进入小脑延髓裂至第四脑室顶壁下半的后方,离开小脑延髓裂后分支分布于枕下面的小脑蚓部和半球。它的分布区域在小脑动脉中变异最大,大多数小脑后下动脉分叉形成内侧干和外侧干,内侧干供应蚓部及其邻近的半球部分,外侧干供应小脑扁桃体和半球的皮质表面。

二、流行病学特点

幕下脑实质肿瘤,实际上是指小脑肿瘤,由于第四脑室和脑干的解剖结构和功能较特殊,其肿瘤的病理与小脑实质肿瘤也有所差别。本节仅对小脑实质的肿瘤进行叙述。小脑肿瘤通常指发生于小脑半球和小脑蚓部的肿瘤,占颅内肿瘤总数的12.6%~16.2%。小脑星形细胞瘤占幕下肿瘤总数的24.6%~30%,占颅脑总星形细胞瘤的25%,儿童较成人多见,占儿童颅内肿瘤10%~28%。文献报道小脑星形细胞瘤发病率无明显性别差异或男性稍高,发病高峰年龄为8~14岁,而发生于成年人的小脑星形细胞瘤绝大多数见于40岁以前。肿瘤多数位于小脑半球内,其中部分可累及脑干;其次为蚓部及第四脑室内,少数可见于桥小脑角。

髓母细胞瘤占全部脑神经胶质细胞瘤的8%~10%。10岁以下为发病高峰,最小者可为新生儿,10~12岁以下儿童占本病的69%,以6~9岁学龄儿童最常见,成年人少见,约占成人肿瘤的1%,早年Ingraham报告髓母细胞瘤占儿童颅内肿瘤的21.7%,现在报告一般占儿童期颅内肿瘤的10%~20%。人群发病率为每年6/百万人口。男性明显多于女性,男女性别比为3:1。Alston(2003)根据曼彻斯特肿瘤注册报告男孩发病率为5.5/百万、女孩发病率为3.4/百万。髓母细胞瘤可发生在幕下实质的任何部位,绝大多数位于第四脑室顶的小脑蚓部,但肿瘤可突入第四脑室及小脑延髓池,有的甚至可经枕骨大孔突到上颈段椎管内。少数亦可发生在小脑半球,极个别者发生于成年人大脑半球。

颅内血管网织细胞瘤又称血管网状细胞瘤(hemangioblastoma)。是一种血管源性病变,可以单独发生,也可以是 von Hippel－Lindau 病(VHLD)的一部分。起病年龄自新生儿至老年人均可发生,发病高峰年龄为 30～40 岁,男性稍多。多见于成人,小儿少见。大都位于小脑半球,少数在小脑蚓部或第四脑室,个别见于大脑半球或脑干等处。发生在小脑半球者占80%,小脑蚓部及第四脑室占 13%。发生率占颅内肿瘤总数的 1.5%～2%,占颅后窝肿瘤的7%～12%,大多数呈囊性,实质性血管网织细胞瘤是临床治疗的难题,预后较差。

三、临床表现

小脑肿瘤的临床表现为三方面:一是因颅内压增高导致的症状,包括头痛、恶心、呕吐、视盘水肿及强迫头位等;二是小脑损害症状或体征,包括表现为肌张力下降或无张力、躯体平衡障碍及运动性共济失调等,眼球震颤及眩晕亦较常见;三是其他症状:包括精神障碍和脑神经损害症状等。

1. 小脑星形细胞瘤　小脑星形细胞瘤生长缓慢,病程较长,数周至数年不等,平均病程约10 个月。通常早期出现颅内压增高症状,小脑损害症状出现较晚。肿瘤生长时间长,但有些病程不长的原因为病变在没有造成颅压增高或未侵及小脑齿状核时患儿可没有明显症状,一旦有症状说明肿瘤体积已经较大。

(1)颅内压增高:小脑星形细胞瘤很容易压迫第四脑室或导水管引起梗阻性脑积水。头痛及呕吐常为首发症状,约占 58.6%,初期头痛常为间歇性,随着病情的发展,头痛呈持续性剧烈性痛,以枕部为重,有时伴颈项部疼痛,且常因头颈部活动或体位改变而加重。头痛常发生在清晨或夜间,并可伴有恶心或喷射性呕吐,小儿语言不清时常烦躁不安,表现为阵发性哭闹或用手击打头。儿童常以呕吐为首发症状时易误诊为胃肠炎。其原因可能是肿瘤压迫或刺激第四脑室底延髓呕吐中枢所致,或可能与颅内压增高有关。除头痛、呕吐外,小脑星形细胞瘤还经常伴有强迫头位和视盘水肿、继发性视神经萎缩等体征。因患者出现保护性反射而出现强迫头位可能,这是肿瘤压迫形成慢性小脑扁桃体疝,压迫和刺激上颈段神经根所致。若为一侧小脑扁桃体下疝到寰椎以下平面,可引起患儿头部固定向患侧倾斜。普遍存在视盘水肿,有半数患者在病程早期即有此改变,晚期则几乎所有患者都可出现,青少年和成年患者还有可能因严重继发性视神经萎缩而导致双眼视力下降或完全失明。但幼儿因颅缝未完全闭合,故视盘水肿多不明显。

(2)小脑危象(脑干性强直发作):多为肿瘤直接或间接压迫脑干所致。常因急性严重颅内压增高引起,可见于晚期小脑星形细胞瘤患者。表现为阵发性去大脑强直、昏迷、角弓反张以及呼吸缓慢等,对这种危象必须立即采取有效的抢救措施予以纠正。

(3)小脑损害症状和体征:依肿瘤所在位置不同其临床表现也有所不同。

①小脑半球星形细胞瘤:由于小脑半球功能可被锥体系统部分代偿,故出现病灶损害症状较晚。小脑损害突出表现为肌张力下降、躯体平衡障碍及运动性共济失调等,表现为患侧肢体的共济运动障碍,上肢重于下肢,表现为上肢动作笨拙,持物不稳。因随意运动的幅度、力量、方向及速度失调,故临床表现为精细动作(如写字、扣纽扣和穿针线)不能,右利者用勺

进食困难(食物送不到口内)。指鼻试验、对指及轮替试验阳性,还可有患侧的肌张力及腱反射下降。小脑受损严重时可影响咽喉肌的协调运动,出现构音障碍或爆发式语言(小脑性语言)。多数患者还出现小脑性眼球震颤,即粗大的水平型眼震,眼震表现为振幅大、速度慢、不规律。向患侧注视时,眼震更缓慢且粗大;当注视前方时也可见水平型眼球震颤;在静止时双侧眼球亦不在中线位置而略向健侧偏斜 $10°\sim30°$;眼外肌发生共济失调时,偶可呈跳跃式眼球震颤,如出现旋转或垂直眼震,预示肿物可能已侵入脑干内。

②小脑蚓部星形细胞瘤:肿瘤局限于小脑蚓部者并不多见,但极易引起脑脊液循环。早期出现颅高压表现,并伴有平衡障碍和静止性共济失调,表现为站立不稳,多向后倾倒,并可有小脑受损步态。随着病情的发展,逐渐不能独立行走与站立,Romberg 征阳性。患者身体倾斜与肿瘤的位置有关,位于上蚓部时则多向前倾斜,位于下蚓部者则向后倾倒。同样,位于小脑蚓部星形细胞瘤的患者可伴有肌张力及腱反射下降,但是,通常不伴眼球震颤,如果肿物已侵入脑干内,也可出现旋转或垂直眼震。上肢共济运动失调亦较轻。肿瘤晚期累及一侧小脑半球时,则出现小脑半球受损症状。

③其他症状:正如其他小脑肿瘤一样,少数小脑星形细胞患者可发生精神障碍,表现为反应迟钝、表情淡漠,并可出现幻视、幻想等。这些症状发生的确切机制尚难确定,推测发生原因可能与慢性颅内压增高有关或由于肿瘤局部压迫引起与脑干网状结构受损有关。此外,可见脑神经损害的表现,如慢性颅内压增高所致双侧展神经麻痹,偶还可见有患侧面神经、听神经、舌咽神经及迷走神经受累,一般较少发生。锥体束征及肢体感觉障碍。

2.血管网织细胞瘤　肿瘤部位不同临床表现也不同。血管网织细胞瘤实质性者生长缓慢,病程可长达数年;囊性者发展较快,病程多为数周或数十周,也有少数可因瘤内出血或蛛网膜下腔出血呈急性发病者。位于小脑血管网织细胞瘤约 80% 为囊性肿瘤,病程多在 $3\sim6$ 个月。常出现颅内压升高和小脑症状。一般多以慢性颅内压增高表现开始,如头痛、头晕、恶心、呕吐,以后逐渐出现视力下降等症状,在整个病程中,约 80% 的病例出现头痛、呕吐。继之伴有小脑症状,如步态不稳、强迫性卧位、眼震、共济失调等。如果为多发性,那么症状要复杂,位于(CPA)可出现脑神经受损症状,如耳鸣、听力下降或丧失;位于脑干可出现脑干受损症状,如强迫头位、肢体运动障碍、复视及眼球运动麻痹、颈项强直、吞咽困难、声音嘶哑、咽喉反射消失、饮水呛咳等;有时可引起顽固性呃逆;合并视网膜血管瘤时,可影响视力,严重者可致失明。伴有红细胞增多症者,除上述症状外,可有面颈部皮肤潮红、血压增高、四肢疼痛、脾脏肿大,或伴有胃、十二指肠溃疡等症状。

眼底检查绝大多数可见有视盘水肿,合并视网膜血管瘤的可见该瘤出血所引起的一些痕迹(约占 10%)。此外,此症患者还可能伴有其他内脏的先天性疾病如多囊肾、胰腺囊肿、肝囊肿、肾癌、肾上腺嗜铬细胞瘤、附睾炎、附睾管状腺瘤、红细胞增多症等,均须注意详细检查。

3.髓母细胞瘤　髓母细胞瘤病程较短,从数天至 1 年不等,平均病程为 $4\sim6$ 个月,年龄越小病程越短。其主要临床表现如下:

(1)颅内压增高症状:早期即可出现颅内压增高症状,并呈进行性发展,很少能自行缓解,是该幕下实质髓母细胞瘤临床表现的主要特征。由于肿瘤多生长于小脑蚓部,且常阻塞第四脑室,个别甚至压迫大脑导水管,故梗阻性脑积水进展甚为迅速。最常见的症状有头晕、头痛、恶心、呕吐、视力减退及视盘水肿等。年龄较大的儿童,其头痛症状往往较严重,多位于枕下部或前额部;在年龄较小的儿童,由于颅缝未闭合及颅缝易分离,颅腔代偿空间较大,较大地缓冲颅内压症状,头痛多不严重,且视盘水肿亦不明显。但是,呕吐与颅高压却无必然的关系,常常多由于第四脑室底部的迷走神经核受刺激,和(或)颅内压增高引起。有些儿童,尤其是幼儿,可能是仅早期有呕吐症状。病程后期除有视力减退及视盘水肿外,还可因颅内压增高而出现发作性小脑危象,如强直性痉挛。此外,由于颅高压导致小脑扁桃体下疝,压迫和刺激上颈段神经根或出现保护性反射,而表现颈强直及强迫头位。部分幼儿头颅增大,叩诊时出现"破壶音"。

(2)小脑损伤症状:肿瘤主要位于小脑,常常使小脑蚓部与脊髓和前庭之间的联系受到不同程度的损害,导致身体平衡功能障碍。主要表现在躯干及双侧下肢,病儿步行时足间距离加大,步态蹒跚。闭目站立时表现为身体前后摇摆不定,肿瘤侵犯上蚓部时,多向前倾倒,肿瘤位于下蚓部时,则多向后倾倒。病情严重时,不仅不能步行及站立,即使坐也感困难,因惧怕跌倒而经常表现卧床不起。有时出现小脑性语言,表现为构音障碍,当肿瘤侵犯小脑半球时出现肢体运动性共济失调,指鼻、对指、跟-膝-胫试验阳性、肌张力低,腱反射减弱或消失。此外,2/3的患儿出现水平型眼球震颤。

(3)其他症状:主要与慢性进行性颅内压增高有关,由于慢性进行性颅内压增高致双侧展神经不全麻痹而出现复视,从而出现双眼球向内斜视,眼球向外侧注视时运动不到位。部分患儿由于肿瘤体积增大向前压迫脑桥致双侧锥体束征。晚期患儿可出现小脑危象,表现为呼吸变慢,突然丧失意识,伴双侧病理征阳性,或呈去大脑强直表现,其原因为颅内压急剧升高,发生小脑扁桃体下疝或肿瘤对脑干的直接压迫加重等,必须立即采取有效的办法,如行侧脑室穿刺引流,以降低颅内压。

四、病理与影像学

小脑肿瘤中最常见的是星形细胞瘤(astrocytoma)和髓母细胞瘤(medulloblastoma),在成年人中还可见血管网织细胞瘤(angioreticuloma)等。小脑肿瘤中有少数为室管膜瘤、脑膜瘤、先天性肿瘤(皮样囊肿和表皮样囊肿)以及转移瘤等。

1. 小脑星形细胞瘤　质地软硬程度依据有无囊变决定,一般实性部分呈灰白或灰红色,血运多数不丰富。囊性变为小脑星形细胞瘤的显著特点,囊变可表现两种类型:一是"囊在瘤内"即肿瘤由单房或多房构成,囊壁是瘤组织,边界不清。另一种是"瘤在囊内",即肿瘤为很大囊肿内的附壁瘤结节,而其余囊壁则为胶质增生带不是肿瘤组织。囊液多为黄色清亮液,蛋白质含量高,离体可自凝(Froin 征阳性)。

一般而言,镜下实性星形细胞瘤为分化良好的纤维型星形细胞构成,细胞质少而有突起,细小突起互相连接形成疏松的网状结构。细胞核圆或卵圆形,部分胞核呈梭形,核分裂象少见,偶见钙化斑点。有时细胞较多呈梭形则可诊为Ⅰ级星形细胞瘤,亦称毛细胞型星形细胞瘤,占 80%～85%,属良性,为低密度病灶,与脑组织分界清楚,占位效应显著;Ⅱ级为弥散型,约占小脑星形细胞瘤的 15%,发病年龄晚于毛细胞型,其预后较毛细胞型者差。Ⅱ～Ⅲ级星形细胞瘤多表现为略高密度、混杂密度病灶或囊性肿块,可有点状钙化或肿瘤内出血。Ⅳ级星形细胞瘤则为略高或混杂密度病灶,病灶周围水肿相当明显,界限不清。毛细胞型星形细胞瘤极少转为高级别恶性肿瘤,放疗不是肿瘤恶变的原因。低级别星形细胞瘤不能说其绝对良性,少数也可复发。应强调随诊观察的重要性。极少数小脑星形细胞瘤可沿脑蛛网膜下腔播散,此时肯定已恶性转化。小脑星形细胞瘤 CT 平扫为等密度或低密度病灶。

CT 显示其囊内容不增强,CT 值介于正常脑实质和脑脊液之间。而实性部分为稍高、等密度或低密度。CT 增强扫描,Ⅰ级星形细胞瘤无或轻度强化,Ⅱ～Ⅳ级星形细胞瘤可明显强化,呈密度不一的不规则形态或环状强化;瘤结节可强化,但程度低于血管网状细胞瘤的结节,局部隆起者可用骨窗像显示肿瘤部位颅骨的弧形变薄,肿瘤钙化灶在左右。MRI 检查:肿瘤在 T_1 像上呈等信号和低信号,瘤体可有不同程度的增强现象。一般肿瘤有比较明显的边界。囊液因蛋白含量高而与脑脊液信号有所差别。实性肿瘤可有小的囊变,肿瘤与正常脑组织间可有胶质增生层。瘤在囊内型的是有一个很大的囊壁无增强的囊肿,囊壁内表面光滑,瘤结节偏于囊壁的一侧,囊壁在病理学检查上纤维结缔组织,没有瘤细胞。囊在瘤内型的特点是囊壁有增强现象,囊壁厚薄不一,囊壁内表面粗糙,病理学检查为瘤细胞、瘤结节常偏于囊肿的一侧。

2.髓母细胞瘤　一般血运丰富、柔软易碎、边界略可辨认的实质性肿瘤。切面呈紫红色或灰红色,较大肿瘤的中央可发生坏死。囊性变和钙化极少见。镜下肿瘤细胞密集,呈圆形或椭圆形,细胞质极少,常常呈裸核状。细胞大小一致,大部分肿瘤细胞排列无特殊,少部分可排成菊花团形,瘤内不含网状纤维和胶质原纤维,只有毛细血管散布于瘤细胞之间,少数为粗结缔组织增生型,又称为硬纤维型,即肿瘤硬、韧,似有硬性包膜,故外观边界清楚,手术可分大块切除。镜下瘤细胞散在分布,主要为纤维结缔组织成分。肿瘤呈浸润性生长,与正常脑组织界限不清。主要位于小脑蚓部或突入第四脑室内,并常侵犯第四脑室底,肿瘤向上可阻塞导水管,向下阻塞正中孔,并可长入小脑延髓池中。髓母细胞瘤有沿蛛网膜下腔弥漫和播散转移的倾向。肿瘤邻近的软脑膜常被浸润,在脑表面形成一层乳白色胶样组织。沿蛛网膜下腔播散到椎管内和大脑表面,尤以手术后更易发生。

髓母细胞瘤是颅内恶性程度最高的胶质细胞瘤之一,其高度恶性主要表现在 3 个方面:①肿瘤生长迅速。②手术不易完全切除。③肿瘤细胞有沿脑脊液向其他部位种植的可能,特别易于发生在手术后。CT 检查:髓母细胞瘤一般呈圆形或卵圆形,位于颅后窝中线小脑蚓部。CT 平扫肿瘤多呈均匀一致的高密度或等密度病灶。增强检查呈均匀一致强化,边缘较清楚。病灶中有小坏死灶时,CT 平扫呈有高或稍高密度的肿物,瘤内有出血可呈混杂密度。有明显均匀强化。肿瘤钙化不多见,有时病灶周围环绕低密度水肿带。第四脑室常被推挤向前或向侧方移位,常伴有梗阻性脑积水征。MRI 检查:髓母细胞瘤实质部分表现为长 T_1 长 T_2 信号,出血可混有高信号,T_2 加权像则为高信号,可有均匀或不均匀的明显强化,伴周围水肿带。正中矢状面显示第四脑室受压变形向上、向前移位。MRI 在 T_1 加权像多为等或稍低信号,肿瘤前下缘与第四脑室之间常有一脑脊液信号的狭窄条影,提示肿瘤自小脑蚓部长出,与第四脑室较易分开,预示肿瘤可以全切除。

3.血管网织细胞瘤　又称血管网状细胞瘤(hemangioblastoma)、成血管细胞瘤(angioma)或 Lindou 瘤,简称血网,起源于中胚叶细胞的胚胎残余,为真性血管性肿瘤,生物学性质属良性肿瘤。血管网织细胞瘤多位于幕下小脑半球,偶见于幕上、脑干和脊髓。可为实质性或囊性两类,实体性好发于青壮年,最低发病年龄常大于 16 岁,小儿血网多为囊性。位于小脑的血管网织细胞瘤 70% 为囊性,位于脑干和大脑的血网囊性者仅为 20%,幕上血网囊性率仅为 49%。即使是实体性肿瘤也常有单个或多个小囊腔形成。小脑血管网织细胞瘤多为粉红色或黄色,无包膜,多数位于小脑的皮质下,囊液呈草黄色至深黄色,囊壁内面光滑,呈白色或黄褐色,与周围脑组织无明显分界。瘤结节位于囊内,大小为数毫米至 2cm 不等,位于囊壁近脑膜侧,表面的血管供应异常丰富。实质性肿瘤体积较大,呈紫红色,与周围脑组织分界清楚。肿瘤由血管网(血管内皮细胞和外膜细胞)和间质细胞两种成分构成。血管网内布满丰富的薄壁毛细血管,呈血窦状;间质细胞见于血管网之间,呈巢状或片状排列,细胞多而丰富,呈多边形,细胞质丰富,可有小空泡,细胞核呈圆形。间质细胞最典型的特征是核染色较深和无核分裂象,细胞空泡化。空泡化的间质细胞可与梭状血管内皮细胞相连,充填在毛细血管网中间。

典型囊性血管网织细胞瘤头颅 CT 平扫表现为在小脑半球位置出现单发类圆形等或低密度影囊性占位,边界清楚,内缘光滑,内有小的瘤结节,出血和钙化少见,囊肿周围可见低密度水肿带,大的病变常可引起第四脑室受压变小,可有梗阻型脑积水。增强扫描前后囊壁密度多无变化,囊内容物为低密度影,但瘤结节呈明显的均匀一致强化。实质性血网主要表现为边界不规则占位团块影,增强扫描,强化 CT 值可高达 77~154Hu,但瘤周无水肿或只有轻度水肿。有时可见较粗大肿瘤血管影。若肿瘤内有坏死灶,则瘤体呈不规则强化。MRI 扫描见囊肿的 T_1 信号强度高于脑脊液,及长 T_2 信号。肿瘤结节多为等 T_1、长 T_2 信号。典型者为大囊、小结节,瘤结节常见等 T_1 等 T_2 信号,信号均匀,边缘欠清。还可在 T_2 像上见到肿瘤周围的长 T_2 水肿带,边缘可见血管流空影。肿瘤周边因有含铁血黄素沉着,T_1 和 T_2 加权可呈低信号带。增强扫描时可见肿瘤实质部分均匀增强,囊腔及囊壁部分不增强。实质性可见瘤内蛇形、迂曲的条状血管流空现象,强化明显。少数实质性 MRI 可见瘤中央囊变,T_1 加权图像为低信号,T_2 加权为高信号,也可有瘤内局灶高信号区(T_1 和 T_2 加权),提示陈旧出血。

脑血管造影或 DSA 检查:DSA 常可发现 CT、MRI 未发现的微小肿瘤,并能显示实质性血网的供瘤动脉和引流静脉以及肿瘤染色。椎动脉造影在毛细血管期肿瘤结节均匀染色,而肿瘤囊壁及囊腔无染色,无静脉引流。常由一根或多根较大的动脉供血,周围有一圈微血管形成的病变区。实质型常见多条脑内细小动脉增粗供血,毛细血管期可见肿瘤均匀或不均匀染色,造影亦可见多条静脉引流。侵及脑膜时,常可见脑膜血管增粗供血。

五、临床诊断和鉴别诊断

1. 小脑星形细胞瘤的临床诊断和鉴别诊断 小脑星形细胞瘤主要发生在儿童,但多位于小脑半球,主要临床特点为慢性进行性颅内压增高,病程较长。当出现头痛、呕吐、走路不稳及颈项部疼痛,特别是这些症状发生在青少年及幼儿时,应考虑本病的可能性。多数患者先表现为颅内压增高,数月后才会出现小脑受损症状。根据这些临床表现,结合脑 CT 或 MRI 检查即可获得诊断,但应与下列疾病相鉴别。

(1)髓母细胞瘤:主要见于少儿,其次是青年人。主要位于小脑蚓部和(或)突入第四脑室内,多伴有明显的颅内压增高及躯干、双下肢共济失调的症状。发病年龄较小,以 3～10 岁最为多见,病程进展迅速。实质性肿瘤,可合并大片液化、坏死,周围水肿明显,增强后实质部分明显均一强化,坏死、液化部分无强化,且沿蛛网膜下腔种植转移是其特征之一。肿瘤很少形成囊肿及钙化,颅后窝骨质亦较少破坏。脑脊液细胞学检查如能发现脱落的瘤细胞更有助于诊断。小脑星形细胞瘤主要表现为小脑运动性共济失调,而髓母细胞瘤则以平衡障碍为主。此外,颅骨 X 线片小脑星形细胞瘤的钙化率较高,常可见肿瘤侧枕骨鳞部骨质吸收变薄等征象。

(2)室管膜瘤:主要发生在儿童及青年,主要位于第四脑室出口处或第四脑室内,颅内压增高症状出现较早,肿瘤较大可累及小脑蚓部或小脑半球而出现小脑损害症状,但多较轻且出现较晚。累及小脑蚓部者,有时与小脑髓母细胞瘤相似。但室管膜瘤发病年龄一般较髓母细胞瘤晚,病程较长。由于室管膜瘤常常累及第四脑室底部脑干诸脑神经核,其受累症状如复视、呕吐、耳鸣、眩晕、眼球震颤等则较为常见,多有强迫性头位。脑室造影第四脑室可呈现圆形充盈缺损,但较少发生移位。CT、MRI 平扫示肿瘤等、低密度影或信号常呈等信号,多不均匀,常无血管流空影,可有钙化。增强扫描示肿瘤常不规则增强。

(3)小脑血管网织细胞瘤:主要位于小脑半球,也常有囊性变,临床表现与小脑半球星形细胞瘤相似,但是囊性小脑星形细胞瘤多见于儿童及青少年,而小脑血管网织细胞瘤在儿童极为罕见。囊性小脑星形细胞瘤常较大,囊壁不规则,结节较大,信号不均匀,不规则强化,常无流空血管影,可有钙化、出血。小脑血管网织细胞瘤结节均匀强化,常见流空血管影,可合并红细胞增多症,常常有家族病史。椎动脉造影常可见肿瘤病理血管团影。实质性星形细胞瘤与实质性血管网织细胞瘤一样亦好发于小脑半球,但是以青少年多见,30 岁以上发病者少见。肿瘤体积大,形态欠规整,边界不甚清,CT、MRI 平扫可显示肿瘤较大,呈低密度或低、等密度混杂影,CT 值较实质性血管网织细胞瘤低,占位效应明显,瘤周有水肿,25% 可见钙化。增强后多呈不均匀强化,坏死、囊变区无增强。实质性血管网织细胞瘤主要表现为边界不规则占位团块影,增强扫描时可见肿瘤实质部分均匀增强,囊腔及囊壁部分不增强。实质性可见瘤内蛇形、迂曲的条状血管流空现象,强化明显。还可在 T_2 像上见到肿瘤周围的长 T_2 水肿带,边缘可见血管流空影。肿瘤周边因有含铁血黄素沉着,T_1 和 T_2 加权可呈低信号带。

(4)小脑结核瘤:亦可发生在儿童,但多位于小脑半球,常有结核病史或结核病接触史,颅外,如肺部可能有结核病灶,活动期常常表现为低热、消瘦及血沉增快等结核病的一般表现。脑脊液检查可有白细胞增高,糖及氯化物下降等。

(5)梗阻性脑积水:因各种原因造成大脑导水管阻塞时,也可出现颅内压增高症状,但缺乏明显的小脑损害体征。CT 或 MRI 扫描幕下无占位病灶。脑室造影仅有第四脑室以上部位的普遍性扩大,无第四脑室充盈缺损或移位表现。

2.髓母细胞瘤临床诊断和鉴别诊断　凡儿童,特别是 3～10 岁者,若出现无明显诱因的持续性头痛,反复发作的呕吐或伴有走路不稳等症状,都应进一步检查。如发现眼球震颤、平衡障碍、走路不稳、强迫头位以及 X 线片有颅内压增高征象时,即应高度怀疑髓母细胞瘤的存在,可进一步采用脑 CT 或 MRI 检查,如表现为颅后窝中线部病变,更有助于诊断。髓母细胞瘤应与第四脑室室管膜瘤、小脑星形细胞瘤、小脑结核瘤及脑膜炎等鉴别。由于髓母细胞瘤的瘤细胞易脱落播散,可广泛种植于大脑和脊髓表面,出现脑膜刺激症状及脑脊液细胞数增多,类似于脑膜炎的表现。但脑膜炎患者有周身感染症状,脑膜刺激征更为明显,脑脊液混浊,白细胞数每立方毫米可达数百至数千个,糖和氯化物含量减低以及细菌培养阳性等,可借此进行鉴别。与第四脑室室管膜瘤、小脑星形细胞瘤、小脑结核瘤相鉴别见小脑星形细胞瘤临床诊断和鉴别诊断所述。

3. 小脑血管网织细胞瘤临床诊断和鉴别诊断　男性成年人有明显的小脑症状及颅内压增高症状者,均应考虑到本病的可能。根据临床表现,结合血 RBc 和 Hb、CT、MRI、DsA 等辅助检查,若伴有 vHLD 或有家族史者,基本可以确立诊断。囊性血管网织细胞瘤应与囊性小脑星形细胞瘤、小脑囊肿、小脑脓肿等相鉴别,实质性血管网织细胞瘤需与实质性星形细胞瘤、髓母细胞瘤、室管膜细胞瘤、脉络丛乳头状瘤等相鉴别。脉络丛乳头状瘤常发生于年龄较小儿童,可位于侧脑室、第三脑室及第四脑室内。肿瘤平扫 CT 或 MRI 示等密度影或等信号影,边缘毛糙呈砂粒状,肿瘤均匀增强。部分患者伴有脑脊液增多,脑室增大,颅压增高症状。囊性变少见。小脑囊肿和小脑脓肿也各有不同的临床和影像特点。与星形细胞瘤、髓母细胞瘤、室管膜细胞瘤的鉴别见上述所述。

六、治疗策略与选择

1. 小脑星形细胞瘤的治疗　本病对放疗及化疗不太敏感,故手术切除肿瘤为首选。以手术为主。由于颅后窝容腔较小,代偿空间有限,且容易影响脑脊液循环通路,故常伴有严重颅内压增高和慢性枕骨大孔疝的表现,甚至威胁患者生命。特别是小儿,多有呕吐频繁,不能进食,周身情况衰竭等表现。因此,对于有脑积水的患儿,一般不主张做术前脑室—腹腔分流术,在开颅手术前,可先行侧脑室穿刺持续引流或安置储液囊再经储液囊持续外引流,以缓解颅内压力,改善周身情况,并挽救视力。侧脑室引流还有助于肿瘤切除时的显露,减轻手术后反应。对已有剧烈头痛、呕吐、小脑危象或已出现急性枕骨大孔疝者,应紧急行额角穿刺、侧脑室持续外引流,我们主张安置储液囊再经储液囊持续外引流,同时注意保持引流管高度,通常宜在相当于脑室平面上 20cm 左右,略高于正常颅内压水平。手术目的是要求肿瘤的全切除或近全切除,肿瘤的全切除或近全切除患者的 5 年生存率可在 95% 以上,毛细胞型星形细胞瘤影像学全切除后的复发率极低。实性肿瘤应尽量将瘤体切除;如果瘤在囊内,且瘤壁无强化者,只需将瘤结节切除即可,不需要切除囊壁;如果囊壁强化,囊在瘤内,应将肿瘤结节和囊壁一并切除。对于复发的小脑星形细胞瘤,主张应积极进行第二次手术,再结合放疗、化疗,这是治愈肿瘤或延长患儿生命最有效的方法。许多学者发现没有完全切除肿瘤的患儿,在相当长的时间内残存的肿瘤在影像学上没有太明显的进展。因此,对于侵犯重要神经或血管的小脑星形细胞瘤,在手术时要充分权衡手术的安全性和全切除肿瘤可能引起的危险性。

2. 髓母细胞瘤的治疗　应尽可能地切除肿瘤并行枕下减压术,术后辅以放射治疗,亦可在术后应用化疗及免疫治疗。对于有脑积水的患者的肿瘤切除前的处理同小脑星形细胞瘤,一般不主张做术前脑室—腹腔分流术,可先行侧脑室穿刺持续引流或安置储液囊再经储液囊持续外引流。肿瘤的手术能否全切除影响患者预后。一般来讲,几乎所有髓母细胞瘤都能做到影像学上的全切除或近全切除。但是髓母细胞瘤的恶性程度高,生长迅速,肿瘤浸润范围较广泛,很难达到完全根治,术后易复发,且手术尚可促使肿瘤细胞脱落,沿脑脊液循环通路播散种植。手术的目的在于尽量切除肿瘤,建立脑脊液循环通路,降低颅内压,为术后放射治疗及其他治疗创造条件。

对于脑室-腹腔分流术是否造成肿瘤的腹腔转移,目前仍有争论。对于肿瘤有广泛的蛛网膜下腔转移或种植、不能首先进行手术治疗,应先做分流术,为化疗、放疗创造条件。

3. 小脑血管网织细胞瘤 小脑血管网织细胞瘤作为血管源性良性肿瘤,如能手术完全切除则预后良好,故无论囊性还是实质性的血管网织细胞瘤,手术切除是治疗该病的首选方法。囊性肿瘤只需切除瘤结节即可治愈。对于多发的或隐藏在囊壁内的瘤结节应仔细寻找,不能遗漏。手术前的血管检查有利于发现瘤结节。实质性肿瘤若能全切预后也较好,但由于实质性肿瘤供血丰富且常位于重要功能区,位置较深,常不能完全切除。若肿瘤不能全切,术后可辅以放射治疗。血管网织细胞瘤若能全切,术后复发率较低,为3%~10%,肿瘤若不能全切术后复发率可超过50%。复发原因多为肿瘤未全切除、遗漏多发肿瘤、多中心生长的肿瘤再发。复发肿瘤仍可以手术,并可收到良好效果。肿瘤不能全切导致恶性播散转移的血管网织细胞瘤非常少见。

4. 显微外科手术适应证 幕下脑实质肿瘤的外科切除,均应该应用显微外科手术。

5. 放疗 小脑星形细胞瘤全切除者术后不需放疗,这一点已无争议,但有残余肿瘤者是否放疗尚有不同的看法:有人认为小脑星形细胞瘤有残留肿瘤即使不做放疗也可长期存活,放疗对儿童有长远的副作用,因此不主张放疗。有人认为未能完全切除的小脑星形细胞瘤术后放疗5年和10年生存率明显高于无放疗者。我们认为对于未能全切除者局部接受放疗,对防止或延缓肿瘤的复发有肯定的作用。

髓母细胞瘤对放射线高度敏感,因此无论肿瘤是否完全切除或有残留,都应在术后尽早进行全头颅及椎管的放射治疗。一般主张在术后1~2周伤口愈合良好、全身情况允许时,即应开始放疗。术后放疗包括:局部+全脑+全脊髓轴,全脑放疗的范围应包括筛板,后达颈髓,脊髓放疗下界达骶$_2$水平。放疗剂量的选择:全脑40Gy,颅后窝局部加15Gy,脊髓35Gy,每次不超过2Gy,最好在1.5~1.8Gy。对于3岁以下幼儿该不该放疗目前有争议,但是鉴于髓母细胞瘤对放射线高度敏感和高度恶性,我们主张在充分告知的情况下,进行放疗。脊髓24Gy,全脑35.2Gy,颅后窝局部累及总量为48Gy。笔者遇到1例1岁多的患儿仅进行放疗处理,尽管身体矮小,存有癫痫,但是目前已生存27年,且生活能自理。

小脑血管网织细胞瘤若不能全切,术后可辅以放射治疗。但肿瘤对传统放疗特别是低剂量放疗不敏感,有报道称增加放疗剂量45~50(Gy)并照射4~5周,可降低复发率,提高患者的5年和20年生存率。γ刀对中小型(直径≤3cm)实质性血管网状细胞瘤有良好的中短期控制作用,其长期疗效有待研究。

七、外科治疗

1. 手术入路和选择 幕下实质肿瘤,根据病灶的原发部位和扩展范围,常用手术有两种,枕下正中入路和枕下旁正中入路,可根据病灶部位、大小、性质和范围进行适当扩展,患者的体位根据术者的习惯可选择俯卧位或侧卧位。

2.术前计划及准备

(1)影像学检查。

(2)肿瘤标记物检查。

(3)一般准备:纠正营养不良、脱水等内环境紊乱。

(4)侧脑室外引流或侧脑室安置储液囊(伴有明显梗阻性脑积水患者)。

(5)小脑实性血管网织细胞瘤术前应充分备血,特别对于血供丰富的巨大实质性肿瘤。

3.手术步骤、要点和风险

(1)小脑星形细胞瘤

①手术入路:多选择枕下正中入路,采用颅后窝正中直切口,皮肤切口上端达枕外粗隆上1~3cm,下至第3颈椎棘突水平。

②手术步骤:按颅后窝正中直切口常规行皮肤、软组织切开,显露枕骨,根据存在小脑扁桃体下疝与否,确定暴露第一、二颈椎棘突与否。钻孔后行游离骨瓣开颅,若肿瘤偏于一侧,则骨窗应于肿瘤侧尽量扩大,骨窗上方可显露横窦下缘,下方可咬开枕骨大孔,存在小脑扁桃体下疝者可咬开部分寰椎后弓,后者宽度在1.5cm左右。如硬脑膜张力高,可请助手在台下暂时打开已夹闭的脑室外引流装置,缓慢释放数十毫升脑脊液,待硬脑膜张力下降后再重新夹闭引流管。硬脑膜可根据肿瘤的部位,行Y形或放射切开,需注意的是在处理枕骨大孔水平的硬脑膜时常伴有枕窦或环窦出血,如果肿瘤位置没有在这一水平,可以避免切开,如果要切开可用双极电凝处理。有时枕窦过于宽大电凝困难时,需用结扎。通常肿瘤侧较为小脑饱满,小脑脑回变宽,同时伴有小脑扁桃体下疝至枕骨大孔平面以下。如果肿瘤呈囊性变,先选择在小脑半球肿瘤的局部膨隆处试行穿刺,电凝穿刺点脑表面血管,以脑针徐徐向深部进针,达到肿瘤时,可有阻力增加的感觉,穿入囊内即有落空感,并可见淡黄色透明或微混浊囊液流出。在小脑膨隆处电凝表面小血管,横行切开小脑皮质,根据肿瘤大小决定切开长度,一般长3~4cm,用脑压板牵开切口显露肿瘤。星形细胞瘤多呈灰褐色鱼肉状,质地软,血供不丰富。根据肿瘤组织外观及术中冰冻活检结果,可初步确定肿瘤性质。肿瘤位置确定后,可在手术显微镜下切除肿瘤。实性肿瘤应尽量将瘤体切除;如果瘤在囊内,且瘤壁无强化者,只需将瘤结节切除即可,不需要切除囊壁;如果囊壁强化,囊在瘤内,应将肿瘤结节和囊壁一并切除。当肿瘤侵及脑干时不可强求全切除,否则会造成脑干损伤。如肿瘤质地较硬和体积较大,可用超声吸引器(CUSA)辅助切除肿瘤。肿瘤切除后应彻底止血,颅后窝硬脑膜在切开后往往难以原位严密缝合,可选择枕颈部肌肉筋膜或人工脑膜行扩大修补,仍应强调硬脑膜的低张严密缝合,可降低术后皮下积液或脑脊液漏的发生率。游离骨瓣复位,并以钛链或钛夹等人工材料固定,对于骨质已咬除的缺损处可选择钛网等人工材料进行修补。手术残腔放置引流管与否根据手术中情况而定,如果止血彻底,脑脊液循环未受到干扰,不需要放置引流管,对于肿瘤切除范围较大者或术后局部可能肿胀,导致脑脊液循环受到干扰者可以放置引流管。对于开颅时肌肉渗血较严重者,可于硬膜外或骨瓣外处置引流管,术后短期内拔除。分层严密缝合肌肉、皮肤。小脑半球或小脑蚓部肿瘤手术,务求解除肿瘤对四脑室导水管的压迫,打通脑脊液循环通道。如肿瘤切除不完全,不能完全解除脑脊液循环梗阻时,可同时进行侧脑室-脑池分流术,或术后行侧脑室-腹腔分流术,以缓解梗阻性脑积水的症状。

③术中注意事项:手术切除肿瘤时必须清楚解剖关系,操作要细致、精准。不可损伤第四脑室底部、脑干和小脑后下动脉。肿瘤累及脑干时,可在显微镜下细心地剥离与切除瘤组织,注意保护脑干、周围神经与血管。

(2)髓母细胞瘤

①手术入路:取颅后窝枕下正中入路,颅后窝正中直切口,操作方法同小脑星形细胞瘤。

②手术步骤:侧脑室外引流:髓母细胞瘤患者多伴有梗阻性脑积水和颅内压增高,于手术前常规行额部前角穿刺,置管做侧脑室持续外引流或安置储液囊再经储液囊持续外引流。目的是减低颅内压力,便于手术操作,同时可作为手术后外引流通道,便于术后处置,根据情况可于术后3~5d拔除,拔除前应该常规夹闭引流管观察24h,如果无颅高压表现,甚至应该复查颅脑CT,如果脑室无扩大,即可拔除。

肿瘤切除:髓母细胞瘤浸润范围广泛,向上可突入大脑导水管,向前可突入第四脑室并侵犯第四脑室底部及脑干。常规颅后窝枕下正中入路开颅,显露骨窗后,咬开枕骨大孔后缘,存在小脑扁桃体下疝者,或肿瘤疝入椎管者,可咬开寰椎后弓,"Y"或"H"形切开硬脑膜。可见小脑蚓部明显增宽、增大。如肿瘤未侵犯脑干结构,可做到肿瘤全切除。肿瘤血管一般来自双侧的小脑后下动脉,故切除肿瘤时均先找到供血动脉,予以处理,然后再切除肿瘤,可以明显减少出血。多数肿瘤质地软脆,用粗吸引器快速吸除瘤体,肿瘤内有粗细不等的血管,应边吸除肿瘤边电凝血管,不可只强求止血。快速吸除肿瘤是止血的最好方法,当瘤体被大部吸除后,肿瘤出血自然减少或停止。髓母细胞瘤大多脆软,易于切割与吸除。吸除困难时,可分块切除肿瘤。侵犯小脑蚓部及小脑半球的肿瘤要尽量摘除,肿瘤与小脑半球无明确的边界,但有胶质增生层。手术中要注意用脑棉片垫在肿瘤与第四脑室之间及枕骨大孔处,保护脑干并防止血液及脱落的瘤细胞流入脑室系统和椎管。如肿瘤与第四脑室有粘连时,可由中间孔处向上纵行切开小脑蚓部,将小脑向两侧牵开,仔细切除第四脑室内肿瘤。全切除肿瘤后可看到扩入的导水管的开口及第四脑室内结构。多数肿瘤与第四脑室底无粘连,第四脑室底表面光滑。若肿瘤过于广泛侵犯脑干时,不可强行剥离,仅做肿瘤大部或次全切除,疏通大脑导水管,见有脑脊液流出即已达到手术目的。对脑干面有微小渗血不能电灼者可用止血纱布覆盖手术创面止血。彻底止血后,硬脑膜扩大严密缝合修补,根据需要放置术腔或硬膜外引流管,骨瓣复位固定,分层严密缝合颈项各层。

③手术注意事项:①全切除肿瘤,以不损伤脑干为首要目标,术中不可过度牵拉脑组织,脑压板放置不得过深,以免损伤延髓及第四脑室底部。术中要防止第四脑室底的损伤。我们常常在肿瘤后下缘开始切除肿瘤,瘤内减压后用窄脑板自第四脑室底部向上抬起肿瘤,放入棉条将肿瘤与脑干隔开,再切开少许蚓部,将肿瘤分块或完整切除。②肿瘤细胞脱落后,可沿脑脊液循环通路播散。故切除肿瘤时避免多次冲洗手术野,肿瘤切除毕,移开原来棉片再重新在第四脑室与逆行进入导水管下口处及枕骨大孔处放置棉片后多次冲洗手术野,并彻底清除第四脑室与逆行进入导水管下口的血液。③术中脑脊液循环梗阻未解除者,应行侧脑室外引流,并于术后适当的时候行侧脑室—腹腔分流术。④其他同小脑星形细胞瘤。

(3)血管网织细胞瘤

①手术入路:手术取枕下正中入路,操作方法同小脑星形细胞瘤。

②手术步骤：操作方法同小脑星形细胞瘤。显露肿瘤后，囊性血管网织细胞瘤应先将囊液吸出并保存、送检，用以做血红细胞生成素试验。然后切开囊壁，在囊内仔细寻找肿瘤结节，予以全部切除。一般肿瘤结节只有一个，偶有一个以上，应分别将其与囊壁完全切除，可获得根治效果。实质性血管网织细胞瘤的切除要比囊性者困难，手术的危险性亦较囊性者大。对于供血丰富、位置深在的实质性肿瘤，术前造影能进一步了解肿瘤血供的具体细节，包括肿瘤血管和肿瘤染色的具体范围，明确供血动脉来源和引流静脉途径。此外，术前血管完全栓塞能降低手术并发症和死亡率，但部分栓塞能否起到同样效果，则报道不一。切除时应从肿瘤的外围入手，进行瘤体分离。先电凝处理其供血动脉，逐步沿肿瘤的包膜周围剥离，力求将肿瘤完全切除。忌做肿瘤穿刺、活检或过早切开肿瘤做分块切除。因这样可能导致术中出血较多而使手术陷入困境，手术时如发现肿瘤已侵入延髓或颅底，亦应细致地保护脑干及神经和血管，必要时分块摘除肿瘤。由于血管网织细胞瘤与基因突变有关，实质性肿瘤血管丰富，术前抗血管生成治疗是否有利值得深入研究。

③手术注意事项：①囊性血管网织细胞瘤，要特别注意不要遗漏留结节，复发原因多为肿瘤未全切除、遗漏多发肿瘤、多中心生长的肿瘤再发。②实质性血管网织细胞瘤，忌作肿瘤穿刺、活检或过早切开肿瘤做分块切除。因这样可能导致术中出血较多而使手术陷入困境。③其他同小脑星形细胞瘤。

4. 术后并发症处理

(1)星形细胞瘤：小脑星形细胞瘤术后的并发症主要有切口感染、假性脑膜膨出(仅对于硬膜未缝合、骨瓣未复位的病例)、后组脑神经损伤、小脑性缄默征和假性延髓性麻痹等。这些并发症并非小脑星形细胞瘤手术所特有，所有颅后窝肿瘤的手术均有可能发生，许多并发症的发生与术者的手术技巧有明显的关系。

星形细胞瘤显微手术肿瘤全切除者61例(96.8%)，近全切除2例(3.2%)，手术死亡率为0。

术后处理：术后并发症处理的核心之一是预防颅高压及脑膜的严密缝合。术前行侧脑室持续引流者可继续保持，使患者安全度过术后反应期(一般为3~5d)，在确认脑脊液循环已恢复通畅时，可拔除脑室引流管，拔管前可先行试验性夹闭。因术中可能有部分血液流入脑室系统，术后引流脑脊液常呈淡红色或淡黄色，必要时可反复行腰椎穿刺或腰大池置管持续引流以释放脑脊液，直至其彻底清亮为止。如发现有皮下积液应及时做抽液后加压包扎；如果肿瘤切除后脑积水没有被解除，可做脑室腹腔分流术。10%~50%的小脑星形细胞瘤全切除术后患儿需要做分流术以解决脑积水，这种术后脑积水可能是脑脊液吸收障碍引起。其次，对后组脑神经损伤假性延髓性麻痹患者应及时插胃管，避免误吸。小脑性缄默征表现表情呆滞、哭闹或不说话。其发作的时间可在术后即刻出现，也可在术后数天才出现，几乎所有的缄默征都能恢复。

(2)髓母细胞瘤主要并发症：①中枢性呼吸循环衰竭：系手术操作时累及脑干和第四脑室底部所致，术后可能发生中枢性呼吸循环障碍，应及时行气管切开，人工辅助呼吸及支持疗法。②其他同小脑星形细胞瘤。

(3)血管网织细胞瘤：同小脑星形细胞瘤和髓母细胞瘤。

第三章　小细胞肺癌

小细胞肺癌(small cell lung cancer,SCLC)占肺癌总数的 $10\%\sim15\%$,主要发生在主支气管和叶支气管。与非小细胞肺癌(non-small cell lung cancer,NSCLC)相比,SCLC 更容易表现为肺门周围肿块,恶性程度高,生长迅速,容易发生脑、骨、肝脏等远处转移,还有部分患者表现为上腔静脉综合征。SCLC 对化疗敏感,广泛期患者的有效率高达 $60\%\sim80\%$,完全缓解(complete response,CR)可达 $8\%\sim10\%$(有报道为 $20\%\sim30\%$)。放化疗联合治疗局限期可使 3 年生存率由不足 10% 提高到接近 40%。但是,SCLC 容易出现病情进展,能被治愈的极少。近 30 年人们一致努力寻求更有效的治疗方法和药物,希望能获得更好疗效,但一直未有重大突破。

第一节　临床检查、病理分型和分期

一、临床检查

所有患者初诊时的检查均应包括胸、肝、肾上腺 CT 和病理定性检查。这些检查的适应证和禁忌证基本与 NSCLC 相同,但由于 SCLC 较 NSCLC 更易出现脑、骨的转移,因此在选取检查项目时有以下不同:①所有患者都应该进行脑部 MRI 或 CT 检查(首选 MRI),而 NSCLC≥ⅠB 期才需要行脑部检查。②有条件者行 PET-CT;无条件者可以行骨扫描或 PET,骨扫描或 PET 扫描显示异常摄取的部位行骨影像学检查。有报道 PET-CT 使 15% 的局限期上调至广泛期,这些患者可因此避免无意义的手术。③有核红细胞、粒细胞或血小板减低患者,可能是肿瘤浸润骨髓所致,需行骨穿细胞学或骨髓活检明确。有 5% 的广泛期患者只有骨髓浸润,而无其他部位转移。④临床诊断为 $T_{1\sim2}N_0M_0$,有条件者需行纵隔病理分期,可酌情使用的检查手段有支气管内超声引导下经支气管针吸活检(endobronchial ultrasound-guided transbronchial needle aspiration,EBUS-TBNA)、电视胸腔镜(video-assisted thoracoscopy,VAST)、纵隔镜或纵隔切开术。

胸片或 CT 显示有胸腔积液者,行胸腔积液细胞学检查,若阴性且不是血性或渗出性,则可判定胸腔积液与癌症并不直接相关,否则考虑胸腔镜活检。如果胸腔积液较少无法抽取,则不应成为广泛期 SCLC 的依据。

乳酸脱氢酶与 SCLC 的预后相关,检查简便,应当作为常规。

SCLC 经常发生于长期吸烟且伴有心血管疾病的高龄患者,病史、体检、血常规、血清电解质、肝肾功能等检查更应重视。有手术指征时尚需肺功能检测。

二、病理分型

2004 年 WHO 肺肿瘤分类中的 SCLC 列出了复合型小细胞癌亚型,这是小细胞癌与另外一种成分复合组成的癌。其他成分必须不少于 10%,通常为腺癌、鳞状细胞癌或大细胞癌,也可为少见的梭形细胞或巨细胞癌,甚至含有肉瘤样成分,这些成分应在病理诊断中说明。但是,小细胞癌为分化差的神经内分泌癌,而不是未分化的小细胞型。虽然两者的恶性程度都比较高,但在形态学方面仍有区别,后者属于 NSCLC 中鳞癌的一个亚型。一些 NSCLC 也具有某些神经内分泌特点,如类癌、具有神经内分泌化的腺癌等,它们的生物学行为和预后与 SCLC 存在很大差异,在病理诊断时要通过形态学和神经内分泌化的相关免疫组织化学指标予以区分,从而指导治疗和判断预后。

三、分期

SCLC 有两种分期方法,一种是美国癌症联合会(American Joint Commission for Cancer,AJCC)分期(第 7 版),分期标准与 NSCLC 相同。美国退伍军人署肺癌研究组(Veteran's Administration Lung Group,VALG)则将 SCLC 分为:①局限期:肿瘤限于一侧胸腔内及其区域淋巴结,包括同侧肺门淋巴结、同侧纵隔淋巴结、同侧锁骨上淋巴结。也可以简单理解为肿瘤局限于一个放射野所能包括的范围。对侧纵隔、锁骨上淋巴结阳性是否属于局限期存在争议,国际肺癌研究会(International Association for the Study of Lung Cancer,IASLC)认为此类情况应包括在局限期。②广泛期:肿瘤超出上述范围,包括癌性胸腔积液、心包积液和血行转移。

AJCC 分期更为细致,适用于少数可行手术的患者,临床试验中也常被采纳;不能手术的患者多采用 VALG 分期。SCLC 的临床分期标准与病理分期相同。

第二节　治疗原则

SCLC 的治疗根据局限期或广泛期而定。

一、局限期($T_{1\sim2}N_0M_0$,I 期)

仅占 SCLC 的 5%,治疗首选手术。术后病理分期可能与术前相比发生变动,但即便淋巴结阴性仍需辅助化疗,辅助化疗可以使该部分患者的 5 年生存率由低于 5% 提高到 47%。术后淋巴结阳性者即使手术彻底,仍应化放疗。

二、超出 $T_{1\sim2}N_0M_0$ 的局限期

定义为 $T_{3\sim4}N_0M_0$,伴多发肺结节灶的 $T_{3\sim4}$ 除外。此类患者可分为两部分,一部分术前检

查(包括纵隔淋巴结病理分期检查)为 $T_{1\sim2}N_0M_0$,但术后分期超出 $T_{1\sim2}N_0M_0$ 的患者;另一部分患者初诊即为超出 $T_{1\sim2}N_0M_0$ 的局限期。两者治疗原则相同,健康状况是主要的变量:① PS 0~2 同步放化疗。有多项研究比较了局限期 SCLC 的化放疗和单纯化疗的疗效,证实化放疗的有效率高达 70%~90%,中位生存期为 14~20 个月,2 年生存率约 40%,胸部放疗的加入使局控率提高至 25%,并将 2 年生存率提高了 5.4%。②由于肿瘤并发症导致的健康状况不好(PS 3~4)。SCLC 对放化疗敏感,故肿瘤并发症导致的 PS 降低并非化疗的禁忌证,特别是在初治患者。肿块堵塞或压迫气管造成的肺不张、上腔静脉综合征等,化疗+放疗有可能取得很好的疗效。③非肿瘤并发症导致的健康状况不好(PS 3~4),应全面评估,根据具体情况决定能否承受化疗或放疗。例如,卧床是脑血管意外、骨折导致的后期并发症,谨慎治疗是可行的。即使伴有肾衰竭行血液透析者,也可给予标准剂量的 2/3 进行化疗。

三、广泛期

无局部症状且健康状况较佳推荐先化疗,化疗后疗效明显者可作局部残存肿瘤的补充放疗。对于有局部症状(骨破坏、脊髓压迫综合征、上腔静脉综合征、肺不张)的广泛期患者,可行同步或序贯放化疗。无症状的脑转移患者先化疗再予全脑放疗,有症状的脑转移患者先全脑放疗后化疗。

四、复发或进展

需根据患者的健康状况、治疗史包括末次化疗时间选择治疗方案。根据一线治疗反应,可将肿瘤分为 3 类:①敏感型:一线化疗有效,缓解期大于 3 个月,可用原来的一线方案继续治疗。②继发耐药型:一线化疗有效,但病情进展在化疗结束后 3 个月内。③原发耐药型:一线治疗无效。继发耐药和原发耐药均需考虑二线单药或联合化疗。治疗持续的时间应以患者达到最大获益或出现不可耐受的毒副反应为标准。

五、老年患者

以往进行的临床研究中,入组条件都有年龄的限制,以至于大于 70 岁的患者进入临床研究的还不到 1%,因此,目前尚无循证医学证据给出一个最佳的老年患者的治疗策略。有研究表明,对于 PS 0~2 的老年患者,足叶乙苷单药劣于顺铂+足叶乙苷。著者认为,只要患者健康状况能够耐受化疗,年龄本身不具有重要的限制意义,但治疗中应考虑老年患者的并发症、认知状况、功能状况、情绪状态、营养状态等,避免使用增加已有受损器官毒性的药物,适当降低剂量,注意监护并给予积极的支持治疗。多维老年学评估(multidimensional geriatric assessment,MGA)和老年综合评估(comprehensive geriatric assessment,CGA)均可用于老年健康状况评估。

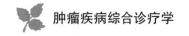

第三节　治疗方法

一、手术

仅 $T_{1\sim 2}N_0M_0$ 的患者考虑手术。术前要有全面的分期检查,包括胸腹部 CT、骨扫描、头颅影像学,有可能应该行纵隔镜或其他外科纵隔分期,以避免不必要的过度手术。超出 $T_{1\sim 2}N_0M_0$ 的局限期 SCLC,手术的地位目前还未得到大型、前瞻性的临床研究的证实。肺癌研究组进行的前瞻性随机试验中,排除 I 期($T_{1\sim 2}N_0M_0$)后的全部局限期患者先接受 5 周期的 CAV 化疗,如有效再随机分为肺切除组或非手术组,均接受胸部和脑部放疗,未发现两组的生存曲线有差别。因此 NCCN 认为 $T_{1\sim 2}N_0M_0$ 的患者应行根治术,术后化疗,超出 $T_{1\sim 2}N_0M_0$ 期的局限期患者直接行同步放化疗。欧洲肿瘤内科学会(European Society for Medical Oncology,ESMO)则建议所有局限期患者直接行同步放化疗而不手术。

如有手术适应证,首选肺叶切除+纵隔淋巴结清扫术,该术式较楔形切除术和段切除术的术后复发比例小。

二、化疗

对 SCLC 有效的细胞毒药物主要有:足叶乙苷、顺铂、卡铂、伊立替康、异环磷酰胺、环磷酰胺、长春新碱、蒽环类抗生素、氨柔比星、洛铂、吉西他滨、托泊替康等。在有选择的患者中,可在化疗后预防性使用粒细胞集落因子,以保证足量化疗能够进行。

(一)一线化疗

20 世纪 70 年代,CAV 方案是 SCLC 的一线治疗方案,80 年代后 EP 方案显示出了更高的疗效,两者均是 SCLC 的一线治疗方案。在美国,EP 方案中常用卡铂替代顺铂,以减少呕吐和神经毒性,但增加了骨髓抑制,疗效或不如顺铂。著者认为其意义在于,铂类药物的毒性谱不同,给已有潜在器官损害的患者提供了更多的选择空间。

一线化疗的最佳疗程数存在争议,多数指南推荐为 4～6 周期,增加化疗的周期数只能略微延长无进展生存期(progression－free survival,PFS),并不能提高总生存期(overall survival,OS),反而增加了更多的毒性。NCCN 不推荐对 CR 或部分缓解(partial response,PR)的患者进行维持治疗。但也有研究认为,达到 CR 或接近 CR 者继续维持治疗 6 个周期,可以使局限期患者的中位生存时间提高 10 个月(17 vs 7 个月),广泛期患者提高 4 个月。

伊立替康联合铂类也可考虑作为一线化疗方案。一项日本的Ⅲ期临床试验比较了广泛期的 SCLC 患者使用伊立替康+顺铂和足叶乙苷+顺铂方案的疗效,结果显示中位生存期分别为 12.8 个月和 9.4 个月,2 年生存率为 19.5％和 5.2％,但伊立替康发生Ⅲ度腹泻的比例为 17％(足叶乙苷组为 0),还有 3 例患者出现了治疗相关性死亡。美国和欧洲相同的Ⅲ期临床试验未发现两种方案在生存率和缓解率上有明显差异。

(二)二线化疗

尽管 SCLC 初始治疗敏感,但几乎所有的患者都会出现复发或进展,复发患者再化疗后的中位生存期为 4～5 个月。二线治疗可以是联合也可以是单药方案。拓扑替康、氨柔比星、洛铂等单药有效率为 17%～31%,联合化疗的有效率>50%,可以作为治疗失败时的替代药物。一项Ⅲ期临床研究显示,在二线治疗中,托泊替康单药与 CAV 相比,有效率和生存期相似但毒性更小。培美曲塞联合卡铂可用于二线治疗,尽管效果不如卡铂＋足叶乙苷(中位总生存期分别为 8.1 个月和 10.6 个月,中位无进展生存期分别为 3.8 个月和 5.4 个月)。吉西他滨和卡铂(GC)方案对于含有非小细胞肺癌成分的 SCLC 可能更为适合。

复发进展化疗仅有 PR 或稍微有效者,维持治疗的持续时间和每个疗程之间的间隔更不明确,有人认为应尽可能在患者最大获益后巩固 2 个周期。著者的意见,只要身体可以耐受且化疗获益,化疗周期数不必勉强规定,化疗间隔可为 3 个月或到有症状时才启动化疗,或视患者意愿而定。

常用的化疗方案如下:

· 氨柔比星:40mg/m² ,静滴,d1～3,每 3 周重复。

· 卡铂＋异环磷酰胺＋足叶乙苷＋长春新碱 VICE:卡铂,300mg/m² ,静滴,d1;异环磷酰胺,5000mg/m² ,静滴 24h(美司钠保护,IFO 剂量的 60%,于 IFO 后 0、4、8h 分 3 次静滴,d1);足叶乙苷,120mg/m² ,静滴,d1～2,240mg/m² ,口服,d3;长春新碱,0.5～1.0mg,静滴,d14 或 d1;每 3～4 周重复,共 6 个周期。

· 环磷酰胺＋阿霉素＋长春新碱(CAV):环磷酰胺,1000mg/m² ,静滴,d1;阿霉素,40mg/m² ,静滴,d1;长春新碱,1mg/m² ,最大 2mg,静滴,d1;每 3 周重复,共 6 个周期。

· 环磷酰胺＋阿霉素＋足叶乙苷(CAE):环磷酰胺,1000mg/m² ,静滴,d1;阿霉素,45mg/m² ,静滴,d1;足叶乙苷,100mg/m² ,静滴,d1,3,5,或 150mg/m² ,静滴,d1～2;每 3～4 周重复,共 5～6 个周期。

· 洛铂:30mg/m² ,静滴,d1;每 3 周重复。

· 托泊替康 1.5mg/m² ,静滴 30min,d1～5;每 3 周重复。或托泊替康,2～3mg/m² ,口服,d1～5;每 3 周重复。

· 托泊替康＋卡铂:托泊替康,1.25mg/m² ,静滴,d1～3;卡铂,AUC=5,静滴,d3;每 3 周重复,共 6 个周期。

· 托泊替康＋顺铂:托泊替康,0.75mg/m² ,静滴 30min,d1～5;顺铂,60mg/m² ,静滴 15～60min,d1;每 3 周重复。或托泊替康,1.7mg/m² ,口服,d1～5;顺铂,60mg/m² ,静滴,d5,每 3 周重复。

· 伊立替康 100mg/m² ,静滴,d1,8,15,每 4 周重复;或伊立替康 300mg/m² ,静滴,d1;每 3 周重复。

· 伊立替康＋顺铂(IP):伊立替康,60mg/m² ,静滴,d1,8,15;顺铂,60mg/m² ,静滴,d1;每 4 周重复;或伊立替康,65mg/m² ,静滴,d1,8;顺铂,30mg/m² ,静滴,d1,8;每 3 周重复。

· 伊立替康＋卡铂(IC):伊立替康,175mg/m² ,静滴,d1;卡铂,AUC=4,静滴,d1;每 3 周重复,共 4 个周期。

· 紫杉醇 250mg/m² ,静滴 24h,d1,8,15。或紫杉醇,175mg/m² ,静滴 3h,d1;每 3 周重复。

· 紫杉醇＋卡铂(TC):紫杉醇,175mg/m² ,静滴 3h,d1;卡铂,AUC=7,静滴 3h,d1;每 3

周重复,共 5 个周期。

• 足叶乙苷＋卡铂(EC/CE):足叶乙苷,100mg/m²,静滴,d1～3;卡铂,450mg/m²,静滴,d1;每 4 周重复,共 6 个周期。

• 足叶乙苷＋顺铂(EP/PE):足叶乙苷,80mg/m²,静滴 1h,d1～3;顺铂,80mg/m²,静滴 1h,d1,每 3 周重复,共 6 个周期。或顺铂,80mg/m²,静滴 1h,d1;足叶乙苷,120mg/m²,静滴 1h,d1;每 3 周重复。或顺铂,80mg/m²,静滴 1h,d1;足叶乙苷,120mg/m²,静滴 1h,d1～3;每 3 周重复,共 4 个周期。

• 足叶乙苷＋异环磷酰胺＋顺铂(VIP):足叶乙苷,75mg/m²,静滴,d1～4;异环磷酰胺,1200mg/m²[美司钠(IFO 剂量的 60％)于 IFO 后 0、4、8h 分 3 次静滴,d1];顺铂,20mg/m²,静滴,d1～4;每 3 周重复,共 4 个周期。

注:卡铂剂量(mg)＝AUC(mg/(ml・min))×[内生肌酐清除率(ml/min)＋25]。内生肌酐清除率计算:男性内生肌酐清除率＝[(140－年龄)×体重(kg)]/[0.818×血肌酐(μmol/L)]或＝(140－年龄)×体重(kg)/72×血肌酐(mg/dl);女性按男性内生肌酐清除率公式计算结果×0.85。

三、放疗

(一)原发灶

有研究表明,同步放化疗比单纯化疗可以提高局限期患者的生存期。放疗最佳的启动时间,目前认为越早越好。加拿大国立癌症研究所完成了一项从化疗第 2 周期或第 6 周期开始放疗的随机对照试验,所采用的化疗方案均为 EP 方案,放疗剂量也严格统一为 40Gy/15f/3w。早期放疗组的 2 年、5 年和 10 年生存率分别为 26％、22％和 16％,延迟放疗组的分别为 19％、13％和 9％。日本肿瘤协作组类似的研究入组 231 名局限期 SCLC 患者,随机分为化放疗同步组(第一周期化疗时即开始放疗)和化放疗序贯组(4 周期化疗后开始放疗)。化疗方案均为 EP 方案,3 周重复,放疗剂量为 40Gy/15f/3w。结果显示同步组和序贯组的中位生存期分别为 27.2 个月和 19.7 个月。2 年、3 年和 5 年生存率分别为 54.4％、29.8％、23.7％和 35.1％、20.2％、18.3％。

放疗范围有不同的意见,新近有人建议:未发生转移的纵隔、锁骨上淋巴结引流区域,不必预防性照射;如有纵隔淋巴结转移,需照射该淋巴结所在及其引流区域;对于已经化疗的患者,仅照射化疗后残留肿瘤。

放疗的最佳总剂量、分割剂量、分割方式还没有明确的标准。美国东部肿瘤协作组(Eastern Cooperative Oncology Group,ECOG)和肿瘤放疗协作组(Radiation Therapy Oncology Group,RTOG)对 412 名患者进行同步放化疗,放疗总剂量 45Gy/30f/3w(2 次/d,共 3 周),或 45Gy/30f/5w(1 次/d,共 5 周)。2 次/d 方案食管炎发生率更高,但获得生存获益大,中位生存期 23 个月和 19 个月,5 年生存率 26％和 16％。放疗的生物剂量越高越有效,但是对于双侧纵隔淋巴结转移的患者,2 次/d 分割是个难题(因为这可能带来严重的放射性食管炎)。由于此项试验选择的是更低级别淋巴结病变的患者,其预后本身可能就更好,而且 1 次/d 的分割放疗没有使用最大耐受剂量,因此超分割是否更优越仍不清楚。60～70Gy/30～

35f/6～7w 和 45Gy/30f/3w 方案的等效生物剂量相同,因此对于不能耐受超分割产生的副反应患者可以选择常规分割照射。NCCN 推荐在局限期患者中,放疗与化疗同步进行时,尽可能选用三维适型放疗。放射剂量:总剂量 45Gy,超分割(每次 1.50Gy,bid);或总剂量 60～70Gy/30～35f/6～7w(每次 1.8～2Gy,qd)。不推荐放疗期间常规使用粒细胞集落刺激因子。

(二)预防性脑照射(prophylactic cranial irradiation,PCI)

脑转移在 SCLC 十分常见,初诊患者中有 10% 发生,50% 以上的患者在病程中出现,这个比例远远高于 NSCLC。SCLC 对放疗敏感,不需要很高的剂量即可控制病灶,因此提出了 PCI 的概念。20 世纪 90 年代之前认为,PCI 降低脑转移的发生率,但不能延长生存期,并可能存在一定的中枢神经系统的不良反应,包括头痛、认知功能损害、运动功能失调等。1999 年的一项 Meta 分析回顾了 20 世纪 70～90 年代的 7 个临床试验,包括 987 例患者,大多数患者的 PCI 剂量在 24～40Gy,发现 PCI 能明显降低脑转移的比例(治疗组和对照组的 3 年脑转移发生率分别为 58.6%,33.3%),还使患者的 3 年生存率从 15.3% 上升至 20.7%。进一步分析发现,脑转移发生率下降和生存时间的延长,在 ≤40Gy 时与放射剂量的提高正相关。欧洲癌症治疗研究组织(European Organization for Research on Treatment of Cancer,EORTC)对 PCI 进行了前瞻性随机临床研究,286 名化疗后缓解的广泛期 SCLC 患者随机分成 PCI 治疗组和观察组,两组的脑转移发生率分别为 14.6% 和 40.4%,1 年生存率分别为 27.7% 和 13.3%。NCCN 明确推荐无论为局限期还是广泛期,在治疗后达到完全缓解或部分缓解且 PS 为 0～2 的患者,在与患者充分讨论并得到知情同意后,即可开始 PCI 治疗。前者的剂量多为 25Gy,后者为 20Gy。有多种合并症,PS 评分差(3～4)或认知功能受损的患者不应使用 PCI。

PCI 是否会产生远期神经系统损害一直备受关注。Arriagada 等未发现 PCI(DT24Gy/8f)患者在 2 年内有脑照射引起的任何神经功能缺陷。欧洲和北美的大部分研究剂量为 25Gy/10f 或 30Gy/15f,随访也未发现严重的神经系统损害。而 Fleck 等人发现单次分割剂量大于 4Gy 时会造成神经系统损伤,因此 NCCN 推荐 PCI 剂量为 25Gy/10f 或 30Gy/15f。PCI 是预防性治疗,应尽可能降低毒副反应,因此不建议与化疗同步使用,这与脑转移后的姑息放疗不同。

(三)姑息放疗

有症状的转移癌,可行姑息性放疗。

第四节　预后及随访

一、预后

SCLC 的预后因素包括分期、PS 评分、体重减轻情况、性别、年龄。分期是最重要的预后因素,局限期的 2 年、5 年生存率分别为 20%～40% 和 10%～13%,而广泛期则为 4%～5% 和 1%～2%。但 Yu 等报道美国流行病学监督和最终结果评价(surveillance epidemiology

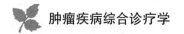

and end results evaluation，SEER）数据库中 1998～2004 年间 1560 例Ⅰ期 SCLC，247 例（15.8％）接受了肺叶切除，5 年生存率高达 50.3％，同期仅接受外照射治疗的 636 例（40.8％）5 年生存率为 14.9％。

广泛期患者的预后与转移脏器的数目、部位相关，有肝转移和骨髓侵犯的患者预后更差。乳酸脱氢酶升高也被认为是预后差的因素，有研究发现其升高与病期一致，尤其是在骨髓浸润的患者中，其升高的比例为 100％，预后较差。

二、随访

治疗缓解（包括 CR 和 PR）或稳定的患者随访频率如下：第 1 年，2～3 个月 1 次；第 2 年，3～4 个月 1 次；第 4～5 年，4～6 个月 1 次；5 年后，1 年 1 次。随访内容包括：体检、胸部影像学检查（建议 CT）、全血检查、其他相关症状的检查，并建议戒烟。脑部的 MRI 或 CT 以及 PET－CT 并不作为常规随访项目。

第四章　肿瘤的中医治疗

第一节　胃癌

　　胃癌是指原发于胃内黏膜上皮组织的恶性肿瘤,即胃腺癌;不包括原发于胃内的各种肉瘤及发生于胃外侵犯或转移来的各种肿瘤。胃癌的发病率在世界范围内差异很大,在我国为恶性肿瘤的首位,每年约有 17 万人死于胃癌,死亡率占恶性肿瘤死亡人数的 1/4,且每年还有 2 万以上新病例产生,严重威胁着人民身体健康。胃癌可发生于任何年龄,但以 40～60 岁多见,男女之比为 2∶1。胃癌可发生于胃的任何部位,但多见于幽门区和胃窦部,尤其是胃小弯侧。根据癌组织浸润深度分为早期胃癌和进展期胃癌(中、晚期胃癌)。本病发病一般较缓,患者早期可无任何症状,或以胃脘疼痛、嗳气作胀、胃纳不佳、大便色黑等为首发症状。

　　根据临床表现,胃癌当归属中医学"反胃""噎膈""癥瘕""积聚""胃脘痛""呕血""便血"等病证范畴。

一、中医学认识

　　祖国医学对于胃癌早已有了较全面的认识,不但对胃癌的症状、预后作了精辟的论述,并且还提出了治疗方法。根据患者的起病经过及临床表现,可知本病的发生与正气虚损和邪毒入侵有比较密切的关系。具体包括以下几个方面。

　　(一)饮食失常

　　如烟酒过度或恣食辛香燥热、熏制、腌制、油煎之品,或霉变、不洁之食物等,使脾失健运,不能运化水谷精微,气滞津停,酿湿生痰;或过食生冷,伤败脾胃之阳气,不能温化水饮,则水湿内生。

　　(二)情志失调

　　忧思恼怒,情志不遂而使肝失疏泄,肝气郁结。肝气横逆犯胃,则胃失和降,胃之受纳与腐熟水谷功能失常,则见朝食暮吐,暮食朝吐。

　　(三)正气内虚

　　如有胃痛、痞满等病症者,久治未愈,正气亏虚,痰瘀互结而致本病。或因年老体虚及其他疾病久治不愈,正气不足,脾胃虚弱,复因饮食失常、情志失调等因素,使痰瘀互结为患,而致本病。

本病病位在胃,但与肝、脾、肾脏等关系密切,因三脏之经脉均循行于胃,胃与脾相表里,脾为胃行其津液,若脾失健运则酿湿生痰,阻于胃腑;胃气以降为顺,以通为用,其和降有赖于肝气之条达,肝失条达则胃失和降,气机郁滞,进而可以发展为气滞血瘀,日久形成积块;中焦脾胃有赖肾之元阴、元阳的濡养、温煦,若肾阴不足,失于濡养,胃阴不足,胃失濡润可发为胃癌,或肾阳不足,脾胃失于温煦,虚寒内生,阳气不足无以化气行水,则气滞、痰阻、瘀血变证丛生。初期痰气交阻、痰湿凝滞为患,以标实为主;久病则本虚标实,本虚以胃阴亏虚、脾胃虚寒和气血两虚为主,标实则以痰瘀互结多见。

二、中医治疗

(一)辨证论治

1.肝胃不和 胃脘胀闷疼痛,窜及两胁,或可触及肿块,情绪抑郁,疼痛与情绪相关,嗳气、吞酸、呃逆、不欲食。舌淡红或红,苔薄白或薄黄,脉弦。

(1)治法:疏肝和胃,抗癌止痛。

(2)方药:逍遥散(《太平惠民和剂局方》)合旋覆代赭汤(《伤寒论》)加减。

柴胡10g,炒白芍15g,当归10g,炒白术12g,茯苓15g,旋覆花(包煎)12g,赭石(先煎)25g,党参15g,法半夏12g,半边莲15g,白花蛇舌草15g,生姜10g,甘草6g。

(3)加减:若胀重可加乌药、陈皮助理气消胀之功;若痛甚者,可加青皮、木香理气止痛;若嘈杂反酸重者,可加左金丸(吴茱萸、黄连)以清泻胃火、降逆止呕;若心情抑郁,睡眠不佳者,可加郁金、合欢皮解郁安神。

2.痰湿凝结 脘腹痞闷胀痛,恶心欲呕或呕吐痰涎,不欲食,或进食不畅,甚至反食夹有多量黏液,口淡不欲饮,头晕身重,便溏,面黄虚肿。舌淡苔白腻或白滑,脉滑或缓或细缓。

(1)治法:化痰散结,和胃抗癌。

(2)方药:开郁二陈汤(《万氏女科》)加减。

陈皮12g,茯苓15g,苍术10g,香附12g,法半夏12g,青皮9g,槟榔10g,木香(后下)9g,山慈菇12g,莪术12g,甘草10g。

(3)加减:呕吐严重者,加生姜、旋覆花降气消痰止呕;乏力、纳差,可减青皮、槟榔等开破之药,加党参、白术等顾护脾胃,扶正祛邪;日久化热,痰热互结者,可合小陷胸汤治疗。

3.瘀阻胃络 胃脘刺痛或如刀割,痛有定处,痛处拒按,可及肿块质硬,呕血,黑便,口唇爪甲紫暗,面色黧黑。舌紫暗或见瘀斑、瘀点,脉细涩或涩。

(1)治法:活血化瘀,抗癌止痛。

(2)方药:膈下逐瘀汤(《医林改错》)加减。

炒五灵脂12g,当归10g,川芎9g,桃仁9g,牡丹皮10g,赤芍15g,延胡索20g,香附15g,莪术12g,枳壳10g,甘草10g。

(3)加减:凡血络受伤,症见呕血、便血,无论舌脉如何,均宜加仙鹤草、侧柏炭、血余炭,另外可加服单味大黄粉,每次3g,每日3次以止血,直到大便潜血阴性为止;日久化热,热瘀互结生毒,症见胃脘灼痛,舌红苔黄,可加大黄、龙葵、白花蛇舌草、半枝莲等清热解毒散结。

4.湿热瘀毒 胃脘刺痛,痛处固定,灼热反胃,食后痛重,脘腹拒按,心下痞块,呕血黑便,肌肤甲错,或食入即吐。舌质暗紫或有瘀斑,苔黄腻,脉弦滑或弦数。

(1)治法:清热化湿,解毒祛瘀。

(2)方药:失笑散(《苏沈良方》)合甘露消毒丹(《医效秘传》)加减。

五灵脂(包煎)10g,生蒲黄(包煎)10g,茵陈 15g,黄芩 10g,石菖蒲 12g,川贝母 10g,藿香(后下)12g,射干 10g,连翘 12g,七叶一枝花 10g,甘草 6g。

加减:热重于湿者,加重黄芩、连翘用量;湿重于热者,加重藿香用量,并可加羌活、苍术加强化湿之力;小便不利者,加用土茯苓、猪苓、薏苡仁清热利湿解毒;面色晦暗,痛处固定不移,肌肤甲错者可加土鳖虫、九香虫、水蛭等活血散结止痛。

5.脾胃虚寒 胃脘隐痛,喜按就温,或朝食暮吐,暮食朝吐,面色苍白,肢冷神疲,便溏水肿。舌淡而胖,苔白滑润,脉沉缓。

(1)治法:温中散寒,健脾抗癌。

(2)方药:附子理中汤(《三因极一病证方论》)合香砂六君子汤(《古今名医方论》)加减。

炮附子(先煎)12g,干姜 10g,红参(另煎兑入)10g,砂仁(后下)6g,木香(后下)9g,炒白术(后下)12g,姜半夏 12g,薏苡仁 25g,刺猬皮 15g,炙甘草 10g。

(3)加减:若泛吐清水、手足不温较重者,可加丁香、吴茱萸等温阳散寒化饮止呕;若纳呆食少,神疲乏力,可加焦三仙、鸡内金和胃消积;若腹泻,完谷不化,小便清长,可加补骨脂、肉豆蔻温肾补脾止泻。

6.气血两虚 胃癌晚期,除可见胃脘疼痛、肿块坚硬、恶心呕吐等症外,尚可见严重消瘦、神疲倦怠、肌肤甲错以及大量呕血、便血,甚至腹水等症。

(1)治法:补益气血,扶正抗癌。

(2)方药:以十全大补汤(《太平惠民和剂局方》)加减。

红参(另煎兑入)10g,炙黄芪 25g,肉桂 5g,熟地黄 12g,茯苓 15g,白术 12g,当归 10g,白芍 12g,干蟾皮 12g,炙甘草 10g。

(3)加减:若阴虚,可加女贞子、山茱萸、枸杞子。若肿块石硬拒按或有结节、呕血、便血,肌肤甲错、舌暗、脉沉涩而细者,可加五灵脂、三七粉、水蛭、延胡索以逐瘀通络,活血止痛。若有腹水,可加猪苓、大腹皮、商陆、车前子以利尿逐水。

(二)其他中医药疗法

1.中成药

(1)四海舒郁丸:共研细末,每服 9g,每日 3 次,酒或凉开水送下;适用于胃癌证属肝胃不和,气滞痰凝者。

(2)小金丹:每次 1.5～3g,每日 2 次,口服;适用手胃癌证属痰湿凝结者。

(3)鳖甲煎丸:蜜丸每次 2 丸,水丸每次 3g,每日 2～3 次,温开水送服;适用于胃癌证属痰瘀凝滞兼虚者。

(4)大黄䗪虫丸:大蜜丸每次 1～2 丸,小蜜丸每次 3～6g,水丸每次 3g,每日 2～3 次,口服;适用于胃癌证属瘀阻胃络者。

(5)片仔癀:每次 0.6g,每日 2～3 次,口服;适用于胃癌证属瘀毒凝结者。

（6）西黄丸：每次3g，每日2次，口服；适用于胃癌证属瘀毒凝结者。

（7）甘露消毒丸：每次6～9g，每日2次，口服；适用于胃癌证属湿热瘀毒者。

（8）十全大补膏：每次10～15g，每日2次，温开水冲服；适用于胃癌证属气血两虚者。

2.胃癌常用抗癌中草药　在辨证论治基础上根据出现不同症状加用抗癌中草药，可加强抗癌效果。

（1）清热解毒类：白花蛇舌草、半枝莲、天葵子、土茯苓、香橼、藤梨根、白屈菜、喜树叶（果）、核桃树枝、白英、白芷、石见穿等。

（2）化痰软坚类：夏枯草、生牡蛎、海藻、昆布、山慈菇、土贝母、天南星、芥子等。

（3）活血化瘀类：水红花子、桃仁、红花、苏木、徐长卿、急性子、蜂房、五灵脂、丹参、凌霄花、八月札等。

（4）健脾利湿类：苍术、白术、薏苡仁、菱角、猪苓、茯苓、泽泻等。

3.针灸治疗

（1）脾胃虚寒或脾肾阳虚证

①穴位：大椎、身柱（a组）；神道、灵台（b组）；第8胸椎旁夹脊（c组）；脾俞（d组）；胃俞（e组）；足三里（f组）；方法：化脓灸，每次灸1组，每穴灸7～9壮，隔日灸1次，每次灸毕，用灸疮膏贴在灸穴上，使之化脓。

②穴位：公孙、丰隆、照海、手三里、足三里、内关、列缺；方法：用提插结合捻转手法，以得气为度。

③穴位：上脘、中脘、下脘；方法：隔饼灸法。饼下垫丁桂散少许，每次灸3～5壮，1个月左右为1个疗程。

注意事项：药饼组成及制法：白附子10g，乳香10g，没药10g，丁香10g，细辛10g，小茴香10g，川芎10g，草乌10g。共研细末，加蜂蜜、葱水适量调剂，捏成药饼，如5分硬币大，2分硬币厚，上穿数小孔。

（2）气血两虚证

①穴位：足三里、三阴交、内关、阴陵泉、血海、气海、关元；方法：足三里、三阴交、内关、阴陵泉、血海均用提插捻转平补平泻之法，气海、关元用捻转补法。每日治疗1次，留针30min。

②穴位：中脘、梁门、足三里、公孙；加减：胃痛者，加肝俞、大冲，呕吐者，加内关；吐血者，加曲池、二白。方法：以平补平泻手法针刺中脘、梁门，留针15～20min，艾灸足三里、公孙。体弱的虚证用艾卷温和灸；体壮的实证用骑竹马灸或瘢痕灸法。

（3）肝胃不和或痰湿凝结证

①穴位：中脘、章门；加减：肝胃不和者，补足三里，泻行间；气血双亏者，补足三里、三阴交、膈俞、脾俞；痰湿结聚者，泻丰隆，平补平泻公孙；脾肾阳虚者，灸脾俞、肾俞，并可配耳穴神门、内分泌、胃、脾、肾等，进针后略加捻转3min，留针4～8h。方法：得气后进行提插捻转补泻，令针感传向病所或针感沿经络上下传导，留针20min。隔日治疗1次，20次为1个疗程。

②穴位：足三里、曲池、气海；方法：用2～3寸26～28号毫针，取患者双侧足三里、曲池穴，进针后行平补平泻，以提插捻转手法为主；进针深度因体形而异，1～1.5寸，以出现针感为准；进针后行针2～6min，留针15min。继而施气海穴的温和灸，取温灸纯艾卷将其点燃后，置

于气海穴的正上方,距皮肤 3～4cm 高度处灸之,以皮肤红晕为度,灸 15min。每日 1 次,6 天为 1 个疗程,1 个疗程结束后休息 1 天,共 4 个疗程。

③穴位:内关、足三里;加减:肝胃不和者,加期门、太冲;脾胃不和者,加中脘;气血双亏者,加中脘、肾俞、太溪。方法:针刺得气后提插补泻为基础,稍加变通,留针 15～30min,隔日 1 次,15 次为 1 个疗程,疗程间期可根据患者具体情况休息 7～10 天。

(4)瘀血内阻证穴位:内关、中脘、足三里、合谷、曲池、手三里、胃区阿是穴;方法:针刺得气后提插捻转,证属实热者,宜泻法,刺浅而不留针,出针宜快。证属虚寒者,宜补法,刺较深而久留,出针宜慢,留针 30min。隔日针刺 1 次。

(5)针灸止痛主穴:中脘、下脘、章门、脾俞、胃俞、膈俞、足三里、三阴交;配穴:丰隆、公孙、肾俞。艾灸止痛穴位:中脘、下脘、胃俞、脾俞、关元、神阙、足三里、三阴交。

(6)针灸止呃:术后顽固性呃逆或重症患者呃逆,①按压百会穴。患者坐卧均可。操作者左手扶头,右手中指指端点按百会穴上,施以揉压,由轻渐重,至产生较强酸胀感为度。②拇指按压膻中穴。③按压止呃穴、巨阙穴。

针刺止呃:①针刺双侧内关、足三里。②针刺迎香穴。③针刺缺盆穴。每日 1 次,采取平补平泻法,留针 40min。耳针止呃:主穴取膈、胃、肝、脾、交感;配穴取神门、皮质下、肾上腺。穴位封闭止呃法:用维生素 B_1、维生素 B_6 各 2ml,取双侧内关做穴位封闭。

4.外治法

(1)止痛抗癌膏:三七、蚤休、延胡索、黄药子各 10g,芦根 20g,川乌 6g,冰片 8g,紫皮大蒜 100g,麝香适量,大蒜取汁,余药研为细粉过 100 目筛,用大蒜汁将药粉调成膏剂贴于痛点,或经络压痛部位,隔日 2 帖。适用于胃癌疼痛。

(2)蟾蜍膏:以蟾蜍、生川乌、两面针、公丁香、肉桂、细辛、七叶一枝花、红花等药制成橡皮膏,外贴癌性疼痛处,24h 换药 1 次,7 天为 1 个疗程。适用于胃癌疼痛。

(3)黄硝膏:生大黄 30g,芒硝 30g,水蛭 30g,丹参 30g,土鳖虫 30g,桃仁 30g,王不留行 30g,麻黄 30g,防风 30g,樟丹 250g,花生油 600g。上药熬膏摊于白布上,面积 10cm×5cm,用时敷于肿块处。适用于胃癌晚期。

(4)雄蟾膏:雄黄 1.2g,蟾皮 3g,蜈蚣 12g,全蝎 6g,蕲蛇 12g,天南星 6g,木鳖子 2.4g,轻粉 1.2g,信石 1.2g,硇砂 2.4g,干姜 30g,黄药子 2.4g,山慈菇 6g,露蜂房 4.8g,冰片 4.8g,斑蝥 6g,生大黄 3g。上药共研细末和均。每次取上药末 3g,用香油调匀,外敷脐部。适用于胃癌属瘀毒内结型,或胃脘疼痛者。

(5)止痛液:硼砂 10g,枯矾 15g,冰片 45g,95％酒精 500ml。先将冰片溶于酒精内,而后投入硼砂、枯矾,混匀后瓶装备用。外搽于疼痛部位,随痛随搽,不拘于时。适用于胃癌疼痛者。

第二节　食管癌

食管癌又叫食道癌,是发生在食管上皮组织的恶性肿瘤,占所有恶行肿瘤的 2％。全世界每年约有 20 万人死于食管癌,我国是食管癌高发区,其死亡率仅次于胃癌居第二位,发病年龄多在 40 岁以上,男性多于女性,但近年来 40 岁以下发病者有增长趋势。食管癌的发生与亚硝胺慢性刺激、炎症与创伤、遗传因素以及饮水、粮食和蔬菜中的微量元素含量有关。但确切原因不甚明了,有待研究探讨。食管癌在我国有明显的地理聚集现象,高发病率及高死亡率地区相当集中。在河北、河南、江苏、山西、陕西、安徽、湖北、四川等省,食管癌发病率在各种肿瘤中高居首位,其中河南省死亡率最高。

该病以吞咽不畅,咽部异物感,或进食时胸骨后哽噎不适,逐渐发展为吞咽困难为主要临床表现,属中医学"噎膈""噎"的范畴。

一、中医学认识

中医学认为本病由以下几个方面引起。

(一)忧思郁怒

忧思伤脾,脾伤则气结,气结则津液不得输布,凝聚成痰,气痰交阻,逆而不降,初则饮食难进,继则食下随涎上涌。郁怒伤肝,木旺则克土,土被克则聚液成痰,气结痰阻,冲气上干,亦可出现上述见症。日久气病及血,多呈现痰凝瘀阻之象。

(二)饮食所伤

饮食不节,损伤脾胃,亦可导致噎膈的形成。如恣食辛辣燥热之品,津伤血燥,以致食管干涩,食物难入;嗜酒无度,或喜饮热酒,过食肥甘厚味,则湿热蕴结,津伤痰阻,终至饮食难入。

(三)寒温失宜

感受寒、热之邪,损伤脾胃,亦是产生噎膈的一个因素。如寒气上入胸膈,噎塞不通;或脏气冷而不调,不能传化饮食,而致饮食格拒不入;热结脾胃,津亏血燥,纳化失常,久之则隔塞不通,食入反出。

(四)房劳伤肾

房劳过度,精血亏耗,则诸脏受累。盖肾为化生之本,肾精亏耗,影响脾胃,则化源告竭。若阴亏液涸,则食管干涩,饮食难以下咽;若阴伤及阳,命门火衰,脾胃失其温煦,则中气虚馁,运化无力,痰瘀互结,阻于食管,而成噎膈。

总之,噎膈的病位位于食管,基本病理改变为食管狭窄。食管属胃所主,又与肝、脾、肾密切相关。因为肝、脾、肾除在经络方面与食管和胃有联系外,在生理上关系亦非常密切。脾能为胃行其津液,肝之疏泄和肾阳之温煦均有助于胃气和降,同时肾之津液能上润咽嗌,对于食物吞咽有协同作用。因而脾、肝、肾有病,可累及胃与食管而发生噎膈。噎膈轻证,多由于肝脾气结,痰气交阻;或因胃津亏虚,食管滞涩,以致食物咽下不顺。其重证多系痰气交阻的基础上形成痰瘀互结,阻隔胃气;或胃津亏耗而损及肾阴,致使食物水饮难以咽下,甚或食入即吐。其危证系因病情恶化,阴损及阳,肾气耗竭,脾之生化衰败,阴阳离决,而出现水谷不入、二便不通、形体羸瘦日甚的危候。

二、中医治疗

（一）辨证论治

1.痰气交阻　本证多见于疾病的早中期，症见吞咽梗阻，胸膈痞满，或疼痛、嗳气、呃逆，或呕吐痰涎及食物，口干咽燥，大便艰涩，形体日渐消瘦。舌质偏红，苔薄腻或黄，脉弦细而滑。

（1）治法：开郁润燥，化痰畅膈。

（2）方药：后膈散（《医学心悟》）加减。

沙参15g，茯苓15g，丹参15g，川贝母10g，郁金10g，砂仁壳6g，荷叶蒂15g，杵头糠（即米皮糠）15g。

（3）加减：吞咽发噎甚者，加枳壳、瓜蒌、刀豆子、煅瓦楞子；胸膈痞满甚者可加柴胡、郁金、枳壳、瓜蒌；呕吐痰涎甚者，可加姜半夏、陈皮、竹茹；口干燥者，可加生地黄、玄参、麦冬、天花粉。

2.津亏热结　吞咽梗塞而痛，饮水可下，食物难进，食后大部分吐出，夹有黏痰，形体消瘦，肌肤燥热，胸背灼痛，口干咽燥，欲饮凉水，脘中灼热，五心烦热或潮热盗汗，大便干结。舌红而干，或有裂纹，脉弦细而数。

（1）治法：养阴生津，清热润燥。

（2）方药：五汁安中饮（验方）加减。

梨汁10g，藕汁10g，韭汁10g，牛乳15g，生姜汁3g，沙参10g，石斛10g，玄参10g，桃仁10g，浙贝母10g。

（3）加减：吞咽困难，食物难进者，可单用牛乳、韭汁少量多次频服；伴气虚者，可加四君子汤；伴血虚者，可加四物汤；大便秘结者，可加肉苁蓉、大黄润肠通便。

3.痰瘀内结　吞咽梗阻，胸膈疼痛，食不能下，甚则滴水难进，进食即吐，泛吐痰涎，大便坚硬如羊屎，或吐下如赤豆汁，或便血，面色晦暗，形体羸瘦，肌肤甲错。舌质红或带青紫，舌上少津，脉细涩。

（1）治法：活血化痰，滋阴养血。

（2）方药：通幽汤（《兰室秘藏》）加减。

生地黄15g，熟地黄15g，桃仁10g，红花10g，当归10g，升麻6g，炙甘草6g。

（3）加减：吞咽困难，食不得下者，可加枳壳、玄参、桔梗；食不得入者，可饮牛乳、韭汁等；食后即吐者，可加旋覆花、赭石、竹沥；呕吐痰涎者，可加姜半夏、竹沥、川贝母；胸骨后疼痛甚者，可加青皮、木香、延胡索；瘀血停滞，大便秘结者，可加当归、桃仁、大黄。

4.气虚阳微　吞咽受阻，饮食不下，面色㿠白，精神疲惫，形寒气短，泛吐涎沫，面浮足肿，腹胀。舌淡胖，苔白，脉细弱或沉细。

（1）治法：温补脾肾，益气回阳。

（2）方药：右归丸（《景岳全书》）加减。

肉桂6g，制附子（先煎）10g，熟地黄15g，山药15g，山茱萸10g，杜仲10g，当归10g，枸杞子10g，菟丝子10g，鹿角胶（烊化）10g，黄芪15g，党参10g，白术10g。

(3)加减:气虚神疲倦怠者,可加独参汤;食入即吐者,可加旋覆花、赭石、姜半夏;呕吐痰涎者,可加竹沥、化橘红、杏仁泥。

(二)其他中医药疗法

1.中成药

(1)金匮肾气丸:每次 8 丸,每日 3 次,口服;适用于本病证属肾阳亏虚者。

(2)六神丸:每次 8~10 粒,每日 3 次,口服或含化;适用于本病证属热毒内结者。

(3)理中丸:每次 8~10 粒,每日 3 次,口服;适用于本病证属中焦虚寒者。

(4)右归丸:每次 1 丸,每日 3 次,口服;适用于本病证属肾阳不足者。

(5)复方天仙胶囊:每次 2~4 粒,每日 3 次,口服;适用于本病以吞咽困难为主者。

(6)小金丹:每次 3 粒,每日 2 次,口服;适用于本病证属湿热内盛者。

(7)六味地黄丸:每次 8 粒,每日 3 次,口服;适用于本病证属肾阴不足者。

(8)开郁顺气丸:每次 1 丸,每日 3 次,口服;适用于本病证属痰气交阻者。

(9)冬凌草糖浆:每次 30~50ml,每日 3 次,口服;适用于本病以咽部梗阻为主者。

(10)平消胶囊:每次 4~8 粒,每日 3 次,口服;适用于本病以咽部梗阻为主者。

2.单验方及食疗

(1)平鲫丸:用大鲫鱼 1 条,去内脏留鳞,以大蒜切片,填鱼腹内,湿纸包,黄泥固,慢火煨熟,去鳞骨,入平胃散末,捣丸如梧桐子大,每服 30~50 丸,空心米饮吞下。

(2)蟾酥 1 只,蜒蚰(即蛞蝓)20 条,石上柏 90g,水煎 6h 后,一次服用。

(3)守宫若干,煅存性为末,每次 2~3g,每日 3 次,开水送服。

(4)穿心莲 10g,白花蛇舌草 30g,浙贝母 12g,玄参 24g,夏枯草 12g,海藻 10g,水煎服。

(5)冬凌草汤:冬凌草 50~90g,沸水冲泡加白糖,每天 1~2 次口服。

(6)噎膈汤:石见穿 30g,半枝莲 30g,急性子 30g,大枣 5 枚,水煎服,每日 1 剂。

(7)开关散:牛黄 2g,麝香 2g,海南沉香 10g,礞石 10g,硇砂 10g,消石 30g,硼砂 40g,冰片 10g。上药共研细末,装瓶密封,每次 1.5g,每日 5~10 次,含服。

(8)黄药子酒:黄药子 300g,白酒 500ml,将黄药子浸于白酒内密封,用糠火煨 2h 取出,放凉后即可饮用,每日 1~3 次,每次连酒带药服用 30ml。

(9)龙蛇羊泉汤:龙葵 30g,蛇莓 30g,蜀羊泉 30g。水煎服,每日 1 剂。

(10)半夏附子饮:半夏 30g,附子 5g,栀子 15g,白糖 20g。将半夏、附子、栀子洗净,将附子先放入瓦锅内先煮 30min,后将半夏、栀子放入,烧沸后再用文火煎煮 30min,过滤、去渣,在汁液内加入白糖搅匀即成,每次饮 150ml,每日 1~2 次。

(11)甘草饮:半夏 20g,附子 5g,栀子 15g,甘草 6g,干姜 10g,白糖 20g。将半夏、附子、栀子、甘草、干姜洗净,先煮附子 30min,后放甘草、栀子、半夏、干姜,武火烧沸,文火煎煮 25min,过滤去渣,在汁液内加入白糖搅匀即成。每次饮 150ml,每日 1~2 次。

(12)半夏龙葵饮:半夏 15g,龙葵 10g,白糖 20g。将半夏、龙葵洗净,放入瓦锅内,加水适量,武火烧沸,文火煎煮 25min,过滤去渣,在汁液内加入白糖即成。每次饮 100ml,每日 1~2 次。

(13)八仙膏:用藕汁、姜汁、梨汁、萝卜汁、甘蔗汁、白果汁、竹沥、蜂蜜等份和匀蒸熟,任意食之。

(14)北沙参蜜膏:北沙参 30g,丹参 15g,当归 20g,川贝母 10g,杏仁 15g,瓜蒌皮 15g,砂仁壳 9g,桃仁 15g,红花 6g,荷叶蒂 15g,米皮糠 15g,郁金 15g,人参 10g,生地黄 250g,茯苓 100g,半夏曲 100g。将以上药物洗净,放入瓦锅内,加水适量,武火烧沸,文火煎煮 25min,过滤,如此法煎煮 3 次,将药液混匀,加入蜂蜜 500g 煎熬 30min 即成。每次服 15g,每日 3 次。

(15)菱角薏苡粥:菱角 100g,薏苡仁 100g,白糖 20g。将菱角洗净,去壳取肉,薏苡仁淘去泥沙。将薏苡仁、菱角肉放入锅内,加水 800ml,武火烧沸,再用文火炖煮 35min 即成,食用时加入白糖。每次喝粥 50～100ml,每日 1 次。

3.针灸疗法

(1)体针

①可选用天鼎、巨阙、上脘、中脘为主穴,内关、足三里、风门、厥阴俞、肠俞、肝俞、脾俞、胆俞等穴作为配穴,每周 3 次,15 次为 1 个疗程。

②取穴膻中、膈俞、中庭、步廊、中魁为主穴,平补平泻;胸脘闷痛加配中脘、太冲,平补平泻;便如羊屎加配复溜、照海,捻转补法;气短肢冷加配气海、命门,隔附子饼灸 5～9 壮,灸后按穴孔,行补法。顽固性呃逆、噎膈,取中魁,用麦粒灸 5～9 壮。

(2)耳针:选食管、膈、交感、神门,均取双侧。留针 5mm,每日 1 次,7 天为 1 个疗程,用于治疗食管癌咽部梗阻、汤水难入者。

(3)拔火罐法:胸痛取胸痛点相对应的后背正中线上 2 指或 3 指处拔罐;背痛取背痛点上 2 指或 3 指处正中线处为穴,每次拔罐 2～6 个,留罐时间 10～15min,用以治疗食管癌疼痛甚者。

第三节 大肠癌

大肠癌(包括结肠癌、直肠癌及肛管癌)指大肠黏膜上皮在多种致病因素作用下发生的恶性病变,是常见的恶性肿瘤之一。其发病率和死亡率均呈每年上升的趋势。在我国,大肠癌的发病率和死亡率大致居常见恶性肿瘤的第 4～6 位,男女发病率无明显差别;据国内资料显示,大肠癌的平均发病年龄为 45 岁左右,40 岁以下占 35%,30 岁以下占 12%。本病早期症状隐匿,进展期可出现大便习惯改变、便血、消瘦、腹痛及腹部肿块,常需要借助结肠镜检查或 X 线钡剂灌肠等检查方法才能确诊,一旦确诊,宜采用以手术为主的综合治疗措施。由于中晚期预后不良,故目前倡导开展对无症状高危人群进行普查,以期发现早期大肠癌而积极治疗,改善预后及提高生存率。

中医学无"大肠癌"的病名记载,其主要症状可见腹痛、排便异常、腹内肿块、全身羸弱等。根据其不同临床阶段的特点,本病可归属于中医学"癥积""肠毒""便血""痢疾""锁肛痔"等范畴。

一、中医学认识

中医认为本病的发生与饮食不节、外邪侵袭、情志失调等因素关系最为密切。

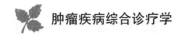

（一）饮食不节

过食肥甘厚味,辛辣醇酒易致脾胃受损,脾失健运,水谷不化,痰浊内生,阻遏气机,壅阻脉络,痰浊瘀血,互结于大肠,日久可形成本病。

（二）情志因素

长期情志不畅,精神抑郁即可引起脾胃运化功能而化生痰湿,同时还可影响气血运行而致气滞血瘀。经年累月,郁滞之气血与下注之痰湿互结于大肠局部,则可积聚成块而生此疾。

（三）感受寒湿

寒湿之邪,易伤脾胃之阳,同时还可伤人气血,脾胃阳气不运则寒痰凝于内,气血不行则瘀血浊气滞于中,寒痰、瘀血、浊气共存,互结于大肠,经年留着,累积成块,则为本病。

（四）他病累及

多种肛肠疾患有变生本病的可能。如痢疾日久,大肠气机不畅,营血运行涩滞,可生癌肿;息肉也可渐变为癌;肛瘘尤其是多次手术经久不愈者,在邪毒滞留日久的基础上有发生恶变的可能。

（五）水土因素

某些地域,水土不良,致使所生长的谷菜中含较多致癌物质,长期食之,可致气血失调,阴阳失调,瘀血、浊气及留滞体内之邪毒互结于大肠,即可生成本病。

总之,大肠癌的主要病机为气机不畅,血行瘀滞。病位在大肠,发病与肝、脾、胃关系密切,多因饮食、情志、外邪及正气亏虚等致气机不畅,痰浊内聚,血行受阻,脉络瘀痹,气滞血瘀日久,痰浊与气血相搏结,凝结于肠道,则生癌瘤。

二、辨证论治

（一）湿热内蕴

腹部阵痛,便中夹血,或里急后重,肛门灼热,或见发热,恶心。舌质红,苔黄腻,脉滑数。

1. 治法　清热祛湿,解毒散结。

2. 方药　清肠饮（《辨证录》）加减。

槐花10g,黄柏10g,苦参10g,黄芩10g,赤芍10g,地榆10g,白头翁10g,败酱草30g,马齿苋30g,生薏苡仁30g,炙甘草6g。

3. 加减　湿热内盛者加虎杖、土茯苓;血热瘀阻可加生地黄、牡丹皮;便血较重者加用槐花、地榆、白头翁、败酱草、马齿苋等。

（二）瘀毒内阻

腹痛,泻下脓血,色紫暗量多,里急后重,腹痛有定处,局部肿块坚硬如石,烦热口渴。舌质紫暗或有瘀点,脉涩。

1. 治法　清热解毒,化瘀散结。

2. 方药　膈下逐瘀汤（《医林改错》）加减。

当归尾12g,桃仁10g,红花10g,赤芍10g,川芎10g,生地黄15g,炮山甲15g,丹参30g,生薏苡仁30g,半枝莲30g,藤梨根30g,败酱草30g。

3.加减 出血量多者,腹痛较甚者加血余炭、地榆炭、三七;瘀血较甚者可选用桃红四物汤加减,加当归尾、赤芍、桃仁、红花等。

(三)脾肾阳虚

腹中冷痛,五更泄泻,面色苍白,畏寒肢冷,少气乏力,腰膝酸软。舌质淡胖,苔薄白,脉沉细弱。

1.治法 温补脾肾。

2.方药 附子理中汤(《太平惠民和剂局方》)合四神丸(《证治准绳》)加减。

制附子(先煎)12g,茯苓12g,党参30g,生薏苡仁30g,白术15g,补骨脂10g,肉豆蔻10g,诃子10g,吴茱萸10g,干姜10g,陈皮10g,炙甘草10g。

3.加减 泻痢不止可加罂粟壳、赤石脂、禹余粮;寒痛较甚者可加肉桂、煨木香。

(四)气血两虚

腹痛隐隐、下坠,或见脱肛,面色、唇甲不华,气短乏力,心悸,头晕,神疲懒言。舌质淡苔薄白,脉沉细无力。

1.治法 益气养血,理气止痛。

2.方药 八珍汤(《正体类要》)加减。

党参30g,炙黄芪30g,当归10g,茯苓10g,熟地黄10g,川芎10g,陈皮10g,炙甘草10g,白术12g,白芍12g,丹参15g,预知子(八月札)20g,升麻6g,生姜6g。

3.加减 疼痛严重者可加延胡索、沉香;气滞明显者加川楝子、木香、厚朴。

(五)肝肾阴虚

下腹隐痛,绵绵不休,形体消瘦,五心烦热,头晕耳鸣,腰酸盗汗,遗精带下。舌质红绛,苔少,脉弦细。

1.治法 滋补肝肾,降火生津。

2.方药 知柏地黄汤(《医宗金鉴》)加减。

生、熟地黄各24g,知母12g,白芍12g,黄柏10g,牡丹皮10g,山茱萸10g,五味子10g,麦冬10g,陈皮10g,泽泻6g,沙参20g,枸杞子15g。

3.加减 肿块明显者加夏枯草、海蛤壳、生牡蛎;血瘀明显者加蒲黄、五灵脂。

第五章 胃癌

第一节 胃癌的辅助和新辅助治疗

一、胃癌辅助治疗

手术是目前胃癌唯一可能治愈的手段。但Ⅱ期或Ⅲ期患者即使接受根治术后仍有 60% 的机会复发。Ⅰ期胃癌的 5 年生存率为 58%～78%，Ⅱ期大约 34%，全部胃癌患者的 5 年生存率为 20%～30%。因此，在过去的半个世纪里，人们进行了大量的临床试验，试图通过术后辅助治疗来提高胃癌的远期生存。

（一）丝裂霉素（mitomycin，MMC）的研究

在 20 世纪 60 年代，日本学者即开始了对胃癌术后辅助化疗的研究。Imanaga 等在 1977 年率先报告了 MMC 对 528 例胃癌的研究结果。单纯手术观察组 283 例，术后接受 MMC 单药化疗组 242 例。辅助化疗组的 5 年与 8 年生存率分别为 67.8% 和 63.6%，均明显高于单纯手术组的 54.3% 和 53.9%。从此直至 20 世纪末，MMC 一直作为胃癌术后辅助化疗的主要药物之一，对单药 MMC 或含 MMC 的联合方案进行了大量的研究。

1991 年 Estape 等报告了西班牙采用单药 MMC 作为胃癌术后辅助化疗的 10 年随访结果，辅助化疗组 33 例，术后给予 MMC 20mg/m²，每 6 周 1 次，共 4 次，对照组 37 例，结果显示两组的 5 年生存率分别为 76% 和 30%（$P<0.001$）。

Ochiai 等采用 MMC/FU/Ara－C＋tegafur 联合化疗与单纯手术治疗进行比较，5 年生存率分别为 36% 和 31%（$P=0.05$）。Maehara 等采用 MMC/FU/PSK（蛋白多糖，一种免疫增强药物）作为术后辅助化疗，5 年生存率为 56.9%，显著高于单纯手术组的 45.7%（$P=0.03$），提示将 MMC 与氟尿嘧啶类药物联合应用较单药 MMC 具有一定的优势。

Coombes 等 1990 年报告了国际协作癌症组（International Collaborative Cancer Group，ICCG）的研究成果。共 315 例患者入组，对其中 281 例进行了分析。患者术后 6 周随机给予 FAM 方案（5－氟尿嘧啶＋多柔比星＋丝裂霉素）化疗或观察。中位随访 68 个月，复发率分别为 56% 和 61%，5 年生存率分别为 45.7% 和 35.4%，未显示出统计学差异。亚组分析发现，对 T_3、T_4 患者，辅助化疗显示出一定的生存受益（$P=0.04$）。随后欧洲癌症研究和治疗机构（European Organisation for Research and Treatment of Cancer，EORTC）和西南肿瘤组

(Southwest Oncology Group,SWOG)的研究结果也显示胃癌根治术后给予 FAM 方案辅助化疗未能获得明显的生存优势。

2002 年韩国学者 Chang 等对 416 例ⅠB～ⅢB 的胃癌根治术后患者随机给以 FAM 方案、5－FU/MMC 方案和单药 5－FU,术后 5 周开始化疗,结果 5 年生存率和无复发生存率在 3 个治疗组中类似,提示与单药 5－FU 相比,5－FU 联合 MMC 或(和)ADM 并无显著意义。

尽管若干研究的结果存在一定的争议性,但 MMC＋氟尿嘧啶类药物还是受到人们的关注。日本癌症研究会(Japanese Cancer Institute)在 1994 年对 10 个既往辅助化疗的随机研究进行了 meta 分析,显示以 MMC 联合氟尿嘧啶类药物可显著提高胃癌患者术后的生存期(OR 0.63,95％CI 0.51～0.79,$P<0.01$),因此,在此后的 10 多年间,该方案成为许多亚洲国家的术后标准辅助化疗方案。

(二)5－FU±DDP 的研究

在一项非随机对照的研究中,给以 DDP 20mg/m² ,连续 5d,同时给以 5－FU 800mg/m²连续 5d,VP－16 100mg/m² 第 1、3、5d,21d 为 1 个周期,共 3 个周期。50 例Ⅱ～ⅢB 期的胃癌患者,中位无复发生存期为 48 个月,中位生存期为 62 个月,5 年生存率 54％,主要毒性为轻度的白细胞下降、恶心、呕吐和脱发,研究结果提示该方案具有一定的应用前景。

一项Ⅲ期随机临床研究纳入 205 例患者,其中单纯手术组为 104 例,101 例给予术后 FUP 方案(5－FU/DDP/LV),两组患者的 5 年生存率均为 39％,但在这个研究中,54％的患者因为不良反应未能完成预期的 9 个化疗周期。因此,尚不能得出肯定结论。

Macdonald 等于 2001 年报告了一项多中心、随机Ⅲ期临床研究(INT0116 研究)。该研究的入组对象为 T_3 、T_4 和(或)淋巴结阳性的胃或胃食管结合部腺癌患者,在接受了切缘阴性的手术切除后,603 例患者随机分为观察组和联合化放疗组,化放疗组治疗方案:首先给予 5－FU 425mg/m² ,d1～d5;LV 20mg/m² ,d1～d5,然后局部放疗 5 周,共 4500 cGy,放射野包括肿瘤原发部位、区域淋巴结和距切缘 2cm 的范围,放疗结束后继续化疗 2 个周期。结果显示以局部复发为首次复发的比例在联合化放疗组明显降低(19％ vs 29％),中位生存期明显延长(36 个月 vs 27 个月),3 年无复发生存率(48％ vs 31％)和总生存率(50％ vs 3.41％,$P＝0.005$)显著提高中位随访时间超过 10 年时,接受术后同步放化疗的ⅠB～Ⅳ期(M_0)胃癌患者仍然存在生存获益,且没有观察到远期毒性的增加。尽管该研究获得了重要成果,但仍有许多方面受到人们的质疑,主要包括:①手术方式,缺乏对手术质量的严格控制。在本研究中,54％的病例接受 D_0 手术,36％为 D_1 手术,只有 10％患者接受 D_2 切除,提示手术的非彻底性严重影响了术后的生存状态,也对术后辅助治疗效果的判定产生负面的影响。D_2 根治术与 D_0/D_1 术后复发和转移模式不同,美国报道常规施行 D_0/D_1 胃癌根治术后残胃及手术野淋巴结复发率高达 72％之多;荷兰报道 D_1 根治术后术野局部复发导致的病死率高达 36％,而 D_2 根治术则降至 27％。日本、韩国和中国的临床随访资料中 D_2 根治术后残胃或区域性淋巴结复发仅占 25％左右,而且以腹膜播散及淋巴结转移为主,这些临床观察结果说明,D_2 根治术后局部复发并非主要的远期生存影响因素,术后放化疗是否会改善 D_2 根治术后患者的远期生存仍有待探索。但对于 D_0/D_1 术后患者,仍应采用术后放化疗。②5－FU 的用药方式。目前持续性静脉滴注 5－FU 无论在疗效提高还是不良反应的下降方面均具有明显的优势性,已经获得共识,但该方案则是采用静脉推注方式,不符合 5－FU 的主流用药方式。③辅助治疗方案的可行性。只有 66％的患者完成了预定治疗计划,提示该方案的依从性尚需进一步完善。④放疗技术和放射野的设定。在 INT0116 研究中,较少采用 CT 规划进行更准确的放射靶区定位,而且采用了传统的平行对穿模拟照射方式,与目前的新技术有很大的差异性。因此,尽管美国关于胃癌术后辅助治疗的决策主要根据 INT0116 的研究结果确定,并将该方案作为美国标准的胃癌术后治疗方案,但其他国家的学者仍持谨慎的态度。

2005 年 Bouche 等报告了法国一个多中心Ⅲ期随机临床研究,比较了 FP 方案对 278 例Ⅱ～Ⅳ期(无远处转移Ⅳ期)胃癌患者术后辅助化疗的价值。术后辅助化疗分为 2 个阶段:第 1 阶段在术后 14d 开始,每天给予 5－FU 800mg/m²,持续滴注 5d;如果未发生 4 度不良反应则进入第 2 阶段,给以 4 个周期的 FP 方案,包括每天 5－FU 1000mg/m²,持续 5d 输注,DDP 100mg/m²(＞1h),第 2d。单纯手术组 133 例,化疗组 127 例,化疗组中Ⅲ A～Ⅳ期患者的比例明显高于单纯手术组($P＝0.01$)。中位随访 97.8 个月,结果显示化疗组和单纯手术组的 MST、DSF 以及 5 年生存率分别为 44.8 个月 vs 42.1 个月,46.6％ vs 41.9％,36.4 个月 vs 28.5 个月,均有提高的趋势,但未能产生统计学意义,可能原因是化疗组患者的临床分期明显比手术组晚,因此术后辅助化疗的价值或许并未充分显示出来。根据多因素 Cox 分析,与手术组相比辅助化疗可使总生存和无病生存期的风险分别下降 26％和 30％,进一步分层分析显示,受侵淋巴结与切除淋巴结数量之比与患者的预后以及术后辅助化疗的受益密切相关,比值≤0.3 者,预后明显优于＞0.3 的患者,而比值＞0.3 的患者,辅助化疗受益最大。

Ⅲ期临床研究(ARTIST)对胃癌 D_2 术后分别进行辅助放化疗(卡培他滨－顺铂联合放疗)和辅助化疗(卡培他滨联合顺铂),研究终点为 3 年无病生存率,结果显示在卡倍他滨－顺铂基础上联合放疗,未进一步改善患者的无病生存期。

(三)5－FU＋DDP＋蒽环类药物的研究

在 20 世纪 90 年代,5－FU 持续滴注(continuous intravenous,CIV)的用药方式引入晚期胃癌的治疗,其中 ECF 方案的问世受到人们极大的重视。ECF 方案的组成为:EPI 50mg/m²,DDP 60mg/m² 均每 3 周 1 次静脉注射,同时给予 5－FU 200mg/(m²·d)CIV 连续 3 周应用。对晚期胃癌的Ⅱ期研究获得了令人鼓舞的疗效,成为目前英国和一些其他欧洲国家晚期胃癌的标准化疗方案。

对于 ECF 方案在胃癌辅助治疗中的价值也引起学者的极大关注。2003 年 Allum 等报告了 ECF 方案作为胃癌术后辅助化疗研究(MAGIC 研究)的中期结果,503 例胃癌患者随机分为两组,一组进行围术期化疗和手术(治疗组,250 例),先给以 3 周期 ECF 化疗然后手术,术后再行 3 周期 ECF 化疗,另一组单用手术治疗(观察组,253 例)。每组患者中,74％为胃癌,14％为低位食管癌,11％为胃食管结合部癌。88％的患者完成了术前化疗,56％进入术后化疗,40％完成了预计的全部 6 周期化疗。围术期化疗组 T_1 和 T_2 期患者比例较高,为 51.7％,而单纯手术组为 36.8％。围术期化疗组患者的 5 年生存率为 36％,单纯手术组为 23％。DFS 的 HR 为 0.70(95％CI＝0.56～0.88,$P＝0.002$),OS 的 HR 为 0.08(95％CI＝0.63～1.01,$P＝0.06$)。化疗组手术根治率 79％,观察组为 69％($P＝0.02$)。术后并发症均为 46％,术后 30d 内死亡率分别为 6％和 7％。提示以 ECF 方案围术期化疗可以显著改善可切除胃癌和低位食管癌患者的无进展生存和总生存。2005 年对该研究的追踪报告显示,治疗组和观察组的 MST 分别为 24 和 20 个月(HR＝0.75,95％CI＝0.60～0.93,P＝0.009),PFS 也显著延长(HR＝0.66,95％CI＝0.53～0.81,P＝0.0001)。基于以上研究,NCCN 指南推荐对于术前进行了 ECF 方案(或其改良方案)新辅助化疗的患者,术后推荐按照 MAGIC 研究流程进行 3 个周期 ECF(或其改良方案)辅助化疗。但对于术前未接受 ECF 或其改良方案新辅助化疗的患者,术后是否应该接受辅助化疗,则长期存在争议。

2007 年 De Vita 等报告了应用 ELFE 方案(EPI/LV/5－FU/VP－16)在胃癌辅助治疗中的状况。南意大利 6 个中心共入组 228 例,手术组 113 例,化疗组 112 例。术后给以 EPI 60mg/m²,第 1d;5－FU 375mg/m²,第 1～5d;LV 100mg/m²,第 1～5d;VP－16 80mg/m²,第 1～3d。3 周重复,共 6 周期。中位随访 60 个月,手术组 5 年生存率 43.5％,化疗组 48％,DFS 分别为 39％和 44％,均无显著差异。分层分析显示,淋巴结阳性者辅助化疗可能会获得较大受益,5 年生存率化疗组为 41％,对照组为 34％,相对风险下降 16％,但未能达到统计学意义(HR0.84,95％CI 0.69～1.01,P＝0.068),5 年 DFS 分别为 39％和 31％,相对风险下降 14％,具有较弱的统计学意义(HR 0.88,95％CI 0.78～0.91,P＝0.051)。

2007 年 Cascinu 等报告了采用 PELFw 方案(DDP/EPI/5－FU/LV)在胃癌辅助治疗中的一个多中心、前瞻性随机对照研究的Ⅲ期结果。共入组 397 例,对照组 196 例,术后给以 5－FU 375mg/m²,Ⅳ,第 1～5d;LV 20mg/m²,Ⅳ,第 1～5d,每 28d 重复,共 6 周期。治疗组 201 例,给以 DDP 40mg/m²(30min),5－FU 500mg/m²(15min),LV 20mg/m²,EPI 35mg/m²,均每周 1 次静脉注射,共 8 周。对照组有 77％完成预期计划,治疗组为 72％。中位随访 54 个月,结果无论生存率还是 DFS,两组均无显著差异,而且两组复发、转移类型也类似。

（四）口服氟尿嘧啶类药物的尝试

在 20 世纪 80 年代末期,日本临床肿瘤组(Japan Clinical Oncology Group,JCOG)开始对口服氟尿嘧啶类药物在胃癌辅助化疗中的价值进行研究,目的是探索常规静脉化疗后给予口服氟尿嘧啶类药物是否会提高胃癌患者术后的生存。其中 2 项重要的研究分别为 JCOG8801 和 JCOG9206 研究。

在 JCOG8801 研究中,目的是观察对原发病灶为 T_1、T_2,浆膜阴性患者术后辅助化疗的意义。对照组 288 例,化疗组 285 例。化疗方案为 MMC 1.4mg/m²＋5－FU166.7mg/m²,每周 2 次静脉注射,连续应用 3 周;然后口服 UFT 300mg/d,连续 18 个月。平均随访 72 个月,化疗组与对照组相比,总的 5 年生存率分别为 85.8％和 82.9％(P＝0.17),对 T_1 和 T_2 患者进行分层分析也没有发现生存获益。因此作者认为对胃癌术后 T_1、T_2 患者,辅助化疗无意义,同时建议在今后的研究中不宜再纳入 T_1 患者。

JCOG9206 研究包括 252 例患者,入组条件与 JCOG8801 类似,化疗方案为 MMC 与 5－FU,用法和剂量与 JCOG8801 基本相同,但加入 Ara－C 每周 2 次静脉注射,连续使用 3 周;然后口服 5－FU 134mg/d,连续 18 个月。研究证实,长期口服 5－FU 对复发率和生存率均无显著影响。

S－1 是替加氟(5－FU 的前体药物)、5－氟－2,4－二羟基吡啶(CDHP)和氧嗪酸的复合物,是一种新型口服氟尿嘧啶类药物。日本一项大型随机Ⅲ期临床试验(ACTS－GC)评价了扩大淋巴结清扫(D_2切除)的胃癌切除(R_0切除)术后用 S－1 进行辅助化疗治疗Ⅱ期(剔除 T_1 期)或Ⅲ期胃癌的效果。1059 例患者随机接受手术及术后 S－1 辅助化疗或单纯手术治疗。S－1 治疗组的 3 年总生存率为 80.1%,单纯手术组为 70.1%。S－1 组的死亡风险比为 0.68。S－1 组的不良反应较轻,仅为恶心、呕吐、食欲减退和轻度血液学毒性。这是首次在临床研究中显示术后辅助化疗对 D_2 切除术后的日本患者存在优势,而在日本临床肿瘤组 (JCOG8801)早期进行的一项随机研究(579 例患者)中,D_2 切除术后 UFT(尿嘧啶和替加氟的复方制剂)辅助化疗并没有显著的生存优势。

2011 年 ASCO 年会上报道了 CLASSIC 研究的结果,这是迄今规模最大的专门针对亚洲人群的胃癌辅助治疗研究。该研究入组患者为可切除的Ⅱ、Ⅲa 或Ⅲb 期胃癌患者,先前未接受过放化疗,手术后随机分为 2 组,一组接受 xelox 方案(卡培他滨＋奥沙利铂)化疗,另一组观察。主要研究终点是 3 年 DFS。结果显示,化疗组 3 年 DFS 为 74%,较观察组的 60%提高了 14%。该项研究还证实,XELOX 方案打破了传统辅助化疗在年龄及肿瘤分期上的局限,对可手术的胃癌患者具有良好的有效性和安全性,可以作为胃癌术后辅助化疗的标准方案。

(五)胃癌术后辅助化疗的 Meta 分析

近年来,有几项大的 Meta 分析试图解决术后辅助化疗的问题,但这些 Meta 分析在采用的方法、选择的化疗方案方面存在许多的差异。

1993 年 Hermans 等首次对 1980 年到 1991 年的 11 个随机研究进行了 meta 分析,将胃癌术后辅助化疗与单纯手术进行比较,发现仅有较小的生存获益(OR＝0.88,95%CI＝0.78~1.08)。

第二个 meta 分析是由 Earle 和 Maroun 于 1999 年报告。该研究完全选择来自非亚洲国家的 13 个随机研究进行综合分析,结果显示术后辅助化疗能够产生接近于统计学意义的、较小的生存获益(OR＝0.80,95%CI＝0.66~0.97),而且进一步提示对术后淋巴结阳性的患者辅助化疗的意义明显提高。

Mari 于 2000 年对全球 20 个随机研究进行了 meta 分析,共包括 3658 例。结果表明,辅助化疗可使死亡风险下降 18%(OR＝0.82,95% CI＝0.75~0.89,P＝0.001),并且发现根据病期的不同,绝对收益率为 2%~4%。

Janunger 于 2002 年报告了汇总了全球 21 个随机研究,共 3962 例的 meta 分析结果。总体而言,辅助化疗可产生较小的生存获益(OR＝0.84,95% CI＝0.74~0.96)。然而如果将亚洲和西方的研究分别进行归纳分析则可发现,仅仅是在亚洲试验组获得较大的受益(OR＝0.58,95%CI＝0.44~0.76),而西方的研究未能获得受益的证明(OR＝0.96,95%CI＝0.83~1.12)。

2008 年公布了两项 meta 分析,纳入的临床随机试验以及病例数分别为 15 项、3212 例和 23 项、4919 例。结果显示,与单独手术相比,术后进行辅助化疗的 3 年生存率、无进展生存期和复发率均有改善趋势。2009 年最新公布的一项纳入 12 项随机临床研究的关于胃癌 D_1 以上根治术后辅助化疗的 meta 分析结果显示,术后辅助化疗较单独手术可降低 22%的死亡风险,由于该分析中仅 4 项为日本研究,其余 8 项为欧洲研究,纳入标准严格,除外仅含 T_1 期患者和进行 D0 手术的研究,与目前临床实践相符,结果较为可信,更具有指导意义。因此,对于术前未接受 ECF 或其改良方案新辅助化疗的Ⅱ期/Ⅲ期患者,中国专家组认为术后仍应接受辅助化疗。

尽管几项 meta 分析均显示出较小的边际获益,但目前大多数胃癌辅助化疗的个体研究是阴性结果。可能的原因包括:①与其他实体瘤如大肠癌、乳腺癌术后辅助化疗的研究相比,许多临床试验入组例数较少,会影响到胃癌术后辅助化疗价值的判定。②各个体的研究在入组病例的特点、入组的标准方面有较大的差异。尤其是目前标准手术方式仍缺乏共识,包括对淋巴结的清扫范围,这必然会影响到术后辅助治疗的结果。因此,在今后的研究中有必要进行严格的入组标准控制和严格的分层分析。③辅助化疗方案的选择也是一个重要的因素。由于对晚期胃癌的化疗方案一直处于不断地探索研究中,因此在胃癌术后辅助化疗方案的选择方面也呈现多样性,影响到术后辅助化疗意义的判定。目前的研究报告大多采用较老的化疗方案,随着在晚期胃癌中新化疗方案的问世,辅助化疗的结果会得到一定的改善。

总之,胃癌的发病率在全球范围内仍属前列,由于术后复发、转移率较高,预后较差,术后辅助治疗仍然是一个重要的研究课题。从术后辅助化疗的角度而言,尽管已经历了数十年的研究,一些随机研究和 meta 分析也显示出一定的优势性,但目前仍处于探索阶段。通常辅助化疗的发展总是落后于晚期肿瘤的姑息化疗。目前晚期胃癌的化疗有了明显的进步,一些新的化疗药物包括紫杉类、喜树碱类、草酸铂等对晚期胃癌显示出令人关注的疗效,新联合化疗方案如 DCF 方案(多西紫杉醇＋DDP＋5－FU)、EOX 方案(EH＋草酸铂＋卡培他滨)以及靶向药物赫赛汀等在许多Ⅱ、Ⅲ期临床试验中表现出比既往方案更为优越的疗效。随着这些新方案在晚期胃癌应用的日益成熟,将会逐渐进入辅助研究计划,或许会在一定程度上有助于改善目前术后辅助化疗的状态。另外,作为肿瘤治疗学中的一个重要领域,分子靶向治疗将会在胃癌的治疗中发挥越来越重要的作用,因而对分子学预后预测因素、分子学疗效预测因素的准确分析判定,将会成为胃癌治疗研究中的一个重要方面,将会对胃癌的个体化治疗无论是晚期还是辅助都会产生巨大的影响。

二、新辅助化疗

胃癌新辅助化疗(neoadjuvant chemotherapy),又称术前化疗,主要目的在于缩小肿瘤,提高手术切除率,改善治疗效果。新辅助化疗的方案主要来自晚期胃癌化疗的经验,早期多以 5－FU 及 DDP 为主,如 FAM、EAP、ECF、ELF、FAMTX 等,上述化疗方案新推出时疗效虽然较好,但结果常常不能重复。近年来在胃癌化疗领域有较多发展,如 5－FU 的持续灌注、化疗增敏剂的使用、新型药物的出现、与放疗的结合等,为胃癌新辅助化疗提供了新的希望。

(一)胃癌新辅助化疗原则

胃癌新辅助化疗是在术前进行的化疗,期望通过化疗使肿瘤缩小,利于外科完整切除。所用化疗药物必然要选择对胃癌有较好疗效的药物,中晚期胃癌患者治疗的经验是必不可少的。而借鉴晚期胃癌治疗经验的同时,还要掌握几个原则:①不要一味追求化疗的疗效而延误手术切除的时机,新辅助化疗的目的是为手术创造条件。②胃癌化疗药物是个动态选择的过程,目前没有金标准,多选择晚期化疗有效的药物。③胃癌新辅助化疗的适应证仍然以局部进展期的胃癌患者较为合适,出现远处脏器转移和腹腔广泛转移的患者即便肿瘤缩小也很难进行根治性手术,而病变较早的患者则容易因为化疗无效而失去最好的手术机会,因此需要个体化判断。一般的胃癌新辅助化疗的临床试验多纳入经病理证实的进展期(Ⅱ、ⅢA、ⅢB、Ⅳ M$_0$,TNM 分期,UICC,1997)胃癌患者,有客观可测量的病灶便于评价效果,患者的其他脏器功能可以耐受化疗,并且要获得患者的充分知情同意。

(二)胃癌术前分期

胃癌新辅助化疗效果的评价是和胃癌治疗前后分期的准确判断密不可分的。目前国际通用的胃癌分期 UICC/AJCC 的 TNM 分期系统是以病理结果为基础的,在胃癌新辅助化疗中使用受到很大限制。无论超声、CT 还是 EUS 都无法准确地检测出淋巴结的数目,更无法确定有无转移,所以目前的分期主要是通过肿瘤侵犯深度的改变、肿大淋巴结缩小的程度来判断治疗有无效果,随着 EUS、CT、PET-CT、磁共振(MRI)及腹腔镜等诊断性检查手段的应用使临床分期有了很大的改进。

体表超声能较清晰的显示胃壁的五个层次,表现为三条强回声线和两条弱回声线相间排列。因此根据肿瘤占据胃壁回声的范围和深度可以确定肿瘤浸润的深度。EUS 可用于评估肿瘤浸润深度,其对肿瘤 T 分期和 N 分期判断的准确度分别达到 65%～92%和 50%～95%。Bentrem 等报告 225 例胃癌患者内镜超声检查 T 分期和 N 分期的准确性分别为 57%和 50%。经腹超声对于胃癌浸润深度的判断不如超声内镜,但在对胃癌淋巴结转移的判断方面经腹超声显然要比内镜超声有优势,EUS 探测深度较浅,传感器的可视度有限,因此 EUS用于评估远处淋巴结转移的准确度并不满意。而经腹超声的探测范围较广泛,定位相对准确。超声判断淋巴结是否转移的依据主要是淋巴结的大小、形状和回声特点。将超声内镜和经腹超声有机地结合起来,可以有效地提高胃癌患者的治疗前分期。

CT 判断胃周淋巴结的转移与否主要依据其大小、密度等。周围脂肪较多和血管走行容易判断的淋巴结容易显示。一般来讲,随淋巴结直径增加,转移率明显升高。当增大淋巴结为蚕食状、囊状、周边高密度中心低密度、相对高密度及花斑状或呈串珠状排列、对血管产生压迫和肿块状增大者需考虑为转移。CT 扫描对肿瘤 T 分期的准确度已达到 43%～82%。弥漫型和黏液性病变在胃癌中常见,但由于其对示踪剂的浓聚水平较低,导致 PET-CT 的检出率较低。在区域淋巴结受累的检测中,尽管 PET-CT 的敏感性显著低于 CT(分别为56%和 78%)。在术前分期方面,PET-CT(68%)的精确度高于 CT(53%)或 PET(47%)。最近的报告显示用 PET 对于胃癌的检测和术前分期并不能提供充分的诊断信息,但德国学者报告 FDG-PET 的改变可早期识别化疗不敏感患者,其阴性预测值为 88%～95%,65 例局部进展期的胃癌患者在化疗前以及化疗后 14d 分别接受 FDG-PET 检查,原发肿瘤代谢活性减低 35%以上者定义为化疗敏感者,化疗敏感者病理组织学有效率高达 44%,3 年生存率可达到 35%,多因素分析发现 FDG-PET 可预测 R$_0$ 切除后的胃癌复发,但由于目前报告病例数目尚少,尚需要积累资料才能得出结论。

有关胃癌腹膜种植的术前诊断一直较为困难。随着微创外科的逐渐发展,腹腔镜应用逐渐增多,使腹腔镜探查结合腹腔游离肿瘤细胞的检测成为一种可行的手段。腹腔镜能够发现其他影像学检查无法发现的转移灶。Sloan-Kettering 癌症中心的一项临床研究对 657 例可切除的胃腺癌患者进行了为期 10 年的腹腔镜探查随访,发现有 31％的患者出现远处转移。日本学者通过 100 例胃癌患者的资料,发现其中 44％原分期偏早,而 3％分期偏晚。21 例术中发现腹腔积液,27 例无腹腔积液的患者发现游离癌细胞。在德国的一项研究中也报告腹腔镜探查可发现 50％的患者分期偏早。腹腔镜探查的局限性在于仅能进行二维评估,对肝转移及胃周淋巴结转移的评估作用有限,而且是有创性诊断手段。NCCN 指南不同机构对使用腹腔镜分期的适应证仍存在差异,在某些 NCCN 指南机构中,腹腔镜分期用于身体状况良好并且肿瘤潜在可切除的患者,尤其是考虑使用同期放化疗或手术时。对于身体状况较差的患者,在考虑放化疗联合时也可考虑使用腹腔镜分期。

(三)新辅助化疗的疗效

一般认为,新辅助化疗的有效率为 31％～70％,切除率相差较大(40％～100％),中位生存期 15～52 个月。事实上,对于胃癌的新辅助化疗,由于随机前瞻性的临床对照试验相对较少,限制了对此问题的准确评价。

2003 年 Allum 等报告 ECF 方案作为胃癌术前新辅助化疗的中期研究结果(MAGIC 研究)。503 例胃癌患者随机分为两组,一组进行围术期化疗和手术(治疗组,250 例),先给以 3 周期 ECF 方案化疗然后手术,术后再行 3 周期 ECF 化疗,另一组单用手术治疗(观察组,253 例)。每组患者中,74％为胃癌,14％为低位食管癌,11％为胃食管结合部癌。88％的患者完成了术前化疗,56％进入术后化疗,40％完成了预计的全部 6 周期化疗。围术期化疗组 T_1 和 T_2 期患者比例较高,为 51.7％,而单纯手术组为 36.8％。围术期化疗组患者的 5 年生存率为 36％,单纯手术组为 23％。DFS 的 HR 为 0.70(95％CI＝0.56～0.88,P＝0.002),OS 的 HR 为 0.08(95％CI＝0.63～1.01,P＝0.06)。化疗组手术根治率 79％,观察组为 69％ P＝0.02)。术后并发症均为 46％,术后 30d 内死亡率分别为 6％和 7％。结果表明以 ECF 方案为围术期化疗可以显著改善可切除胃癌和低位食管癌患者的无进展生存和总生存。2005 年对该研究的追踪报告显示治疗组和观察组的中位生存分别为 24 个月和 20 个月(HR＝0.75,95％CI＝0.60～0.93,P＝0.009),PFS 也显著延长(HR＝0.66,95％CI＝0.53～0.81,P＝0.0001)。该研究后来也受到不少批评,包括胃癌手术不够规范、术前分期不够准确、化疗毒性反应较重等,还有认为 MAGIC 研究中的化疗方案 ECF(表柔比星、顺铂、5－FU)是 20 世纪 80 年代开始流行的胃癌化疗方案,目前已有新的替代药物,如奥沙利铂替代顺铂、卡培他滨替代 5－FU,新一代药物已显示出更好的疗效。季加孚等报告一项采用 FOLFOX 方案作为胃癌新辅助化疗方案的多中心对照研究结果,截至 2006 年,共纳入 99 例胃癌患者,其中新辅助化疗组 38 例,临床有效率 58％,根治性切除率高于对照组(63％ vs 52％)。

除此之外,常用于胃癌新辅助化疗的药物还有紫杉醇、多西紫杉醇、伊立替康和 S－1,均显示了良好的抗肿瘤活性。紫杉醇治疗胃癌单药有效率在 20％以上,联合使用氟尿嘧啶、亚叶酸钙、顺铂等药物可进一步提高疗效,最高可达 70％,且毒性反应可耐受,常规应用抗过敏药物后,最为常见的毒性反应是骨髓抑制和脱发等。奥沙利铂联合用药治疗晚期胃癌的有效率为 42.5％～64％,主要毒性反应是周围神经损害。使用多西紫杉醇治疗胃癌的报告比紫杉醇还早,其有效率在 17.5％～24％,剂量为 60～100mg/m² 不等,不同用药间隔和剂量有效率相差不多,但其严重的骨髓毒性大大限制了其临床应用,主要是 3－4 度的中性粒细胞减少,出现粒细胞减少性发热的患者较多。伊立替康治疗晚期胃癌单药有效率为14%～23%,联合用药的有效率为42.5%～64%。其主要的毒性反应为延迟性腹泻,其次为骨髓抑制。近年来S－1为主的化疗方案报告较多。S－1是替加氟(5－FU的前体药物)、5－氟－2,4－二羟基吡啶(CDHP)和氧嗪酸的复合物,是一种新型口服氟尿嘧啶类药物3一项1059名日本胃癌患者参加的多中心临床研究结果显示,在根治性胃癌手术后S－1辅助治疗组3年生存率为80.5%,而对照组仅为70.1%,且不良反应较轻,仅为恶心、呕吐、食欲减退和轻度血液学毒性。Satohs报告使用S－1联合顺铂治疗45例进展期胃癌患者的结果,根治性切除率80%,其中临床分期Ⅳ期的27例患者中有10例达到了R_0切除,R_0切除与未达到R_0切除的患者中位生存期分别为22.3和12.6个月,临床Ⅲ期的患者R_0切除后2年生存率高达90.9%。

意大利学者D,Ugo D等报告30例胃癌患者新辅助化疗的3年随访结果,其中13例达到降期,80%获得根治性切除,切除组3年生存率达到70.8%,全组为56.7%,但文中未提及具体化疗方案。美国Ajani等2006年报告了RTOG9904的结果,该研究方案为氟尿嘧啶、亚叶酸钙和顺铂两周期化疗后同步放化疗(氟尿嘧啶持续灌注并紫杉醇每周输注)。结果发现,49例患者(43例可评价)中,病理完全缓解和R_0切除率分别为26%和77%,获得病理缓解的患者1年生存率较高(82% vs 69%),但不良反应较多,4度者占21%。该研究主要问题是D_2淋巴结清扫者仅占50%。美国Sloan－Kettering医院采用氟尿嘧啶联合顺铂并术后腹腔灌注化疗,共38例患者入组,术前静脉氟尿嘧啶联合顺铂两个周期后接受胃癌根治术(D_2淋巴结清扫),术后腹腔灌注化疗氟尿嘧啶脱氧核苷和亚叶酸钙。该方案耐受良好,R_0切除率为84%。中位随访43个月,15例患者仍然存活,病理反应良好者预后较好($P=0.053$)。美国纽约大学Newman等报告同上述报告同样治疗模式的研究结果,术前化疗方案为伊立替康联合顺铂,32例可评价胃癌患者中,中位随访28个月,14例存活,25例R_0切除患者无局部复发。综上所述,可以看出,胃癌新辅助化疗研究近年来比较活跃,且能达到提高R_0切除率,有改善患者生存率的可能,但是鉴于目前研究病例数目少,多为临床Ⅰ/Ⅱ期研究,真正的随机前瞻性对照研究较少,故而对其评价尚需动态观察。

(四)胃癌化疗敏感性的预测

胃癌新辅助治疗实施过程中,除了术前分期,还有一个重要的问题就是疗效评价和化疗敏感性的预测。随着胃癌新辅助化疗的发展,如何预测胃癌化疗敏感性的问题显得尤为重要。目前联合化疗方案的有效率多在50%左右,约一半患者对初次化疗方案并不敏感(原发耐药),也有一部分会出现继发耐药。胃癌的解剖结构决定了胃癌疗效评价较为困难。在实际操作过程中,不同部位肿瘤对化疗药物的反应是不同的,也提示化疗药物对不同部位肿瘤的作用存在差异。

近几年通过分子生物学研究结果来早期预测化疗敏感性和患者生存情况得到广泛的关注,包括氟尿嘧啶代谢相关基因 TS、DPD、TP 和顺铂相关基因 ERCC1、ERCC4、KU80GADD45A 的表达情况和 CEA mRNA 的表达情况,这也是今后的研究方向之一。

总之,胃癌新辅助化疗是一个相对较新的理念,目前在临床上应用逐渐增多。经病理证实的进展期(Ⅱ、ⅢA、ⅢB、Ⅳ M_0,TNM 分期,UICC,1997)胃癌患者,有客观可测量的病灶便于评价效果,PS 状态可以耐受化疗,并且要获得患者的充分知情同意后可考虑给予新辅助化疗。化疗前的分期以及化疗过程中的疗效评估非常重要,新型化疗药物为提高胃癌新辅助化疗的疗效提供了有力的手段。现在证据比较确凿的可用于新辅助化疗的方案是 ECF 方案,一些晚期有效的方案也可尝试用于新辅助化疗。新辅助化疗过程中要定期复查评估疗效,一旦获得手术机会应及时手术。我国在此领域尚处于起步阶段,充分利用病例资源优势,开展规范的临床研究,借鉴基础研究的成果,积极探索术前分期手段和分子水平预测,是改善胃癌疗效的前提和保证。

第二节　胃癌的靶向治疗

1.曲妥珠单抗　ToGA 研究是首个在 HER－2 阳性胃癌患者中评价曲妥珠单抗联合顺铂及一种氟尿嘧啶类药物的前瞻性多中心随机Ⅲ期临床研究。这项研究证实对于 HER－2 阳性的晚期胃癌患者,曲妥珠单抗联合标准化疗的疗效由于单纯化疗。该研究中,594 例 HER－2 阳性的局部晚期或复发转移性胃和胃食管腺癌患者随机分组,分别接受曲妥珠单抗联合化疗(5－FU 或卡培他滨联合顺铂)或单纯化疗,结果显示,曲妥珠单抗联合化疗组较单纯化疗组的中位总生存期明显改善,分别为 13.5 个月 vs 11.1 个月,有效率也显著提高(47.3％ vs 34.5％)。两组安全性相似,并未出现非预期不良事件,症状性充血性心力衰竭发生率没有统计学差异,这一研究结果奠定了曲妥珠单抗联合化疗在 HER－2 阳性的晚期胃或食管胃癌患者中的标准治疗地位。

2.贝伐单抗　AVAGAST 研究评估了贝伐珠单抗联合 XP 方案对比单用 XP 方案治疗 774 例进展期胃癌患者的疗效。研究结果显示,联合贝伐珠单抗组和单纯化疗组的中位 OS 分别为 12.1 个月和 10.1 个月($P＝0.1002$),主要研究终点未能达到。而次要研究终点,客观有效率(46％对 37％)和 PFS 均得到显著改善(6.7 个月 vs 5.3 个月)。亚组分析显示,不同国家患者的获益程度存在差异,其中美洲患者从贝伐珠单抗联合治疗中获益程度最大,而亚洲患者获益程度较低,进一步分析显示单纯化疗组生存期明显长于欧美国家患者,且接受二线治疗患者的比例也高于欧美人群,所以可能影响了 OS 的判断。虽然 AVA－GAST 主要研究终点未达到,但该研究显示的客观有效率和 PFS 的改善提示贝伐珠单抗联合化疗具有肯定的抗肿瘤活性,其能否作为进展期胃癌的推荐治疗药物,仍需更多的临床研究数据支持。亚组分析显示不同国家患者的获益程度存在差异,这可能与东西方国家胃癌患者的组织学类型不同有关(西方以弥漫型为主,东方以肠型为主),而不同组织学类型胃癌对药物治疗的反应亦存在差异。

3.西妥昔单抗　EXPAND 试验入组 870 例未行切除术的晚期胃腺癌或胃食管交界处腺癌患者随机接受顺铂(第 1d $80mg/m^2$)＋卡培他滨($1000mg/m^2$,2 次/d,第 1d 晚上至第 15d 早上)联合或不联合西妥昔单抗(初始剂量 $400mg/m^2$,然后每周 $250mg/m^2$)的治疗。患者平均年龄 59~60 岁,3/4 为男性,1/3 为胃癌。结果显示,西妥昔单抗组与单纯化疗组相比,主要终点指标无进展生存期呈非显著性下降,分别为 4.4 个月和 5.6 个月,风险比(HR)为 1.09($P＝0.3158$),OS 和 ORR 也未见受益,中位 OS 分别为 9.4 个月和 10.7 个月($HR＝1.0$,$P＝0.96$),ORR 分别为 30％和 29％,结果提示卡培他滨＋顺铂一线化疗方案中联合西妥昔单抗后未能使晚期胃癌患者受益。

4. 帕尼单抗　REAL－3 是一项随机、多中心、Ⅱ/Ⅲ期临床试验,纳入了 553 名未经治疗的晚期或转移性食管、食管胃结合部和胃腺癌或未分化癌患者,随机分配入组:EOC(50mg/m² 表柔比星,d1;130mg/m² 奥沙利铂,d1;1250mg/(m²·d)卡倍他滨,d1～d21),或调整过的 EOC(表柔比星 50mg/m²,d1;奥沙利铂 100mg/m²,d1;卡倍他滨 1000mg/(m²·d),d1～d21)加上帕尼单抗 9mg/kg,d1。结果显示帕尼单抗组患者的生存期更短,中位 OS 为 8.8 个月,而标准 EOC 方案为 11.3 个月(HR=1.37,P=0.013),PFS 也有降低的趋势(6.0 个月 vs 7.4 个月,P=0.068),安全性方面,两组间 3 级或以上的不良事件总发生率没有显著差异,结果提示帕尼单抗联合 ECO 方案不仅没有改善未经治疗的食管胃癌患者结局,实际上,与标准EOC 方案相比,总体生存期反而明显降低,原因推测调整后的 ECO 方案中奥沙利铂和卡倍他滨剂量降低可能对疗效降低有一定的影响。

5. 依维莫司　依维莫司是西罗莫司的衍生物,口服的哺乳动物雷帕霉素靶蛋白(mTOR)丝氨酸－苏氨酸激酶抑制剂,在蛋白合成、细胞生长代谢、增值和血管生成方面起着重要作用。GRANITE－1 研究是一项随机、双盲、多中心Ⅲ期临床研究,旨在评价依维莫司治疗一线或二线化疗失败的进展期胃癌的疗效,共入组 656 例患者,其中 55.3%患者来自亚洲,47.7%患者仅接收过一线化疗。依维莫司 10mg/d 联合最佳支持治疗对比安慰剂联合最佳支持治疗,未能达到主要研究终点,即未改善总生存(OS:5.39 个月 vs 4.34 个月,HR=0.90,P=0.1244);但延长了无进展生存(PFS:1.68 个月 vs 1.41 个月,HR=0.66,P=0.0001),6 个月 PFS 率分别为 12.0%和 4.3%;总缓解率(ORR)分别为 4.5%和 2.1%。最常见的不良反应为贫血(16.0% vs 12.6%)、食欲下降(11.0% vs 5.6%)、乏力(7.8% vs 5.1%)。

6. Ramucirumab(RAM,IMC－1121B)是一种靶向 VEGF 受体 2 的全人源 IgG1 单克隆抗体。一项安慰剂对照、双盲、Ⅲ期国际临床试验 RE－GARD 研究旨在评估 RAM 在含铂类和/或氟尿嘧啶类药物一线联合治疗后进展的转移性胃或 GEJ 腺癌患者中的疗效和安全性。在该研究中患者被按照 2:1 的比例随机接受 RAM(8mg/kg,静脉注射)联合最佳支持治疗或安慰剂联合最佳支持治疗(每 2 周 1 次)直至疾病进展、出现不可接受的毒性反应或死亡。符合条件的患者为因转移性疾病接受一线治疗后 4 个月内或辅助治疗后 6 个月内疾病进展的患者。主要终点是 OS,次要终点包括 PFS、12 周 PFS 率、总缓解率(ORR)和安全性。结果显示 RAM 和安慰剂组的中位 OS 分别为 5.2 和 3.8 个月,OS 的 HR 为 0.776(95%CI 为0.603～0.998,P=0.0473),RAM 和安慰剂组的中位 PFS 期分别为 2.1 和 1.3 个月,HR 为0.483(95%CI 为 0.376～0.620,P<0.0001)。RAM 和安慰剂组的 12 周 PFS 率分别为 40%和 16%,ORR 分别为 3.4%和 2.6%,疾病控制率分别为 49%和 23%(P<0.0001)。高血压、腹泻和头痛是 RAM 最常见的不良反应。结果提示在一线治疗后进展的转移性胃或胃食管结合部(GEJ)腺癌中,RAM 与安慰剂治疗相比,存在具有统计学显著性的总生存(OS)和无进展生存(PFS)获益,且安全性可接受。

7. Rilotumumab 原癌基因 c－MET 编码肝细胞生长因子(HGF)和散射因子(SF)的高亲和力受体。在各种肿瘤包括胃癌中 c－Met 和 HGF 都已不受管制,并且与不良的预后相关。MET 基因的扩增继发蛋白质的过度表达及激酶的激活,进而激活胃癌和胃食管交界癌患者

c—Met信号传导途径。胃癌组织中 c—Met 的阳性率差异较大,基因扩增在 2%～10%,蛋白表达阳性率在 20%～80%。目前针对 c—MET 靶点有不少靶向药物在临床前和小规模临床研究中均表现出良好的疗效。Rilotumumab(AMG 102)是一种特异性抑制肝细胞生长因子(HGF),进而抑制其下游 c—MET 信号通路的全人源化单抗。2012 年 ASCO 年会上,一项关于 Rilotimiumab 治疗晚期胃癌的Ⅱ期研究虽然样本量较小,但也引起了极大关注。研究纳入并未进行人群筛选的晚期胃癌或胃食管接合部癌患者,随机分入 ECX 组(表柔比星、顺铂及卡培他滨)、ECX＋Rilotumumab(7.5mg/kg)组及 ECX＋Rilotumumab(15mg/kg)组。结果显示,主要研究终点 PFS 达到统计学差异,联合 Rilotumumab 后,可将 PFS 由 4.2 个月延长至 5.6 个月(P=0.045)。如前所述,此类针对全人群的化疗联合靶向药物并未延长 OS,但针对 HGF/Met 途径的探索性研究显示,免疫组化检测的 Met 蛋白高表达者 OS 得到明显延长。全组共 90 例标本可成功检测 Met 蛋白表达,其中高表达者 38 例(42%),接受 Rilotumumab 治疗者的 OS 较安慰剂组延长达 1 倍(11.1 个月 vs 5.7 个月);但 HER2 表达状况,Met 基因拷贝数以及循环血 HGF 及可溶性 Met 表达水平与 OS 并无相关。小样本Ⅱ期研究中疗效预测标志物的结果为后续Ⅲ期研究提供了筛选依据,Ⅲ期研究将采用与 TOGA 研究类似的思路,Met 高表达者方可进入研究,比较 Rilotumumab 或安慰剂联合化疗的疗效,以证实阻断 c—Met 途径治疗晚期胃癌的价值。

目前还有一些Ⅲ期临床试验正在进行,用以证实上述药物与标准化疗联合在晚期胃癌和胃食管结合部癌症患者中的疗效和安全性。与结直肠癌不同,晚期胃癌化疗中尚缺乏高特异性的疗效预测因子,进一步分析分子标志物与临床获益的相关性有助于寻找对靶向治疗敏感的胃癌患者,从而为个体化治疗提供帮助。

第六章　肿瘤的护理

第一节　肿瘤放射治疗一般护理常规

一、放疗前护理

1.放疗前评估患者的身体及营养状况,鼓励患者进食高蛋白质、高维生素、易消化的饮食。对一般情况较差的患者应遵医嘱给予支持对症治疗,情况好转方能接受放射治疗,如必须纠正贫血、脱水、电解质紊乱、血常规异常、肝肾功能差等情况。

2.放疗前应评估患者有无切口,如有应首先将切口妥善处理,尤其是接近软骨或骨组织的切口,必须在其愈合后方可进行放疗。

3.放疗前应评估患者全身或局部有无感染,必须控制感染后再行放疗。

4.放疗前嘱患者做好保护性护理,防止感冒及腹泻。

5.放疗前需在 CT 引导下做放射部位定位,护士应建议定位前清洁皮肤,最好放疗的前一天晚上洗澡,定位后提醒患者勿清洗标记点,防止标记点移位造成照射野偏移。

6.放疗前应向患者介绍放射治疗局部皮肤的干湿性反应特点,使患者做好心理准备,另外向患者介绍保护局部皮肤对预防皮肤反应的重要作用及方法,让患者穿全棉或白色真丝柔软衣服,避免粗糙衣物摩擦。

7.为提高放射敏感性并预防感染,应保持照射部位的清洁。对眼、耳、鼻可滴抗生素,必要时行眼或外耳道冲洗,切忌使用含金属眼药,以免增加眼结膜反应。

8.做好患者的心理护理。治疗前向患者及其家属简明扼要的介绍有关放疗知识、治疗中需要配合的注意事项。开始治疗前,陪同患者参观放疗科并向患者说明放疗时工作人员不能留在室内的原因,介绍医务人员可在操作台监测治疗的全过程,使患者消除恐惧心理,积极配合治疗。

二、放疗期间护理

1.照射野皮肤护理

(1)照射野皮肤可用温水或柔软毛巾轻轻蘸洗,禁止用肥皂水或热水浸浴。

(2)照射野皮肤禁用碘酊、乙醇等刺激性消毒剂,避免冷热刺激,如冷、热敷。

(3)照射野皮肤禁止剃毛发及注射,以防皮肤损伤造成感染。

(4)外出时照射野应给予遮挡,避免日光直接照射加重皮肤损伤。

(5)禁止抓挠局部皮肤和撕剥皮肤脱屑,以防感染。

(6)多汗区皮肤应保持清洁干燥。如有异常,请及时与医生联系进行处理。

2.饮食护理　加强营养对促进组织的修复、提高治疗效果、减轻毒性及不良反应有重要意义。鼓励患者进食高蛋白质、高热量、易消化、无辛辣刺激的软食或流食。

(1)为患者创造清洁舒适安静的进食环境。

(2)在食品的调配上注意色、香、味的搭配。

(3)饭前适当控制患者不适症状,如疼痛、恶心、呕吐等。

(4)对患者及家属加强饮食宣教,鼓励家属送一些患者可口的食品,为患者提供丰富的营养。

(5)对放射性肠炎的患者,嘱其进食少渣、低纤维饮食,避免吃易产气的糖类、豆类、卷心菜、碳酸类饮料,严重腹泻须暂停治疗并给予要素膳食或完全胃肠外营养。

(6)放疗期间鼓励患者多饮水,最少每日 3 000ml,以增加尿量,减轻全身放疗反应。

3.密切观察血常规变化　放疗期间患者容易发生造血系统抑制。

(1)应密切观察血象变化和有无发热现象,体温>38℃应停止治疗并给予相应处理,预防继发性感染的发生。

(2)每周检查血常规 1～2 次,如发现血象降低应及时通知医生。

(3)在放疗期间应禁止应用易使血象下降的药物。

4.口腔黏膜反应的护理　放疗所致的口腔黏膜反应分为 3 度:轻、中、重度。护理时应准确观察判断口腔黏膜反应的程度:轻度反应表现为红、肿、红斑、充血、唾液腺减少、稍痛、进食略少。中度反应表现为口咽部明显充血水肿,斑点状白膜,溃疡形成,有明显的疼痛和吞咽痛,进食困难。重度反应表现为黏膜极度充血、糜烂、出血、融合成片状白膜,溃疡加重并有脓性分泌物,剧痛不能进食、进水,并偶有发热。

(1)轻度黏膜反应护理措施:①保持口腔清洁,每次饭后用软毛牙刷刷牙。②每日用漱口水含漱至少 4 次,每次至少 2min。③放疗后黏膜脆性增加易受损伤出血,勿用硬物刺激。④应进食软食,避免过冷、过硬、过热食物,忌辛辣、刺激性食物及烟酒。

(2)中度黏膜反应护理措施:①根据口腔 pH 选择适宜的漱口液含漱,每日 8～10 次,每次含漱 2min。②口腔黏膜局部喷药保护口腔黏膜、消炎止痛、促进伤口愈合,如西瓜霜、双料喉风散、金黄散等。③进食前可用 2% 利多卡因生理盐水喷雾或含漱 2min,以缓解疼痛,减轻进食性口腔疼痛。④鼓励患者进食高蛋白质、高维生素、易消化软食,必要时可静脉补液。

(3)重度黏膜反应护理措施:①暂停放疗,加强口腔护理,每日 4 次;含漱漱口液,每日 8～10 次,清除脓性分泌物。②静脉输入抗生素。③静脉补充营养液。

5.头颈部照射的护理

(1)应事先摘掉义齿,减少口腔黏膜反应。口腔黏膜照射后,唾液分泌减少,以及化学成分的改变,致使龋齿的发生率增高,应嘱患者使用含氟牙膏。放疗后由于咀嚼肌和下颌关节纤维变,可导致张口困难,嘱患者坚持使用螺旋张口器练习张口。

（2）鼻咽癌患者每日使用生理盐水冲洗鼻腔 1～2 次。若鼻腔干燥可以滴无菌液状石蜡湿润,鼻塞可滴用麻黄碱。

（3）眼睑不能闭合时应用湿纱布遮盖,以防尘土落入。

（4）喉癌患者由于反射功能降低,嘱患者尽量将痰液及脱落的坏死组织吐出,预防误吸引起肺部并发症。密切观察病情变化及时报告医生,如因肿瘤压迫或放疗后喉头水肿引起呼吸不畅甚至窒息,需随时备好气管切开包、吸痰器、氧气以备急救。

（5）由于瘤组织坏死脱落,大出血常见于头颈部肿瘤,应随时准备各种止血物品、药物和鼻咽填塞止血包,嘱患者及时将血吐出,防止窒息。出血时注意血压、脉搏和呼吸的变化,让患者保持镇静,必要时建立静脉通路并备血。

三、放疗后护理

1. 放疗后应做一次全面体格检查和肝肾功能检查。

2. 照射野皮肤继续保护至少 1 个月。

3. 随时观察患者局部及全身反应情况。

4. 放疗后期反应护理:照射后数月或数年出现的不可恢复的慢性反应称之为后期反应。放射部位不同,后期反应不同,最常见的是放射性肺炎、肠炎、脑神经损伤、白内障以及局部组织纤维变,形成瘢痕狭窄,严重影响机体功能,甚至出血、窒息而危及生命。因其严重不可逆且无特殊治疗,故早发现、早预防、早治疗是非常重要的。

四、健康教育

1. 向患者讲解放疗结束后局部或全身仍可出现的后期反应,提醒患者自我监测和消除患者的紧张和恐惧。

2. 嘱患者按照出院指导定期复查。

3. 告知患者适当进行锻炼,预防感冒,提高免疫功能。

4. 告知患者注意饮食调理和中药调理,提高机体抵抗力。

第二节　头颈部肿瘤放射治疗护理

一、鼻咽癌

1. 注意口腔卫生,每次饭后用软毛牙刷刷牙,用生理盐水或复方硼砂溶液漱口,每日 8～10 次。

2. 保持鼻腔清洁,每天用生理盐水冲洗鼻腔 2～3 次。

3. 放疗前洁齿、拔出龋齿,避免放疗引起放射性骨髓炎,放疗后 3 年内禁止拔牙。

4. 放疗后 3 周会出现鼻黏膜反应,可以滴无菌液状石蜡湿润或遵医嘱应用抗生素滴鼻液。

5. 放疗中注意眼、耳、鼻的清洁与保护,必要时遵医嘱给药预防感染。眼睑不能闭合时,用纱布覆盖或戴墨镜,以免尘土落入。

6.避免吃过冷、过硬、过酸或过甜的食物,防止刺激口腔黏膜,造成口腔黏膜糜烂。

7.禁止吸烟、饮酒,以免刺激口腔黏膜,加重口腔黏膜反应。

8.放疗中因味觉的改变口腔无味或有异味感须吃软食、流食,鼓励患者多进食、饮水。

9.随时做好家属和患者的放疗相关健康知识指导和心理支持性护理,放疗经历的时间长,放疗后反应大,护士应注意给患者支持,鼓励其树立信心。

二、鼻窦癌

1.放疗前评估牙齿卫生及健康状况,必要时洁齿并治疗牙病,如果有松动牙齿须拔除并待伤口愈合后行放射治疗,以预防骨髓炎发生。

2.为了提高放射治疗敏感性,须行上颌窦切开引流,每日必须用生理盐水1 000ml冲洗1次,并用生理盐水纱条填塞,注意勿留纱条于窦腔内。

3.加强口腔卫生,三餐前后用软毛牙刷刷牙,用复方硼砂溶液漱口,每日6次。

4.肿瘤侵犯眼眶时,眼球活动受限、外突或移位及视力障碍,应保护眼睛。行眼冲洗,氯霉素滴眼,戴眼罩,放疗中如眼干燥可用眼膏湿润。

5.鼻塞时可滴用麻黄碱或萘甲唑啉(滴鼻净)。

6.骨质侵犯合并感染时常引起剧烈疼痛,应遵医嘱根据疼痛程度应用镇痛药,如果合并感染应遵医嘱消炎治疗。

7.随时做好家属和患者的放疗相关健康知识指导和心理支持性护理。放疗经历的时间长,放疗后反应大,护士应注意给患者支持鼓励树立信心。

三、喉癌

1.放疗前评估牙齿卫生及健康状况,必要时洁齿并治疗牙病,如果有松动牙齿须拔除并待伤口愈合后行放射治疗,以预防骨髓炎发生。

2.放疗前、中、后必须戒烟、禁酒,减少对喉部的刺激和损伤。

3.喉癌患者由于反射功能降低,嘱患者尽量将痰液及脱落的坏死组织吐出,预防误吸引起肺部感染及窒息。

4.密切观察病情变化及时报告医生,如因肿瘤压迫或放疗后喉头水肿引起呼吸不畅甚至窒息,需随时备好气管切开包、吸痰器、氧气以备急救。

5.注意加强口腔护理,严密观察口腔黏膜的变化,根据口腔黏膜反应的分度标准遵医嘱妥善处理。

6.随时做好家属和患者的放疗相关健康知识指导和心理支持性护理。放疗经历的时间长,放疗后反应大,护士应注意给患者支持鼓励树立信心。

四、口腔癌

1.调整患者的心理状态,讲解放疗的意义、急性放射性口腔黏膜炎等并发症发生的原因,让患者理解坚持有效的预防与治疗措施对减少肿瘤复发及并发症发生的意义,从而消除患者的恐惧感。

2. 放疗前护理　做好口腔护理,保持局部口腔健康,预防组织损伤,减少局部刺激非常重要。

3. 放射野皮肤护理　保持皮肤放射野标记的清晰,不能私自涂改。

4. 口腔黏膜的护理　加强对口腔及周围组织的观察,检查口唇有无损伤,口腔黏膜有无充血、溃烂、溃疡及异常的颜色。放疗期间给予复方茶多酚含漱液含漱,或呋喃西林液和 3% 碳酸氢钠溶液交替漱口,预防口腔细菌及真菌的感染。

5. 疼痛者给予低能氦激光理疗,可明显降低口腔黏膜的疼痛程度,缩短疼痛持续的时间。

6. 对口腔癌术后首次放疗患者,采用心理护理、放疗前护理、皮肤护理、口腔黏膜的护理、饮食护理、功能锻炼等综合护理措施进行护理,可以减轻口腔癌放疗患者皮肤及黏膜急性放射反应,提高患者生存质量。

7. 若舌癌行放疗后,口腔出现糜烂者,可用 1% 甲紫涂搽,或局部外敷冰硼散。

8. 随时做好家属和患者的放疗相关健康知识指导和心理支持性护理。放疗经历的时间长,放疗后反应大,护士应注意给患者支持鼓励树立信心。

五、脑胶质瘤

1. 放疗前护士应做好放疗前的指导工作。了解患者的病情及患者的生活习惯和心理状态,简要介绍放疗知识、放疗方案及放疗注意事项,使患者及家属心中有数,增强信心,消除恐惧。

2. 对有脑神经功能障碍、肢体功能障碍的患者,做好生活护理和安全的同时必须安排家属陪同患者放疗。

3. 放疗期间密切观察颅内高压症状,如果出现恶心、呕吐、头痛、视神经乳头水肿、血压增高、脉搏减慢、呼吸增快、意识障碍,应立即报告医生并行脱水利尿治疗。

4. 放疗期间及放疗后 1 个月应密切观察血常规、肝肾功能情况,每周检查 1～2 次,必要时停止放疗,给予对症处理。

5. 放疗 3～4 周,放射野可出现皮肤瘙痒、色素沉着、头发脱落等,应保持局部清洁干燥,但禁用碘酊、乙醇或有刺激性的药物和化妆品外涂,禁用碱性肥皂及粗毛巾擦拭,避免冷热刺激、日光照射,禁止手抓或剥皮造成干痂脱落性皮肤损伤。

6. 放疗期间由于脑水肿,患者的脑神经、肢体功能、意识障碍可能加重,被动活动需要加强,因此,必须加强皮肤护理、肢体功能萎缩预防性护理,坠积性肺炎、泌尿系感染等并发症的护理。

7. 放疗期间做好脑疝的抢救准备并密切观察脑疝症状,遵医嘱及时对症处理。

8. 给患者进食高蛋白质、高热量、易消化、无辛辣刺激的软食或流食,鼓励患者多进食、饮水。

9. 与医生一起随时处理癫痫发作症状,防止窒息、碰伤、坠床等并发症发生。

10. 对语言交流障碍的患者在康复语言功能的同时建立书写交流的方法,减轻患者的焦虑和烦躁。

11. 随时做好家属和患者的放疗相关健康知识指导和心理支持性护理,放疗经历的时间长,放疗后反应大,护士应注意给患者支持鼓励树立信心。

六、甲状腺癌

1.放疗前评估患者的口腔卫生及健康状况,洁齿并治疗牙病或口腔黏膜疾病,如果有松动牙齿须拔除并待伤口愈合后行放射治疗,以预防骨髓炎发生。

2.放疗前向患者及家属讲解放疗的目的和意义以及在治疗过程中出现的反应和注意事项,使患者消除恐惧和紧张。

3.嘱患者在放疗前 1h 禁食、禁水。

4.放疗后安静休息 30min 至 1h,可减轻喉部的不适。

5.由于颈部照射野皮肤敏感,建议患者穿柔软的棉质内衣或白色真丝上衣。

6.每天洗漱时防止洗面奶及肥皂水打湿照射野的皮肤加重皮肤反应。

7.随时做好家属和患者的放疗相关健康知识指导和心理支持性护理,放疗经历的时间长,放疗后反应大,护士应注意给患者支持鼓励树立信心。

第三节　胸部肿瘤放射治疗护理

一、食管癌

我国是食管癌的高发国家,食管癌的死亡占全部恶性肿瘤肿瘤死亡的 16.05%,居第4位。

(一)常见病因

迄今为止还没有肯定引起食管癌的病因,目前认为由多因素协同作用所致,与亚硝胺、真菌、营养不足、维生素、微量元素、饮酒、吸烟有关。

(二)治疗原则

1.目前治疗食管癌比较有效的方法有手术、放疗、化疗及综合治疗,但手术治疗仍为首选。

2.放射治疗方法分为单一放射治疗和综合治疗。放射治疗方式分为:体外照射和腔内照射。

3.单一体外照射适应证与禁忌证。

(1)根治性放疗:其目的在于使局部肿瘤得到控制,获得较好的治疗效果。①适应证:一般情况好,病变时间比较短,食管病变狭窄处不明显,肿瘤无明显外侵。无明显的淋巴结转移及远处转移,无严重的并发症等。②禁忌证:食管穿孔(食管气管瘘或可能发生食管主动脉瘘)、恶病质,或已有明显症状且多处转移者。

(2)姑息放射治疗:其目的是减轻痛苦(如骨转移的镇痛放疗,缓解转移淋巴结压迫症状等),缓解进食困难提高生存质量。其禁忌证:已有食管穿孔、恶病质者。

4.腔内放射治疗　腔内放射治疗正是利用了近距离治疗剂量随肿瘤深度的增加,剂量迅速下降的特点,以提高食管局部剂量,降低局部复发率,达到提高生存率的目的。

（三）护理

1.护理要点及措施

（1）心理护理：向患者及家属介绍有关食管癌放疗知识、可能出现的不良反应和并发症，以及需要配合的注意事项，使患者消除焦虑和恐惧心理，积极配合治疗。

（2）注意口腔卫生，每日早晚及饭后均需刷牙，必要时常用温盐水漱口，防止口腔感染，以避免加重进食困难及机体抵抗力下降。

（3）饮食应选用营养丰富，易于消化，无刺激性的软食，并要细嚼慢咽，少量多餐，以保证机体营养的需要。放射性食管炎引起吞咽疼痛、进食困难，或吞咽梗阻的症状，应做好解释工作，消除患者认为病情加重的思想负担，必要时给予输液。

（4）进食后，嘱患者自饮少量温开水冲洗食管，起到减轻食管炎症和水肿的作用，还可按照医嘱给予1‰新霉素碘含片、度米芬等药物粘于食管壁上，以保护、修复食管黏膜，减轻疼痛和进食困难。鸡蛋清与庆大霉素混合治疗放射性食管炎，此方法对食管黏膜有保护和消炎作用。

（5）对于呼吸道干燥或气管反应较重者，如需要可给予超声雾化吸入，在家中可用加湿器代替。湿润呼吸道黏膜，减轻症状。

（6）注意观察有无食管穿孔、出血等并发症。认真记录患者疼痛的性质、体温、脉搏、血压等的变化，观察进食、进水有无呛咳现象，一旦发现及时报告医生尽快做好抢救治疗工作。

2.健康教育

（1）向患者交待注意事项

①食道癌放疗比手术相对安全，但根治性稍差。

②整个放疗期间不宜进食过粗、过硬的食物。

③在放疗开始后几天内患者会觉得症状加重，这是放射反应，不必担心。一般放疗1周后，症状会逐渐改善。

④放疗期间，可能有患者感觉胸骨后疼痛不适，几乎所有患者均出现口咽干燥、干咳等，这些均属放射反应，应多喝汤水。

⑤放射区域的皮肤可能微痒、微红，不必做特殊的处理。但若皮肤明显潮红、起疱、糜烂，则及时请医生处理。

⑥放射区域不宜晒太阳，不宜使用肥皂，不能擦红汞、碘，不能贴胶布，不要穿过粗、过硬的内衣。

（2）给患者讲解饮食知识

①食欲缺乏者，应少食多餐，恶心、呕吐者进食宜清淡、稍凉，忌油腻食物。

②腹胀者少吃甜食、油煎的食物。

③吞咽困难者应少量多餐，不要吃干、粗、硬的食物，以稠糊状食物较为适宜。

④胸痛、胸闷宜食用韭菜、马兰头、无花果、杏仁、橘饼、鲨、黄鳝、猕猴桃、荠菜、泥鳅、蜂蜜。

⑤呃逆宜食用荔枝、刀豆、柿子、核桃、甘蔗、苹果、萝卜。

⑥便秘宜食用蜂蜜、荸荠、莼菜、海蜇、泥螺、海参、无花果、麦片、松子、芝麻、核桃、兔肉、

桑椹、桃子。

⑦禁食辛辣刺激性食物,如辣椒、生葱、姜、蒜等。禁食粗糙、过硬、过烫的食物。禁食霉变、腐烂变质的食物,少食熏烤及腌制的食物。忌烟、酒。忌暴饮、暴食。

⑧应食高蛋白质、高维生素、低脂肪、易消化的饮食,如多食新鲜的蔬菜、水果。

⑨每餐后喝少量温开水或淡盐水,冲洗食管内黏液和积存的食物,避免黏膜损伤和水肿。

二、肺癌

肺癌是世界范围内最为常见的恶性肿瘤之一,我国肺癌的发病率和死亡率占城市恶性肿瘤之首位。非小细胞肺癌占全部肺癌病例的80%。

（一）临床表现

肺癌的主要表现为咳嗽、低热、胸部胀痛、痰中带血、上腔静脉综合征、声嘶、气促。

（二）治疗原则

1.目前治疗肺癌比较有效的方法有手术、化疗、放疗、靶向治疗。对于非小细胞癌手术治疗仍为首选,对于小细胞肺癌以化疗、放疗为主。

2.放疗对小细胞癌最佳,鳞状细胞癌次之,腺癌最差。但小细胞癌容易发生转移,故多采用大面积不规则野照射,照射区应包括原发灶、纵隔双侧锁骨上区,甚至肝、脑等部位,同时要辅以药物治疗。鳞状细胞癌对射线有中等度的敏感性,病变以局部侵犯为主,转移相对较慢,故多用于根治治疗。腺癌对射线敏感性差,且容易血行转移,故较少采用单纯放射治疗。

3.放疗并发症较多,甚至引起部分功能丧失。对于晚期肿瘤患者,放疗效果并不完全好,同时患者体质较差,年龄偏大不适合放疗。

（三）护理

1.护理要点及措施

（1）在放疗前首先应做好患者的思想工作,使患者对放疗有所了解,避免紧张、恐惧情绪,其次改善全身情况,注意营养调配,避免局部感染。

（2）患者放疗中可能出现疼痛、出血、感染、头晕、食欲缺乏等症状,应及时对症处理,补充维生素B类药物,充分摄入水分,从而达到减轻全身反应及避免局部放射损伤的目的。

（3）皮肤反应的护理:皮肤经放射线照射后,可产生不同程度的皮肤反应,如红斑、干性脱皮及湿性脱皮。红斑一般不做治疗可自然消退。干性皮炎也可不用药,严密观察或应用滑石粉、痱子粉、炉甘石洗剂以润泽收敛或止痒;对湿性皮炎应采取暴露方法,避免合并感染。

（4）放射性肺炎护理

放疗前护理:①放射性肺炎以预防为主,放疗前应详细询问病史,完善各项检查,制订周密的合理的放疗计划,避免放射性肺炎的发生。②个体差异:对于老年人、儿童,一般情况差,合并糖尿病或慢性肺部疾病患者易发生放射性肺炎,应密切观察病情,监测患者的体温、心率、痰液、呼吸状况及肺部体征。急性期积极治疗,防止病变进一步发展,提高患者的生存质量。③心理护理:了解患者的心理状态和病情,告之放疗的注意事项和有可能发生的并发症,以及有关放射性肺炎早期出现的症状,同时劝慰患者不要担心。

放疗后护理:①放射性肺炎的临床表现于放疗中或放疗后1～3个月出现,急性期应大剂量使用抗生素:由于放射性肺损伤常伴有继发性感染,及时大剂量使用抗生素,则可控制肺部炎症反应,但应注意现配现用,并注意用药后的不良反应。②应用激素的观察与护理:使用糖皮质激素可降低炎症反应的程度,增加炎症渗液的吸收。在使用激素时应注意有无用药后反应,如胃部不适出血、粪便颜色改变、血糖升高、皮肤痤疮、面色潮红等症状,并及时进行处理。③发热的护理:发热为放射性肺炎患者的主要症状,按发热症状处理,做好降温后保暖。④保持呼吸道通畅:患者痰多黏稠时,可用氨溴索(沐舒坦)等化痰药物,或者雾化吸入稀释痰液,同时给予叩背,并教会患者正确的咳痰方法,以使痰液顺利排出,必要时给予吸痰,并注意痰液的颜色及性质。对于有刺激性干咳的患者,可给予止咳药,夜间应加强巡视,如发现有此类干咳的患者,还应及时给患者饮一些热水,可减轻咽喉部的刺激而缓解咳嗽,促进睡眠。⑤饮食护理:给予高热量、高维生素、低脂肪、易消化的清淡饮食。禁食辛辣刺激性食物。适当多饮水,以增加尿量,使因放疗所致肿瘤细胞大量破裂死亡而释放的毒素排出体外,减轻全身的放疗反应。

2. 放疗并发症及护理

(1)大咯血:常见于肺及上呼吸道肿瘤行放疗患者,一旦发生应采取以下措施:①患者取平卧位,头偏向一侧,避免翻动患者。②遵医嘱应用镇咳、止血药物。③床旁备气管切开包,如发生窒息,可行气管切开术。④密切观察生命体征变化。

(2)喉头水肿窒息:①取半坐卧位。②快速高流量吸氧。③在严密观察下静脉滴注激素及抗生素,地塞米松5～10mg 或氢化可的松 100～200mg 加入 10％葡萄糖注射液中静脉滴注。④可给予脱水药,如 50％葡萄糖 40～60ml 静脉注射或 20％甘露醇 250ml 静脉滴注。⑤随时准备紧急行气管切开。

(3)急性放射性肺炎:①停止放疗。②卧床休息,给予高热量、高蛋白质、易消化饮食。③对高热者给予物理或药物降温。④剧烈咳嗽者可以遵医嘱应用镇咳药。⑤给予抗生素、激素、维生素治疗。

(4)肺癌放疗其他不良反应主要有:①放射性食管炎,主要表现是进食疼痛和胸骨后疼痛。②放射性肺炎,放射后 6 周左右出现,出现咳嗽、气促、发热、胸闷,伴有肺部感染。③心脏的损伤,注意心电图检查。④放射性脊髓炎,一般放疗后期出现。⑤放疗对造血的影响没有化疗大,但是同步放、化疗会加重骨髓抑制。

3. 健康教育

(1)给予心理支持:家属应及时掌握患者的思想情况,除了给予身体上的照顾外,还应注意精神上的支持,及时消除患者的顾虑和紧张情绪从而配合治疗。

(2)保护照射野"标记":放疗前医生精确地定照射部位,并画上红线,作为放射治疗标记。放疗标记与外科手术部位一样重要,一定要保持清晰,色线变淡应请医生画清晰,切勿洗脱"标记",否则重画线不可能与原来完全一样,从而影响疗效。

(3)讲解饮食知识:患者常因放射线的损害,出现厌食、恶心、呕吐等不良反应,应针对患者的具体情况,加强营养。如鼓励多吃富含维生素 A 的蔬菜,多食牛奶、鱼肝油、鸡蛋和其他高蛋白质、易消化饮食,以利于机体修复损伤的组织。重要的是不要让患者在接受放疗期间有体重的明显下降,经验表明:食欲好、进食多对肿瘤治疗及不良反应的克服都有益。放疗期有些患者还伴有嗅觉和味觉的改变,如口发苦、吃糖不甜、受不住烹调的气味等,所以,在食物的调配上,注意色、香、味,少量多较,餐前适当控制疼痛,饭前散步等。同时应禁烟、酒,避免辣煎炸等刺激性食物和过硬食物,鼓励患者多饮汤水,加速体内毒素的排泄。

(4)说明照射野皮肤护理方法:放射线照射后皮肤会发生不同程度的急性反应,表现为红斑、烧灼感、瘙痒、破损脱屑等。减轻放疗造成的急性皮肤反应的方法是:保持照射野皮肤清洁、干燥,防止感染,局部皮肤避免刺激,做到"五勿四禁一忌一不"。勿用手抓搓,勿穿硬质高领衣服(颈部照射者),勿在强烈阳光下暴晒,勿做红外线等各种理疗;勿用化学药品;禁贴胶布或胶膏、禁注射、禁热敷、禁自行用药;忌用肥皂或护肤霜洗擦;不搽刺激性或含重金属的药物,如碘酊、红汞、万花油等。对需要刮胡须或刮毛发的反应区域,使用电动刮刀。

(5)告知患者规律的生活和作息时间:保证充足的睡眠,避免疲劳和情绪激动,可减轻放疗反应。

三、纵隔肿瘤

纵隔区可发生原发性肿瘤和继发性肿瘤。虽继发性多见,但多有原发恶性肿瘤的来源。

(一)临床表现

纵隔肿瘤主要临床表现为干咳、气促或声嘶,胸闷、胸痛(一般发生于胸骨后或病侧胸部)、神经系统症状、感染症状、压迫症状。

(二)治疗原则

1. 原发性纵隔肿瘤,无论良性、恶性,手术为主要治疗方法。一经发现,应尽早行手术切除。其他的治疗方法有化疗、放疗、中医中药治疗、生物治疗等。

2. 恶性病变转移者,以化疗、放疗为主。

(三)护理

1. 护理要点及措施

(1)做好放疗前的心理护理和健康教育。介绍放疗的注意事项和可能出现的不良反应,指导患者做好配合。

(2)及时对患者进行全面评估,发现问题及时处理。

(3)保护放射标记,保护好放射野皮肤,勿用肥皂、洗涤剂清洗,忌用手抓,忌涂抹刺激性药物,宜穿宽大、柔软、吸湿性强的纯棉内衣。

(4)放疗期间应注意保暖,预防感冒,由于射线对气管及支气管的刺激,可出现频发性干咳。咳嗽剧烈伴胸痛,应给予镇咳药物,并行超声雾化吸入。

(5)急性放射性食管炎是纵隔肿瘤放射治疗的常见并发症,症状有进食疼痛、吞咽困难伴梗阻感,护理上要注意:①指导患者进食半流质饮食或全流质饮食,禁食太热、粗、硬、辛辣刺激性食物,宜少量多餐,进食速度宜慢,进食后用生理盐水吞服以冲洗食管。②对症状严重的可用复方维生素 B_{12} 溶液 5 支加入生理盐水 500ml 放于冰箱冷藏,每次取 10ml 于三餐前及临睡前慢慢吞服,也可用 2% 利多卡因 20ml,庆大霉素 24 万 U,地塞米松 10mg 加入生理盐水 250ml,每次取 10ml,每日 3 次,慢慢吞服。

(6)如出现高热、呼吸困难、低头麻木感、手足麻痹等症状,应该及时处理,按医嘱决定是否继续放疗。出现心功能不全或严重血液循环障碍的应立即停止放疗,及时处理。

(7)注意血常规变化。

2.健康教育

(1)为患者提供舒适的休养环境,保持愉快心情,稳定情绪。

(2)告知注意休息,并适当参加体育锻炼。可选择散步、打太极拳等活动。

(3)告知注意保暖,预防感冒。

(4)按医嘱继续辅助治疗,也可中医中药治疗,以巩固疗效。

(5)告知定期到医院复查的时间。稳定期2年内,1～3个月复查1次;2年后,3～6个月复查1次。如出现胸闷、气促等情况,应立即到医院就诊。

(6)讲解饮食知识:可选用各种肉、鱼、蛋、奶等,多进食新鲜蔬菜和水果,忌辛辣刺激性食物,戒除烟、酒。根据治疗方法和病情需要选择普食、半流质饮食和全流质饮食。

四、恶性胸膜间皮瘤

胸膜间皮瘤为胸膜原发性肿瘤,是来源于脏层、壁层、纵隔或横膈四部分胸膜的肿瘤,国外发病率高于国内。病死率占全世界所有肿瘤的1%以下。近年有明显上升趋势。50岁以上多见,男女之比为2:1。目前,恶性型尚缺乏有效的治疗方法。

(一)常见病因

石棉是导致发病的主要病因。

(二)临床表现

局限型者可无明显不适或仅有胸痛、活动后气促。弥散型者有较剧烈胸痛、气促、消瘦等。患侧胸廓活动受限,饱满,叩诊浊音,呼吸音减低或消失。可有锁骨上窝及腋下淋巴结肿大。

(三)治疗原则

1.手术治疗仍为首选。

2.放射治疗。

3.化学治疗。

(四)护理

1.护理要点及措施

(1)做好放疗前的心理护理和健康教育。

(2)密切注意观察病情变化,如急性放射性食管炎。

(3)保护放射标记,保护好放射野皮肤,勿用肥皂、洗涤剂清洗,忌用手抓,忌涂抹刺激性药物,宜穿宽大、柔软、吸湿性强的纯棉内衣。

(4)放疗期间应注意保暖,预防感冒,由于射线对气管及支气管的刺激,可出现频发性干咳。咳嗽剧烈伴胸痛,应给予镇咳药物,并行超声雾化吸入。

(5)随时注意观察病情变化,有情况及时报告医生。

(6)注意血常规变化。

2.健康教育

(1)保持环境整洁,生活规律。

（2）保持愉快心情，稳定情绪。

（3）告知患者注意休息，并适当参加体育锻炼。

（4）告知患者注意保暖，预防感冒。

（5）告知患者出院后要定期到医院复查。

第四节　乳腺癌放射治疗护理

乳腺癌的放射治疗已有近百年历史，最初放疗仅是姑息治疗手段，使晚期或复发的乳腺癌患者减轻痛苦、延长生命、提高生存质量。随着放射物理学与放射生物学的进步，放射方法与技术明显改进，乳腺癌放疗取得较好的效果，使肿瘤局部及区域淋巴结得到适当的治疗剂量，而周围的正常组织获得满意的保护，放疗已经成为乳腺癌治疗的重要手段之一。

一、放疗模式

1.根治性放疗　对原发或转移灶均给予肿瘤根治剂量的放疗，但受许多因素限制或影响，给予肿瘤充分剂量的同时，还要考虑肿瘤周围正常组织的耐受剂量。Ⅰ～Ⅲ期乳腺癌为根治性放疗的适应证。

2.姑息性放疗　对原发或转移灶放疗，仅能缓解症状，推迟肿瘤生长，提高患者生存质量。对晚期肿瘤或转移病灶（骨、脑、软组织等）均为适应证。

3.术前放疗　对不适宜手术的乳腺癌，如局部晚期病灶或炎性乳腺癌进行高姑息剂量的放疗。术前放疗降低癌细胞活性，减少癌细胞播散，消灭照射野内亚临床病灶，使肿瘤病灶缩小，提高手术切除率和手术根治切除率。

4.术后放疗　术后放疗的作用在于弥补手术的不足，消除手术残留的亚临床病灶。最近几年，术后放疗的技术在不断提高，有助于保存乳腺的质量，减少和杜绝局部区域的复发，并且减少并发症的发生。在放疗中实施CT扫描及三维图像重建基础上的计算机优化，临床上开展三维适形放疗（3D－CRT）和调强放疗（IMRT）技术。这两项技术正在逐步取代常规放疗的简单平面设计、剂量强度不变的治疗模式。调强及适形放疗技术会使乳腺及区域淋巴结区的剂量分布更加均匀，提高靶区剂量，减少心脏和肺所受的剂量，减少放疗并发症的发生。三维调强适形放疗是目前较先进的放疗手段，采用CT扫描定位，根据瘤的立体形状将放射线聚焦在肿瘤靶区内，使靶区接受剂量最大，靶区周围正常组织受量最小，以增强肿瘤控制率，减少正常组织损伤，改善患者生存质量。

二、护理

1.放疗前宣教

（1）心理护理：患者对放疗知识的缺乏会引发焦虑、恐惧等，护士应在治疗前简明扼要向患者家属介绍有关放疗的知识，放疗可能出现的不良反应及需要配合的事项，介绍患者阅读有关放疗的知识手册，内容应通俗易懂、图文并茂。开始放疗前陪同患者到放疗操作室参观，解释放疗过程，使患者消除紧张恐惧心理，积极配合治疗。应针对患者不同的文化素质、性格特征、心理状态等,因人而异地做好心理疏导。可请病房中放疗痊愈即将出院的患者现身说法,以增强患者的治疗信心。争取社会系统的支持与配合,特别是患者的伴侣。指导患者听音乐、看电视、打牌下棋及阅读书报等,分散患者注意力。

(2)体位指导:告之体位放置的重要性。放疗时,需情绪平稳,勿移动身体,以提高放疗的准确性,使肿瘤组织达到预期的照射剂量。避免因体位偏离,造成放射线致周围组织和器官的损害。

(3)饮食指导:进食清淡、高热量、富含维生素、无刺激性的食物,多食蔬菜、水果。若患者胃肠道不良反应较重,指导患者进食半流质饮食,宜少量多餐。放疗期间注意血常规变化,指导患者进食一些补气、养血、营养丰富的食物,如米粥、骨头汤、乌鸡汤等。鼓励患者多饮水,每日 1 000ml 以上,以使排尿量增加,使因放疗所致肿瘤细胞大量破裂死亡而释放的毒素排出体外,从而减轻全身的放疗反应。

2.放疗期间护理

(1)皮肤保护,保持照射皮肤清洁、干燥,避免用力擦洗,照射野可用温水和柔软毛巾轻轻蘸湿,局部禁用肥皂擦洗或热水浸浴。内衣选择柔软、宽松的棉织品。

(2)照射野内不贴胶布,以免增加射线吸收,加重皮肤放射性损伤。局部皮肤禁用碘酊、乙醇等刺激性消毒剂,照射区皮肤禁作注射点。避免冷热刺激,如热敷、冰袋等。照射区禁止剃毛发,如需剃毛宜用电动剃须刀,防止损伤皮肤造成感染。

(3)局部皮肤不要挠抓,皮肤脱屑切忌用手撕剥。多汗区皮肤,如腋窝、皮肤皱褶处保持清洁干燥。

(4)治疗开始即涂放射保护剂。

(5)指导患者保护身体定位标记,若模糊不清,应及时描记。

(6)加强康复指导,指导患者做患侧肢体的功能锻炼,预防功能障碍。

(7)三维调强适形放疗时,对患者的体位固定至关重要,保持治疗体位与定位时体位一致性,是治疗成败的关键因素之一。因此,放疗时按要求认真准确进行摆位,治疗中若发现患者有移动,立即停止治疗,重新摆位、校正体位,以保证治疗的准确性。

3.并发症的观察及护理

(1)放射性皮炎:其发生与皮肤对放射线的耐受量及所用放射源、射野面积及部位有关,同时也受环境、生物、理化因素的影响,大面积照射或在皮肤皱褶及潮湿处照射易发生放射性皮炎。轻者表现为皮肤瘙痒、色素沉着、脱皮;重者表现为照射野区皮肤有湿疹、水疱,严重时造成糜烂、破溃。应加强对患者的督促和指导,避免理化刺激。沐浴时,照射野皮肤禁用肥皂,避免日光暴晒,并保持皮肤清洁、干燥。湿性反应时,嘱患者穿柔软棉织内衣,局部自制支撑架,将衣服撑起,减少摩擦。

(2)骨髓抑制的护理:放疗中有可能使患者的血象下降。临床上一般每2周检查血常规1次;对大面积的放射野照射的患者,需每周检查2次。指导患者多注意休息,保证充足睡眠。加强营养,鼓励进食,少量多餐,食用一些动物肝脏、乳制品、鱼等,以提高机体免疫力。

4.出院指导

(1)嘱患者保护照射野皮肤。

（2）讲解饮食知识：忌食辛辣刺激性食物，多食高蛋白质、富含维生素的食物，以提高机体免疫力。

（3）保持乐观开朗的情绪，适当进行肢体功能锻炼，避免疲劳，防止受凉，预防感冒。

（4）告知患者按时复查。一般放疗后1个月应随诊检查1次，以后每3个月1次，1年后可6个月1次。放疗结束后一般至少休息2～3个月。要求患者一定要按计划定期复查，并留下随访地址、联系电话。

第五节　腹部肿瘤放射治疗护理

肿瘤患者在接受放疗过程中，由于射线在杀灭肿瘤细胞的同时对临近的正常组织会造成一定损伤，而出现不同程度的毒性反应，以及随之而来的一些心理问题，护士应了解患者病情、治疗计划，以及预期效果，通过耐心细致、科学有效的护理，帮助患者顺利完成放疗，得到身心康复。

一、放疗前护理

1.心理护理　向患者及家属介绍有关放疗知识，大致的治疗程序，放疗中可能出现的不良反应和治疗后可能发生的并发症以及需要配合的事项，使患者消除焦虑和恐惧心理，积极配合治疗。

2.身体准备

（1）摘除金属物质：在放疗中金属物质可形成次级电子，使其相邻的组织受射线量增加，出现溃疡且不易愈合。所以接受头颈部照射的患者在放疗前应摘除金属牙套，气管切开的患者将金属套管换成塑料套管或硅胶管，避免造成损伤。

（2）放疗前口腔的处理：放疗前应常规口腔护理，及时修补龋齿，拔出残根或断牙，并注意口腔卫生。如放疗前必须拔牙，应待牙床愈合以后再行放疗。

（3）放疗前应改善全身情况：纠正贫血、脱水、电解质紊乱等，做好必要的物理及实验室检查。血象低者给予治疗，如有感染，须控制感染后再行治疗；如有伤口，除特殊情况外，一般应待伤口愈合再行放疗。

二、放疗期间护理

1.照射野皮肤的保护　在放疗过程中，照射野皮肤会出现放疗反应，其程度与放射源种类、照射剂量、照射野的面积及部位等因素有关。如护理不当，可人为加重皮肤反应。所以，护士应做好健康宣教，使患者充分认识皮肤保护的重要性，并指导患者掌握照射野皮肤保护的方法。

2.充分显露照射野皮肤，避免机械性刺激，建议穿柔软宽松、吸湿性强的纯棉内衣，颈部的照射野要求衣领柔软或低领开衫，以减少刺激便于穿脱。

3.放射区域皮肤可用温水软毛巾温和的清洗，禁用碱性肥皂搓洗；不可涂乙醇、碘酊以及对皮肤有刺激性的药物。

4.避免皮肤损伤　剃毛发宜用电动剃须刀,以防损伤皮肤造成感染。

5.保持照射野皮肤的清洁干燥　特别是多汗区皮肤,如腋窝、腹股沟、外阴等处。①避免紫外线及潮湿,外出时防止暴晒及风吹雨淋。②照射野区域保护:禁止作穿刺点,局部禁贴胶布,禁止冷、热敷。

6.注意监测血常规的变化　因放疗可使造血系统受到影响造成骨髓抑制,使白细胞和血小板锐减,以致出现严重感染。患者在放疗期间应每周查 1 次血常规,及时监测血细胞的变化,并观察有无发热等症状,及早对症治疗,以保证放疗顺利进行。

7.腹部放疗护理要点　腹腔盆腔照射前应排空大、小便,减少膀胱直肠的反应。

8.全身反应　放疗期间,部分患者出现疲劳、头晕、虚弱、食欲缺乏、恶心、呕吐、性欲减退、睡眠障碍和血常规改变等全身症状,在对症处理的同时,注意营养饮食,给高热量、高蛋白质、高维生素饮食,家属配合烹制美味食品增加食欲。提供安静修养环境,睡眠障碍可药物助眠,保证生活规律。给予精神鼓励,使患者增强信心,主动积极地配合治疗。

9.预防感染　机体免疫力下降可引起病毒感染,如带状疱疹,沿神经分布,多见于胸背部肋间神经与下肢,其次是三叉神经。表现为疱疹呈串珠状大小不一、透明、疼痛,严重时可累及全身,剧痛伴发热。处理以抗病毒、神经营养、增强免疫力药物为主,保持皮肤清洁,加强营养改善全身状况。

10.心理护理　由于放疗反应的出现,往往会加重患者心理负担,要加强护患之间的沟通,根据患者具体情况,有针对性做好阶段性健康指导,使患者对放疗的每一阶段出现的不良反应有所了解,不会惊慌恐惧,并掌握应对方法。通过定期组织讲座、召开工休座谈会的方式,增加护士与患者之间、患者与患者之间的交流机会,介绍成功病例,通过各种形式宣传肿瘤防治知识,使患者增强战胜疾病的信心,顺利完成治疗。

11.饮食调整　接受放疗后患者会出现食欲缺乏的症状,从而影响进食,加上放疗后机体消耗增加,使患者体重下降,全身反应加重,严重者应中断治疗。有资料显示,放疗患者体重减轻 7kg 者预后差。科学合理的营养饮食可促进组织修复,提高治疗效果。放疗患者饮食要注意以下几方面:①饮食品种丰富,搭配合理,保证高蛋白质、高热量、富含维生素、低脂饮食,如瘦肉、海产品、新鲜果蔬。不要盲目忌口。②饮食以清淡无刺激易消化食物为主,多吃煮、炖、蒸等易消化的食物。禁烟、酒,忌过冷、过硬、过热食物,忌油腻、辛辣食品。③根据放疗反应进行饮食调整,少食多餐,保证足够营养和水分摄入。④放疗刚开始旳 7~10d,饮食应清淡,尽量避免酸、甜等增加唾液分泌的食物和饮料,减少唾液分泌,减轻腮腺急性反应症状。⑤口干、味觉改变症状出现时,建议食用含水量高、易消化的饮食或半流食,饮水或汤类以协助咀嚼与吞咽。多吃生津止渴、养阴清热食品,如萝卜汁、绿豆汤、冬瓜汤、芦根汤、西瓜、蜂蜜、猕猴桃、雪梨、葡萄等新鲜蔬菜和水果。配合中药,如胖大海、菊花、麦冬、西洋参片等泡水饮用。⑥食用有助于血象升高的食物,如动物肝脏、动物骨髓、鸡、鸭、鱼、瘦肉、奶制品、豆芽、麦芽、大枣、菠菜、生姜等。⑦口腔黏膜反应严重时引起进食疼痛,可将新鲜水果或蔬菜榨汁后饮用,可将肉松或鱼、肉等切碎放入粥或面片中食用。重度口腔黏膜反应不能进食时,可采用鼻饲饮食或静脉营养,以保证足够的营养,促进机体恢复。⑧腹泻患者给予少渣、低纤维饮食,避免产气食品,如豆类、牛奶、糖类、碳酸类饮料。⑨鼓励患者多饮水,每日 3 000ml 以上,

以增加尿量,促进体内毒素排出

三、放疗后护理

1. 放疗结束后应继续予以支持疗法,增强免疫功能和骨髓功能,因照射野的皮肤在多年后仍可发生放射性溃疡,应该注意保护照射区旳皮肤,避免感染、损伤及物理性刺激,防止强风及雨淋、阳光暴晒。

2. 口腔受照射放疗后3～4年不能拔牙,特别是当出现放射性龋齿在颈部断裂时,牙根也不能拔出,平时可用含氟类牙膏预防,出现炎症时予以止痛消炎,以免诱发颌骨骨髓炎或骨坏死。如3年后需要拔牙,拔牙前、后各1周,应常规应用抗生素,可将并发症放射性骨坏死的发生率降低到最低。

3. 头颈部肿瘤放疗后要练习张口,让患者充分认识到功能锻炼的重要性,以免发生张口困难,给患者的生活带来不便。

4. 放疗后要预防感冒,及时治疗头面部的感冒。由于颈深部组织受照射后淋巴回流不畅,局部免疫功能低下,容易因风吹、日晒、雨淋、感冒等诱发面颈部急性蜂窝织炎,可在放疗后任何时候发生,起病急来势凶猛,可伴寒战、头痛、呼吸困难,延误诊治可致死亡。

5. 气管切开患者需要带管出院的,指导患者和家属掌握气管套管处理的正确方法。

6. 科学合理营养,进食高蛋白质、高热量、富含维生素、低脂饮食,多食新鲜水果、蔬菜,禁食辛辣、刺激、热性食品,如荔枝、桂圆、狗肉、羊肉等。注意各种营养配比要适当。

7. 放疗结束后也要严禁烟、酒,进行适当的体育运动,注意劳逸结合,生活有规律。

8. 告知复查很重要,住院患者出院后1个月复查,以后每3个月复查1次,1年后无特殊情况可6个月复查1次。如病情有变化,及时到医院复查。

第六节　肿瘤常见症状护理

一、癌性疼痛

疼痛是一种令人不快的感觉和情绪上的感受,伴有现存的或潜在的组织损伤,是一种主观感觉。癌症疼痛(简称癌痛)是指由肿瘤本身或肿瘤治疗相关因素导致的疼痛,是癌症患者的主要症状之一,其中30%以上癌症患者伴有疼痛,而晚期癌症患者则70%以上伴有疼痛。疼痛不仅是一种症状,更是一种疾病。世界卫生组织已将疼痛列为人体第五大生命体征,无痛是患者的基本权利。治疗癌性疼痛不仅是医生的义务,更需要护士、患者、家属、社会的共同参与,才能达到令人满意的效果。

(一)常见原因

1. 直接由癌症引起的疼痛,如最常见的肿瘤侵犯,使神经受压或受侵,内脏管道受侵引起的梗阻及肿瘤溃疡感染。

2. 各种治疗手段引起的疼痛,如手术损伤痛、瘤体注射、放疗所致皮肤灼伤痛及化疗引起的静脉炎等。

3.各种诊断检查引起的疼痛,如各种穿刺活检等。

4.精神紧张、焦虑引起的疼痛等。

(二)临床表现

1.根据疼痛的生理机制可将疼痛分为躯体痛、内脏痛和神经痛。其临床特点:躯体痛主要表现为刺痛和酸痛;内脏痛主要表现为定位不准确,伴有挤压痛、胀痛或牵拉痛;神经痛主要表现为烧灼样痛、钳夹样阵发性痛,往往伴有感觉和运动功能丧失。

2.根据疼痛持续的时间可分为急性疼痛和慢性疼痛两种。

(三)癌痛治疗

药物治疗是癌性疼痛治疗的主要手段,绝大部分患者的癌痛通过正确、恰当的药物治疗能得到有效控制。世界卫生组织提出了癌痛治疗的三阶梯镇痛治疗原则,即将镇痛药物分为三个阶梯:第一阶梯为非阿片类药物,用于轻至中度的癌痛,其代表药物为阿司匹林和对乙酰氨基酚(扑热息痛);第二阶梯为弱阿片类药物,用于中度持续性疼痛,代表药物为可待因;第三阶梯为强阿片类药物,用于中度至重度持续性疼痛,代表药物为硫酸吗啡控释片、盐酸羟考酮等。同时提出了癌痛治疗原则为口服给药、按时给药、按阶梯给药、个体化给药、注意具体细节。

1.按阶梯给药(by the ladder) 是指镇痛药的选择应根据疼痛程度由弱到强按顺序提高。

2.口服给药(by mouth) 此方法方便、经济,既可免除创伤性给药的不适,又能增加患者的独立性。阿片类药物有多种剂型,若患者不能口服,可选用直肠或其他无创性给药途径。阿片类镇痛药口服给药时吸收慢,峰值较低,不易产生药物依赖性。

3.按时给药(by the clock) 即按规定的间隔时间给药,这样可使镇痛药物保持稳定的血药浓度,并保证疼痛的连续缓解。

4.个体化给药(by individual) 个体对镇痛药物的敏感度差异很大,所以应用阿片类药物没有标准量,凡是能使疼痛得到缓解的剂量就是正确的剂量,可根据患者的具体情况调整用药。

5.注意具体细节 对癌痛患者加强监护,密切观察药物不良反应,保证患者疼痛得到最大限度缓解且不良反应最小。

(四)护理

1.护理评估

(1)评估的意义:掌握正确的疼痛评估方法,准确可靠地评估患者的疼痛,协助医生制订适宜的治疗方案。在疼痛控制过程中,疼痛评估是治疗的首要环节,只有主动、客观、持续地评估疼痛,才能取得正确合适的控制措施。及时、准确评估镇痛药的效果和不良反应,可帮助患者正确用药和及时防治药物不良反应。在疼痛治疗过程中只有动态、准确、客观评估影响疼痛治疗效果的因素,才能有的放矢采取干预措施。评估患者及家属对药物治疗的"知、行、信"度,教育患者及家属,改变对药物不良反应、成瘾性的错误认知,可提高药物治疗的效果。

(2)评估的原则:患者的主诉是评估疼痛的关键。①疼痛是患者对其所经受疼痛的表述,医务人员在评估疼痛时自始至终都要相信患者,鼓励患者说出疼痛的经历,获得患者疼痛最客观的资料。②注重患者的年龄、性别、文化背景、性格、心理和情绪。一般年长者较年幼者、男性较女性的疼痛耐受力高;性格外向者较性格内向者对疼痛反应更强烈;疲倦、紧张、焦虑、恐惧能降低痛阈增加疼痛的感觉;个人经历、文化背景、家庭、宗教信仰也影响个人对疼痛的耐受力。

(3)评估方法:疼痛评估的最佳方法是对疼痛本质的认识,使用可靠的评估工具并了解疼痛知识,可以更好地理解疼痛的本质。

①0~10级线性视觉模拟评分法(VAS):运用线性视觉模拟尺对疼痛程度进行评分,该方法是应用最广泛的单维测量工具。线性视觉模拟尺为一条10cm长的水平线或垂直线标尺,在标尺的两端,标有从0~10的数字,每个数字间隔单位为1cm,数字越大,表示疼痛程度越强。0代表无痛,1代表最轻微的疼痛,10代表最严重的疼痛。使用时先向患者解释至患者理解,再嘱患者标明疼痛的感受处在标尺的位置。1~3为轻度疼痛,4~6为中度疼痛,7~9为重度疼痛。线性视觉模拟评分法虽然是一种简单有效的单维测量方法,由于需要抽象思维,用笔标记时需要必要的感觉、运动及知觉能力,应用于老年人、文化程度较低或认知损害者,应答不成功率较高。

②Wong-Banker面部表情量表法评估疼痛:该方法用6种面部表情从微笑至悲伤至哭泣来表达疼痛程度,随着表情的变化疼痛程度越来越严重。使用时先向患者解释至患者理解,再嘱患者说明疼痛的感受处在哪种面部表情量表的位置。微笑为无痛,哭泣为重度疼痛。Wong-Banker面部表情量表评估法为适合任何年龄的单维测量方法,它没有特定文化背景的要求,易于掌握,不需要任何附加设备,急性疼痛、老年人、儿童、表达能力丧失者均适用。

③"长海痛尺"评估法:"长海痛尺"是将NRS-10和VRS-5有机结合的一种疼痛评估方法。用描述性疼痛量表(VRS-5)对数字疼痛量表(NRS-10)的刻度进行解释、限定,综合两者的优点,使疼痛评估后更为直观,解决了应用NRS-10评估随意性大和应用VRS-5评估精确度不够的问题。患者容易理解,医务人员容易掌握,保证了评估结果不会出现较大偏差。

(4)评估注意事项:疼痛评估是一个动态评估的过程,在应用疼痛评估测量工具时注意前后测量工具的一致性,保证测量的信度和效度。所有的疼痛测量工具都不能全面涵盖患者疼痛的复杂性,因此要选择合适的测量工具。在疼痛评估过程中护士必须掌握疼痛的相关知识,才能保证评估的准确性。疼痛严重影响患者的生活质量,护士准确的评估是疗效观察的重要手段,因此护士必须重视疼痛评估的价值和重要性,掌握最简单有效的评估方法,测评患者的疼痛是否影响睡眠。掌握疼痛评估方法在提高工作效率的同时,便于与伴有负性情绪的患者沟通和获取疼痛评估信息。

2.护理要点及措施

(1)便秘:95%的患者口服镇痛药时伴有便秘。便秘以预防为主,评估便秘原因及程度,遵医嘱应用镇痛药物的同时,应服用缓泻药以缓解便秘。同时鼓励患者多饮水,多吃新鲜蔬菜、水果,适量的粗粮及富含纤维素食物,适当活动、养成定时排便的习惯并进行适当的腹部按摩。严重便秘患者可口服番泻叶,必要时人工协助排便或灌肠。

(2)恶心、呕吐:一般于服药后数天至1周内症状逐渐减轻或消失,必要时可口服甲氧氯普胺和维生素B_6以缓解症状,同时嘱患者进食易消化、清淡食物。

(3)镇静和嗜睡:为暂时性的镇静作用,一般在2~5d消失,在此期间注意安全护理,防止坠床和跌倒等。

(4)呼吸抑制:为最严重的并发症,如果呼吸次数每分钟<8次,须遵医嘱应用纳洛酮解救,给予吸氧、支持性生活护理和安全护理,做好心理疏导和安慰,减轻患者紧张和焦虑。

(5)生理依赖性和耐药性:为长期使用麻醉性镇痛药物的正常药理学反应。生理依赖性是指当治疗突然停止时出现戒断综合征,其表现主要为身心不宁、打哈欠、嗜睡、流泪、烦躁、食欲下降等。采用逐渐减量、延长间隔时间直至停药是预防戒断综合征的有效方法。耐药性是指随着药物的重复使用,其药效逐渐降低,只有增加剂量,才能维持原来的镇痛效果。产生此不良反应并不妨碍镇痛药的使用,国外有学者认为疼痛本身就是精神依赖和呼吸抑制的拮抗剂,因此增加剂量可不考虑呼吸抑制问题。

(6)心理依赖:并不是因痛用药,而是渴望用药后的一种欣快感,其临床发生率<1%。患者常主动要求增加药物剂量、增加计划外就诊次数、寻求非主管医师的额外帮助等。医护应共同合作,评估、诊断心理依赖,应通过健康教育等改变患者错误理念和行为。

3.健康教育

(1)鼓励患者诉说疼痛,积极参与疼痛治疗计划。

(2)教会患者服药的正确方法,遵循按时服药、饭后吞服药物、避免咀嚼等。

(3)教会患者采用转移或分散注意力的方法、放松疗法、指导臆想等方法减轻疼痛体验。

(4)教会患者识别有效治疗疼痛的标准:无痛睡眠、无痛休息、无痛生活。

二、癌性发热

发热是某些肿瘤患者常伴有的症状,例如白血病、淋巴瘤、肝癌等。临床测量体温常采用3种方法:正常情况下,口腔温度不超过37.2℃,直肠温度不超过37.6℃,腋窝温度不超过37℃,若超过以上界限即为发热。癌性发热是指癌症患者在排除感染、抗生素治疗无效的情况下出现的,直接与癌症有关的非感染性发热,患者在肿瘤发展过程中因治疗而引起的发热,不包括肿瘤患者继发感染或应用药物治疗引起的继发性发热。其机制不明,但严重影响患者心理和生理。

(一)常见原因

1.可能与恶性肿瘤细胞浸润造成血浆中游离原胆烷醇酮增高而激活白细胞释放致热原,或因肿瘤生长迅速而缺血、缺氧引起自身组织坏死,导致机体发热。

2.有效治疗后肿瘤细胞迅速破坏溶解,释放出大量炎症介质或毒性产物等引起。

3.肿瘤侵犯或影响体温调节中枢引起中枢性发热。

4.肿瘤细胞自身产生内源性致热原。

5.肿瘤细胞释放的抗原物质可引起免疫反应;部分肿瘤产生异位激素,引起机体各种炎性反应。

(二)临床表现

常为不规则热或弛张热,少数呈稽留热,体温多数为37.5～38.5℃,以下午或夜间发热为主,发热时全身症状可不明显,不伴有畏寒或寒战,热程或短或长,有的可达数月之久。抗感染治疗无效,对解热镇痛药物反应较好。有部分单纯癌性发热常以低热为主或仅自觉身热,而体温并不升高,外周血中白细胞计数及中性粒细胞比值大多正常。

(三)护理要点及措施

1.降温处理　体温在 37.5～38℃ 时应鼓励患者多饮水,若体温>38℃ 可遵医嘱予以药物或物理降温。临床常用的降温药物有解热镇痛类药物、激素类药物等。物理降温法包括乙醇或温水擦浴、冰袋降温、10%氯化钠溶液冰袋降温等。乙醇或温水擦浴由于操作简单方便,在家庭和医院应用广泛;冰袋降温是临床较常用的物理降温方法,需频繁更换以防局部冻伤;10%氯化钠溶液冰袋降温,因其在 −18℃ 呈冰霜状且低温时间长,在溶化过程中形态为霜水结合,制成的冰袋松软,接触体表充分,易于固定,患者感觉舒适,是临床上最受护患欢迎的方法。

2.监测体温变化　用药后督促患者多饮水并分别于用药后 0.5h、1h 监测体温变化直至体温正常。另外严格按照常规体温监测并记录,如体温为 39℃ 或以上时应每 4h 测体温 1 次,体温降至正常后每日测 3 次连测 3d。

3.吸氧　高热期患者代谢增强,耗能增加,呼吸心率加快,易缺氧,必要时遵医嘱给予吸氧。

4.适量活动与休息　高热期绝对卧床,体温恢复正常后逐渐增加活动量,以减少能量消耗,利于机体康复。

5.补充营养和水分　在体温降至正常后鼓励患者进食高热量、高蛋白质、富含维生素、易消化的流质或半流质饮食。在高热期及体温降至正常后均应鼓励患者多饮水,以利于降温和预防水、电解质平衡失调。

6.皮肤黏膜的护理

(1)口腔护理:发热时唾液分泌减少,口腔黏膜干燥,易出现口腔感染,应晨起、饮食后、睡前漱口,保持口腔清洁。

(2)皮肤护理:退热期,出汗多,给予及时更换衣服,注意保暖,保持皮肤清洁、干燥,对长期持续高热者,应督促或定时协助变换体位,防止压疮发生。

(3)保持室内空气新鲜:定时开窗通风,保持空气清新,但需注意患者保暖,防止受凉。

(4)及时给予心理疏导:患者发热时常伴有紧张不安、害怕肿瘤进展的心理反应,特别是长期发热的患者。医务人员在条件允许的情况下,允许家属陪伴给予家庭支持,并积极进行相关知识宣教,以缓解其心理压力。

三、癌因性疲乏

癌因性疲乏是与癌症相关的一种虚弱、缺乏激情及易累的主观感受,主要表现为非特异性的无力、虚弱、全身衰退、嗜睡、疲劳等症状,是癌症患者的重要症状之一,可以由癌症本身引起,也可以是癌症治疗的结果,极大地影响患者的自理能力及生活质量。癌因性疲乏不同于一般的疲乏,它发生快、程度重、持续时间长,不能通过休息来缓解。

(一)常见原因

1.癌症所致的负氮代谢是持续性癌因性疲乏的主要原因。

2.癌症常见并发症是加重癌因性疲乏的主要原因,如疼痛、睡眠不足等。

3.癌症治疗也是引起疲乏的不可忽视的原因之一,如化疗、放疗所致的消化系统功能紊乱、血象降低、肝肾功能的损害、水电解质及酸碱平衡失调等。

4.其他因素,如感染、肥胖、肝炎、肾炎、神经系统及内分泌功能紊乱等均会不同程度的增加癌症患者的疲乏症状。

(二)临床表现

可出现无力、虚弱、懒散、冷漠、注意力不集中、记忆力减退、沮丧等多种表现形式,同时从体力、精神、心理、情绪等方面严重影响患者的生活质量及患者对治疗的耐受性和依从性。

(三)护理要点及措施

1.严密观察病情变化 密切观察患者有无疲乏症状,及时与患者交流沟通,通过语言交流准确了解患者有无疲乏感受;观察患者有无骨髓抑制、消化道反应、睡眠不足、水电解质及酸碱平衡失调等加重疲乏的相关因素。

2.加强患者营养及饮食护理 指导患者进食高蛋白质、高热量、富含维生素、易消化食物;准确记录24h出入量。如患者有头晕、头痛、便秘、发热等不适症状,及时向医生报告并遵医嘱给予对症处理。对进食困难的患者必要时采取完全胃肠外营养,以维持其最佳营养状态。

3.睡眠护理 鼓励患者在入睡前听轻音乐,达到舒缓压力、分散注意力的目的;为患者创造光线柔和、温湿度适宜的休养环境;睡眠前避免过度活动以保证心情平静,利于入睡;在病情许可情况下,鼓励患者逐渐增加白天活动时间和次数,以利于晚间睡眠;睡前用温热水泡足、喝牛奶或蜂蜜,避免饮用易引起兴奋的饮料;集中完成晚间治疗,避免影响患者休息。

4.加强重度疲乏患者的安全护理 嘱其卧床休息,减少活动;认真落实生活护理,如床上擦浴、洗头、口腔护理、皮肤护理等;将患者经常使用的物品放至易拿取的地方,减少其活动量和体力消耗;患者活动时护士或家人陪伴左右,防止跌倒。

5.心理护理 加强认知护理,向患者宣教疲乏相关知识;鼓励患者参加娱乐及与朋友、家人、病友谈心等活动;轻、中度疲乏患者鼓励其适量活动,如有外出要求时,在病情许可的情况下借助轮椅、手杖等,在护士或家人帮助下去风景宜人的地方散步,可缓解疲乏程度;落实健康知识宣教,提供有关疲乏的知识小手册,向患者提供积极向上的警句格言、建议等,增强患者战胜疾病的信心。

四、恶心、呕吐

恶心是一种特殊的上腹部不适、紧迫欲吐的感觉,通常发生在胃上部、咽喉或扩散到整个腹部。常伴有胃部收缩力消失、肠道蠕动减少、十二指肠收缩及小肠内容物反流到胃部的情形。恶心反射由自主神经传导,故常合并有出汗、面色苍白、胃部饱胀感及心动过速等症状。

呕吐是由于膈肌上移、腹部肌肉强力收缩,使胸膜腔内压突然增加并配合胃括约肌的放松而产生胃内容物被排出体外的现象。呕吐发生时常伴有一些全身症状:冷汗、皮肤苍白、脉搏细速、颤抖、感觉虚弱、眩晕、呼吸快且不规则及血压下降等。

（一）常见原因

1.癌症及其治疗导致的胃肠功能障碍，如肿瘤压迫食管、肝大、腹水、消化道溃疡、胰腺肿瘤等导致胃肠功能障碍。

2.肿瘤导致的肠梗阻。

3.化疗或放疗后味觉改变。

4.原发肿瘤或转移导致颅内压增高。

5.镇静、镇痛药物不良反应。

6.化疗药物不良反应。

7.胃肠道区域的放射治疗等。

（二）临床表现

呕吐可分为神经传导性呕吐和反射性呕吐。化疗引起的恶心、呕吐可分为3类：急性恶心、呕吐，迟发性恶心、呕吐，预期性恶心、呕吐。

（三）护理要点及措施

1.化疗前护理　评估患者消化道功能、化疗药物毒性及不良反应；治疗前给予知识宣教，进行心理指导，消除患者焦虑心理；教会患者以循序渐进方式进行适度有氧运动和行为治疗技巧，如渐进式肌肉放松、冥想、脱敏法及引导式想象，并鼓励患者阅读、看电视、从事其感兴趣的活动，以转移、分散注意力，可以降低恶心、呕吐反应。

2.病情观察　严密观察病情，评估恶心、呕吐及脱水程度并记录，严重呕吐可导致营养不良、脱水、电解质紊乱、酸碱平衡失调，及时报告医生。患者剧烈呕吐时警惕窒息的发生，协助患者取半坐卧位或端坐卧位，或侧卧位，平卧时头偏向一侧，及时清除口中呕吐物，呕吐后协助漱口。

3.对症治疗　遵医嘱应用对症治疗药物，并观察记录疗效。如发生脱水，遵医嘱给予静脉补液治疗。

4.建立适宜的休养环境　调整环境，减少不良刺激，如避免与已发生恶心、呕吐者住同一病房，房间定时通风，保持空气清新等。

5.饮食指导　选择咸味或固体食物，酸性食物有助于控制恶心症状；避免产气性、油腻及辛辣刺激性食物，可少量饮用冰凉饮料；少食多餐；细嚼慢咽；选择高营养、高热量食物，并鼓励患者多饮水。

五、便秘

便秘常被认为是一种主观的症状，当患者主诉有异常的、干硬的粪块堆积或异常减少的排便频率，则可视为便秘。

（一）常见原因

1.与肿瘤有关的因素　肠梗阻、肿瘤侵犯肠壁、因腹部或骨盆肿瘤的外因性压迫、癌症手术后粘连、放射治疗后肠炎、脊髓受损、高钙血症等。

2.与疾病相关的因素　饮食中水分摄取不足、低纤维饮食、脱水、虚弱、活动减少、意识紊乱、精神抑郁、排便环境改变等。

3.与药物有关的因素　阿片类药物、具有抗胆碱作用的药物（钙及铝）、利尿药、抗痉挛药、铁剂、植物碱类抗癌制剂、抗高血压药物、抗抑郁药物等。

4.其他　与同时存在的其他疾病有关的因素：糖尿病、甲状腺功能减退症、低钾血症、疝、直肠脱出、肛裂或肛门狭窄、痔等。

（二）临床表现

1.异常的、干硬的粪块。

2.排便费力。

3.异常的排便频率,超过3天1次的排便。

4.排便时间长,每次排便时间超过10min。

（三）护理要点及措施

预防便秘的发生是便秘的主要处理措施。

1.化疗前护理　评估患者消化道功能和化疗药物的毒性及不良反应；治疗前给予知识宣教,进行心理指导,消除患者焦虑心理；建议患者增加活动量,摄取水分充足、高纤维素食物,进行腹部按摩,养成定时排便习惯,生活规律。

2.评估便秘情况并记录。

3.排便时注意病情观察,以预防意外发生。

4.遵医嘱应用对症治疗药物,必要时给予开塞露、灌肠、人工协助排便等。

5.给予知识宣教（导致便秘的原因及自我护理知识等）。

六、腹泻

腹泻是指每天的粪便重量、水分含量或排便次数增加,在24h内发生超过3次不成形的排便。正常平均每天会排出50～200g成形粪便,当每天排便量超过200g则定义为腹泻。当排出的粪便含水量超过75%,亦可视为腹泻。

（一）常见原因

1.放射治疗　腹部或盆腔放疗的患者出现放射性肠炎,易发生腹泻。

2.化学治疗　常用的化学治疗药物如氟尿嘧啶、甲氨蝶呤、两性霉素D、多柔比星及柔红霉素等可造成黏膜损伤,从而导致腹泻的发生。

3.吸收不良　胰腺肿瘤、胃或肠道肿瘤切除后,营养素吸收障碍导致的分泌作用。

4.肿瘤　结直肠的肿瘤可引发部分肠道的阻塞,可能会促使腹泻的发生或由于促进黏膜的分泌从而使粪便变得松软；内分泌肿瘤会造成分泌性腹泻。

5.饮食　过量的膳食纤维会造成腹泻及过多水分的流失；饮食中含有过量经由肠道吸收消化的特定营养素或二价离子,如镁离子或硫酸盐,都能造成严重腹泻。

6.并存疾病　溃疡性结肠炎、甲状腺功能亢进症等。

（二）临床表现

1.每天的粪便重量、水分含量增加　每天排便量超过200g,排出的粪便含水量超过75%。

2.排便次数增加　24h 内发生超过 3 次及以上不成形的排便。

（三）护理要点及措施

1.化疗前护理　化疗前评估患者消化道功能及化疗用药的不良反应；化疗前给予患者知识宣教、进行心理指导，消除患者焦虑心理。

2.病情观察　观察排便情况（腹泻次数、量、颜色、气味、性状等）并做好记录；观察伴随症状及全身情况；评估腹泻及脱水程度；监测水电解质及酸碱平衡情况。发现异常及时报告医生。

3.对症治疗　先给予口服补液，补充水溶液应含有适当的电解质及葡萄糖，给予清流质饮食及单糖的补充。必要时遵医嘱补液、对症处理等治疗，并注意观察疗效及不良反应。

4.饮食护理　饮食以少渣、易消化食物为主，急性腹泻应根据病情和医嘱给予禁食、流质、半流质或软食。若怀疑患者发生感染性腹泻时，应避免饮用牛奶；未削皮的苹果含有丰富的果胶，可多食用；应避免进食冷的食物、含丰富纤维的蔬菜、多脂肪的肉及鱼、咖啡和乙醇。

5.活动与休息　急性起病、全身症状明显者应卧床休息，注意腹部保暖，可用热水袋热敷腹部，以减弱肠道运动，减少排便次数，并有利于腹痛症状的减轻；慢性轻症者可适当活动。

6.肛周皮肤护理　便后用柔软的纸巾擦拭干净并用温水清洗肛周，再涂抹鞣酸软膏，保护肛周皮肤。

第七节　肿瘤专科护理技术

一、PICC 置管及护理

PICC（peripherally inserted central catheter，PICC）是经外周静脉插入的中心静脉导管，其导管尖端位于上腔静脉下 1/3 处或上腔静脉和右心房连接处，用于为患者提供中期至长期的静脉治疗。

（一）PICC 特点

1.减少频繁静脉穿刺的痛苦，保护外周静脉。

2.保留时间长，导管最长可留置 1 年，适合中、长期输液患者。

3.避免药物外渗，液体流速不受患者体位影响。

4.感染发生率低，较锁骨下静脉置管（CVC）<3%。

（二）PICC 适应证

1.需输注刺激性药物，高渗性或黏稠性液体，如化疗药、全胃肠外营养（TPN）等。

2.大面积烧伤、危重患者，连续用药及大手术的患者。

3.需要长期静脉治疗的患者，如补液或疼痛治疗时。

4.其他，如家庭病床患者等。

5.同样适用儿童、早产儿。

（三）PICC 禁忌证

1.缺乏合适穿刺血管。

2.患者躁动不安。

3.插管途径有血栓形成史、外伤史、血管外科手术史、感染源、放疗史等。

4.乳腺癌根治术后腋下淋巴结清扫的患侧。

5.上腔静脉压迫综合征患者。

(四)PICC置管要点

1.置管前,要与患者及家属签署知情同意书。

2.血管及穿刺点选择

(1)血管选择:首选静脉为贵要静脉,因其管径粗、结构直、位置较深;次选静脉为肘正中静脉;末选静脉为头静脉,因其表浅、暴露良好,但存在管径细、有分支、静脉瓣相对较多等缺点。

(2)穿刺点选择:肘下两横指最佳。

3.导管选择

(1)导管种类:按尖端分为尖端开口式PICC导管、三向瓣膜式PICC导管;按压力分为耐高压式PICC导管、普通压力PICC导管。

(2)导管型号:亚洲成年人通常选择4Fr,儿童3Fr,婴幼儿1.9Fr。

4.导管长度测量 患者臂与身体呈90°,测量自穿刺点至右胸锁关节,然后向下至第3肋间,导管长度左臂应长于右臂,头静脉应长于贵要静脉。注意:体外测量永远不可能与体内的静脉解剖完全一致。

5.臂围测量 用皮尺测量肘正中上方10cm处臂围。

6.穿刺部位消毒

(1)消毒范围:以穿刺点为中心,上下直径20cm,两侧至臂缘。

(2)消毒剂:可以用乙醇+碘伏消毒(先乙醇,后碘伏),或用碘酊+乙醇消毒(先碘酊,后乙醇脱碘),也可用氯己定消毒。

7.穿刺置管及注意事项

(1)尽量建立大的无菌区。

(2)无菌手套接触导管前用生理盐水冲洗干净。

(3)预冲导管时将导管充分浸泡在生理盐水中增加其润滑度。

(4)以15°～30°进行静脉穿刺,见回血后降低穿刺角度,再进针0.5～1mm,保持针芯位置送套管鞘,松开止血带,嘱患者松拳,操作者中指按压鞘尖端处的静脉防止出血。

(5)送PICC导管自鞘内缓慢、匀速的推进。

(6)送管至15～20cm时,嘱患者头转向静脉穿刺侧,下颌抵住锁骨以防止导管误入颈静脉。

(7)若是后修剪导管体外留5～6cm,注意修剪导管时不能剪出斜面,垂直剪断多余的导管。

(8)抽回血,用生理盐水10～20ml脉冲式冲管并正压封管。

(9)固定导管:使用10cm×12cm以上透明敷料固定,将体外导管呈弯曲放置,以降低导管张力,避免导管在体内、外移动。无张力后放置无菌透明敷料,先用手按压导管边缘透明敷料,再将透明敷料贴紧四周皮肤,严格无菌操作,手不能触及透明敷料覆盖区域内皮肤。

8.向患者及家属交代注意事项。

9.摄 X 线胸片确定导管尖端位置。

(五)PICC 置管维护要点

1.维护内容　更换正压接头、冲洗导管、更换无菌透明敷料。

2.维护时间　正常情况每 7d 维护 1 次。

3.操作步骤

(1)洗手、戴口罩,查对医嘱并打铅笔勾。

(2)查对姓名,向患者解释操作目的,测量臂围。

(3)更换正压接头,冲洗导管:用 10～20ml 生理盐水脉冲式冲洗导管。

(4)正压封管:三向瓣膜式 PICC 导管用生理盐水封管即可,尖端开口式 PICC 导管需再用肝素盐水 3～5ml 正压封管。

(5)更换透明敷料:以平拉或 180°的方式松开透明敷料,并自下而上去除原有透明敷料。

(6)观察穿刺点有无异常及导管外露长度,戴无菌手套。

(7)消毒:从里向外环形消毒,面积大于透明敷料面积。消毒剂使用同穿刺消毒,待消毒液自然干燥后贴新的无菌透明敷料。

(8)标注更换日期并签名。

(9)整理用物及床单位,向患者交代注意事项。

(10)在医嘱单上签名及时间,填写 PICC 维护记录单。

4.注意事项

(1)禁止使用<10ml 的注射器冲管、给药,防止损坏导管。

(2)脉冲式冲管,防止药液、黏性物质残留管壁,阻塞导管。

(3)正压封管,防止血液反流进入导管,阻塞导管。

(4)可以使用输液泵给药,不能用于高压注射泵推注造影剂,如 CT 加强给药。

(5)输注血液、人血白蛋白、脂肪乳等黏滞性液体后应立即脉冲式冲洗导管,再连接其他液体。

(6)自下而上去除敷料,切忌将导管带出体外。

(7)将体外导管放置呈弯曲形,以降低导管张力,避免导管移动。

(8)体外导管须完全被覆盖在透明敷料下,手不能触摸透明敷料区域内皮肤,以免引起感染。

(9)疑有污染、出汗、贴膜卷边等特殊情况,应及时更换。

(10)告知患者每次维护导管时随身携带 PICC 置管维护登记表记录。

(六)PICC 置管并发症的预防及处理

1.送管不到位

(1)穿刺时与患者保持良好交流,降低患者紧张程度,防止血管痉挛。

(2)尽量选择粗、直、静脉瓣少的的贵要静脉。

(3)确保穿刺鞘在血管中。

(4)对于静脉瓣丰富的血管可以采取一边推注生理盐水一边送管。

2.送管异位

(1)置管时穿刺上臂与身体保持 90°。

(2)送管时嘱患者头转向静脉穿刺侧,下颌抵住锁骨,防止导管误入颈静脉,必要时挤压颈内、颈外静脉。

(3)送管动作轻柔、匀速、缓慢,防止粗暴操作。

(4)置管后立即摄胸部 X 线片,确认导管位置。

3.心律失常

(1)正确测量导管长度,避免送管过长。

(2)认真听取患者主诉,若出现心律失常,可根据胸部 X 线片拔出导管至上腔静脉下 1/3处。

4.局部出血、血肿

(1)弹力绷带加压止血。

(2)同一侧胳膊再次穿刺时正确压迫被穿刺处。

(3)24h 内冷敷,24h 后热敷和涂抹静脉炎膏及给予理疗促进血肿吸收。

5.误伤动脉或神经

(1)避免穿刺过深,以 15°～30°行静脉穿刺。

(2)误穿动脉拔针时延长按压时间或加压包扎。

(3)避免在静脉瓣处进针,防止刺激瓣膜神经,若损伤神经可行理疗恢复。

(七)PICC 留置期间并发症预防及处理

1.机械性静脉炎(常见)

(1)穿刺中保持与患者的良好交流,降低其紧张程度,防止因血管痉挛导致导管与血管内膜的摩擦。

(2)接触导管前冲洗干净手套上的滑石粉,防止其微粒对血管内膜的刺激。

(3)将导管充分浸泡在生理盐水中,增加润滑度,降低导管对血管的摩擦。

(4)正确选择导管型号,送管中动作轻柔、匀速,防止损害血管内膜。

(5)机械性静脉炎预防:置管后第 1d 开始,用毛巾干热敷置管上臂皮肤 10min,然后使用静脉炎膏沿走行导管静脉涂抹术肢上臂皮肤,每日 3 次,连用 10d。嘱患者密切观察置管血管的情况,若有不适及时报告,做到早发现、早报告、早处理。

(6)机械性静脉炎处理:用紫外线治疗仪照射,距离皮肤 15cm,治疗强度为 4～5 个生物剂量,第 1d 5s、第 2d 10s、第 3d 15s,皮肤变红即可起到治疗作用。或在肿胀部位热敷 30min后,使用新癀片、如意金黄散拌甘油或蜂蜜湿敷,每日 1～2 次,必要时遵医嘱静脉滴注抗生素。

(7)发生静脉炎 3d 经积极处理未见好转或加重者,应拔管。

2.导管堵塞 导管堵塞分为血凝堵塞和非血凝堵塞。

(1)血凝堵塞:①正确维护导管,保持导管尖端位置在上腔静脉。②使用正压接头并配合正确的脉冲式正压封管手法。③严格遵守规定的冲管液(生理盐水、肝素盐水)、冲管容量(10～20ml)、冲管频率(使用期间每日冲管,间歇期每 7d 冲管 1 次)。④尽量减少可能导致胸腔内压力增加的活动。⑤尖端开口式导管可使用肝素盐水封管,浓度为10～100U/ml。⑥尖端开口式导管堵塞可用力持续回抽。⑦堵塞导管再通,使用负压注射技术,注射的浓度为每毫升5 000U。⑧导管堵塞不可暴力推注,处理无效应拔管。

(2)非血凝堵塞:①严禁输注有配伍禁忌的药物。②输注血液、血液制品或脂肪乳等黏滞性药物必须立即行脉冲式冲管后,再连接其他液体。③给予充分、正确的导管冲洗(用10～20ml生理盐水脉冲式冲管)。④行胸部X线片检查,确认导管有无打折、盘绕导致导管堵塞。⑤解除导管堵塞药物的选择应根据堵塞导管物质决定,易溶于碱性药物的沉积可考虑碳酸氢钠等。

3. 血栓形成(危害大)

(1)根据血管粗细,选择合适规格的导管(成年人4Fr、儿童3Fr)。

(2)穿刺过程中尽量减少对血管内膜的损伤。

(3)保持导管尖端在上腔静脉。

(4)对高凝状态患者可预防性使用抗凝血药物,如低分子肝素。

(5)发现术肢肿胀、皮肤变色立即行血管超声检查。

(6)血栓形成后,应在患肢小静脉输注肝素进行抗凝血治疗,或泵入尿激酶溶栓治疗。

(7)若导管脱出至40cm处,应将其拔至35cm处,防止锁骨下静脉血栓形成,因为40cm处锁骨下静脉处于平坦部位,当液体进入时易形成涡流,造成此处血栓形成。

4. 细菌性静脉炎及导管相关性感染

(1)严格无菌操作,按时更换透明敷料,体外导管需完全覆盖在透明敷料下。

(2)使用固定翼固定导管,防止导管自由出入人体。

(3)患者体温＞38℃时,不做置管计划。

(4)做好自我护理宣教。

(5)导管相关性感染多为球菌感染,选择对球菌敏感的抗生素静脉滴注,再通过血培养选择敏感抗生素。

(6)患者体温升高时拔除导管做细菌培养并记录。

5. 化学性静脉炎

(1)使用乙醇消毒时,避开穿刺点直径1cm,防止乙醇进入穿刺点。

(2)出现化学性静脉炎时,可在肿胀部位涂抹静脉炎膏,每日3～4次。

6. 穿刺点感染

(1)严格执行无菌操作,确保透明敷料下皮肤无污染。

(2)使用固定翼固定导管,防止导管自由出入人体。

(3)若有脓性分泌物,可取分泌物做细菌培养并遵医嘱敷用抗生素,如庆大霉素,每日换药1次。

(4)若有肉芽组织生成,消毒时可采用2%碘酊停留在肉芽组织上30～60s,每周换药2次。

7. 穿刺点渗血

(1)选择肘下两横指位置穿刺,在皮下走一段后再进血管最佳。

(2)置管后立即用纱球压迫穿刺点,弹力绷带加压包扎24h,注意弹力绷带不能太紧,防止影响血液回流。

(3)置管后 1 周内减少屈肘运动,防止导管随意出入。

(4)一旦穿刺点渗血,立即按压穿刺点 10～15min,更换无菌透明敷料后再用弹力绷带加压包扎。

8.穿刺点渗液

(1)多为纤维蛋白鞘形成,遵医嘱在患肢小静脉输注尿激酶溶解纤维蛋白鞘,低蛋白血症患者应补充人血白蛋白,可行局部紫外线照射,并遵医嘱静脉使用抗生素。

(2)渗液也见于穿刺点内导管发生破损,可拔出少许导管,在破损处剪断重新固定导管。

9.导管内自发返血

(1)执行正确的脉冲式正压封管手法。

(2)使用正压接头,并运用肝素生理盐水封管。

(3)固定导管防止导管移位造成自发返血。

(4)尽量减少可能导致胸腔内压力增加的活动。

(5)在发现返血的第一时间,用 20ml 生理盐水脉冲式冲洗导管。

10.导管脱出移位

(1)固定导管,更换透明敷料时切忌将导管带出体外。

(2)穿刺时尽量避开肘窝,选择贵要静脉。

(3)置管后不能过度活动。

(4)体外导管须完全覆盖透明敷料下。

11.导管断裂

(1)应使用 10ml 以上注射器脉冲式封管,导管不能用于增强 CT 检查时用高压注射泵推注造影剂。

(2)导管上不能用缝合线或胶带缠绕,避免锐器损伤导管。

(3)后修剪式导管,修剪导管时不能剪出斜面,导管最后的 1cm 一定要剪掉。

(4)导管体外部分断裂,可修复导管或拔管;体内部分断裂,应快速处理,立即用止血带扎于上臂,如导管尖端已漂移心室,应制动患者,在胸部 X 线片下确定导管位置,可行介入手术取出导管。

12.单纯的穿刺侧肢体肿胀

(1)抬高患肢,但不宜过头。

(2)热敷患肢,促进血液回流。

(3)患肢手掌做握拳运动。

13.接触性皮炎

(1)使用通透性强的透明敷料或无纺敷料。

(2)皮肤特别敏感的患者,在透明贴膜前使用皮肤保护剂。

二、植入式静脉输液港护理

植入式静脉输液港(implantable venous access prot)又称植入式中心静脉导管系统(central venous port access system,CVPAS),简称输液港,是一种可以完全植入体内的闭合静脉输液系统,可用于长期输注高浓度化疗药物、完全肠外营养液、血制品以及血样的采集等。应用无损伤针经皮肤刺入封闭的注射座,形成输液通路,因其操作步骤少、损伤性小、维护频率少、方便患者自由活动度,而优于外周静脉导管。

（一）植入方式及部位

通常为经皮穿刺、外科手术切开两种方式,由医生在手术室局部麻醉下完成。将输液港导管植入患者锁骨下静脉或颈内静脉,导管尖端开口于上腔静脉中下 1/3 处为宜,注射座置于锁骨下窝,并固定于肌层组织,一般放置深度距皮下 0.5～2cm 为宜。

（二）适用范围

1.需长期或重复静脉输注药物。

2.需进行输血、抽血、输注营养液、静脉输液或化疗药物静脉输注等。

（三）禁忌证

1.任何确诊或疑似感染、菌血症或败血症症状的患者。

2.体质、体形不适宜任意规格植入性输液港的患者。

3.确诊或疑似对输液港材料有过敏反应的患者。

4.严重的肺阻塞性疾病。

5.预穿刺部位曾经行放射治疗。

6.预插管部位有血栓形成的迹象,或经受过血管外科手术。

（四）使用和维护

1.必须经过专门培训并考核合格的护理人员才能使用和维护输液港。

2.输液港注射部位消毒

（1）物品准备:无菌手套、乙醇棉球、碘伏棉球（3 个）。

（2）向患者解释操作过程,提醒患者穿刺时会有轻微痛感（穿刺的痛感会随时间而减低,必要时可使用表面麻醉药）。

（3）洗手、戴口罩。

（4）患者取平卧位。

（5）戴无菌手套。

（6）用乙醇棉球以输液港为圆心,向外以螺旋球式擦拭,其半径为 10～12cm,再以碘伏棉球重复擦拭 3 次,消毒范围同前。

3.穿刺输液港

（1）物品准备:无损伤针,10ml 或以上的注射器。

（2）消毒注射部位（方法同上）。

（3）戴无菌手套,触诊定位穿刺隔。①穿刺单腔输液港:非主力手找到输液港的位置,以拇指与示指、中指做成三角形,将输液港拱起,确定此三指的中点。②穿刺双腔输液港:非主力手找到输液港的位置,触诊双腔输液港的边缘,找到输液港的中心,并且用食指指住此位置,以拇指与食指、中指做成三角形,将左侧或右侧的输液港拱起,确定此三指的中点。

（4）无损伤针针头从中点处垂直插入穿刺隔,直达储液槽的底部,回抽血液确认针头位置无误。

(5)每组给药间都用生理盐水脉冲方式冲洗输液港。

(6)治疗结束后用生理盐水正压封管。

4.输液港推注药液

(1)物品准备:无损伤针(最好选用蝶翼针输液套件)、充满无菌生理盐水的10ml注射器。

(2)向患者说明过程并准备注射部位。

(3)消毒注射部位(方法同上)。

(4)戴无菌手套。

(5)用无菌生理盐水预冲无损伤针及延长管,排尽空气后夹闭延长管,穿刺成功抽见回血后,用无菌生理盐水冲洗输液港,夹住延长管固定针头并分离注射器,将有药物的注射器连接延长管,放开夹子,开始注入。

(6)查看注射部位有无渗液现象,一旦发生渗漏,则立即停止注射并采取相应措施。

(7)注射完成后,夹闭延长管,每次注射后以10ml无菌生理盐水脉冲方式冲管,以免每次注射的不相容性药物间发生相互作用,以10ml以上生理盐水正压封管或冲洗后一手同定输液港,一手边推注生理盐水边拔除无损伤针。

5.输液港连续输注药液

(1)物品准备:静脉滴注溶液、无损伤针(最好选用蝶翼针输液套件)、充满无菌生理盐水的10ml注射器、无菌透明敷料(贴膜)、2cm×2cm纱布。

(2)向患者说明过程并准备穿刺部位,用手轻触输液港,评估皮肤有无异常,判断输液港的位置。

(3)注射部位消毒(方法同上)。

(4)戴无菌手套。

(5)用无菌生理盐水预冲无损伤针及延长管,排尽空气后夹闭延长管,定位并穿刺输液港,穿刺成功后抽见回血,用10ml以上注射器推注生理盐水冲净输液港、夹闭延长管,将卷起的纱布垫在无损伤针针尾下方(可根据实际情况确定纱布垫的厚度),用透明贴膜固定无损针防止脱位,打开延长管上的导管夹,分离注射器,连接输液器或输液泵(输液泵压力≤25Pa),妥善固定各连接部位,打开输液夹,调整输液速度开始输液。

(6)查看注射部位有无渗液现象,如有渗漏,则立即停止注射并采取相应措施。

(7)每输注完一组药液及治疗完成后,以10ml无菌生理盐水脉冲方式冲管,夹闭延长管并去除输液系统,最后再以生理盐水正压封管。

6.血样采集

(1)物品准备:三通或有导管夹的延长管、无损伤针、充满无菌生理盐水的10ml注射器、20ml注射器(2只)、无菌生理盐水。

(2)向患者说明过程并消毒穿刺部位;定位并穿刺输液港;用10ml注射器中的无菌生理盐水冲管;抽出至少5ml血液并弃之;用20ml干燥注射器抽出所需的血液量;血样采集完成后,立即用20ml以上无菌生理盐水脉冲方式冲管、封管;将血样注入备好的血样采集试管中。

7.维护 治疗间歇期每 4 周维护 1 次。

(1)物品准备:无损伤针、充满无菌生理盐水的 10ml 或以上注射器。

(2)向患者说明过程并消毒注射部位。

(3)将充满无菌生理盐水的注射器连接到无损伤针或延长管并排气。

(4)定位并穿刺输液港。

(5)抽见回血后,使用脉冲方法冲洗此系统。脉冲方法:推动注射器活塞时有节律地推一下停一下,使生理盐水产生湍流,冲刷干净附于导管壁上的血液或药物成分。

(6)为防止少量血液反流回导管尖端而发生导管堵塞,撤针应轻柔,当注射液剩下最后 0.5ml 时,为维持系统内的正压,应以两指固定泵体,边注射边撤出无损伤针,做到正压封管后撤针。

(7)如输液港导管为末端开口式(无三向瓣膜),需先用 20ml 生理盐水冲管,再用 125U/ml 肝素盐水 2~3ml 正压封管后撤针。

8.使用及维护注意事项

(1)必须使用无损伤针。

(2)针头应轻柔插入,防止针尖形成倒钩。

(3)建议每 24h 更换输液器穿刺点局部每 72h 换药换敷料。

(4)当针头刺入输液港后,注射器活塞不应长时间暴露于空气中。

(5)针头位于注射座中后,尽量不要再碰到针头。

(6)如使用输液泵,为增加安全性,将所有连接处用胶带固定,在打开输液夹之前先启动输液泵,输液泵应有自动压力限定开关,在压力超过 25Pa 之前自动关闭输液泵。

(五)常见并发症及处理

1.导管及穿刺座感染 感染是 CVPAS 常见并发症之一,可分为局部感染和全身感染。

(1)局部感染:由于伤口感染或无损伤针穿刺部位感染引起,表现为红、肿、热、痛等炎性反应,给予局部消毒,遵医嘱消炎处理;细菌经穿刺部位侵入注射座周围引起注射座周围皮肤红、肿、热、痛,造成软组织感染,局部脓腔形成时,应尽早切开引流并全身抗感染治疗。

(2)全身感染:患者出现发热、寒战、血白细胞增高等全身症状,应给予抗感染治疗。

2.导管或注射座堵塞 当出现输液不畅合并回抽障碍时,考虑为管腔阻塞。常见的原因为血凝块堵塞或穿刺处进入导管的皮下组织小颗粒物质导致导管阻塞。小剂量尿激酶可以使 40% 的导管再通,如果是药物沉淀堵塞,需要根据药物的性质,寻找溶解方法。

3.输液港渗漏

(1)发生原因:穿刺针未置入储液槽;导管与穿刺座连接处破损、脱开;穿刺针穿透储液槽的基底部;穿刺隔的磨损。

(2)表现症状:注射座或隧道周围皮下组织烧灼感,伴或不伴有肿胀;并不一定有输液速度下降、血栓形成或纤维蛋白鞘形成等问题。

(3)预防措施:用专用无损伤穿刺针;使用规格合适的穿刺针,勿过长;有效固定穿刺针,根据实际情况确定纱条的厚度,将纱条垫于无损伤针蝶翼下方,透明贴膜固定穿刺针位置,防止针头移位;患者宣教,避免外力损伤;严格的护理观察:视诊及触诊。

三、化疗泵使用及护理

目前临床使用的化疗泵为两大类：一类为硅胶储药囊的弹性收缩式化疗泵,是由外部一个硬塑外筒像奶瓶大小,内有一个弹性储药囊,泵体借微粒滤器与外连接管相连,顶端有一外填充口。主要是采用弹性储药囊输注药液,由无菌保护装置、过滤器、弹性储液囊、外壳及连接管组成,每个可容纳液体 250～300ml,一次性使用不可重复。另一类为一次性使用电子注药泵,即全自动注射式化疗泵,由驱动装置和输液装置两部分组成。驱动装置为重复使用,输液装置为一次性使用耗材,可容纳液体 150～300ml。

(一)化疗泵的工作原理

弹性收缩式化疗泵是一种便携式输入泵,利用化疗泵内储药囊的弹性收缩作用控制药物的输出速度,以持续弹性压力推动液体输入;全自动注射式化疗泵采用蠕动泵的工作原理,由一组多个阀片,按照一定的顺序和规律积压软性管道,达到将液体输送到预定位置的目的。

(二)化疗泵的优点

化疗泵能有效控制用药的浓度、速度、剂量和时间。适以小剂量长时间静脉给药,而一次治疗量常需要 48～120 小时持续静脉滴注。使高浓度的化疗药物在患者体内保持恒定的血药浓度,使药物在体内停留时间长,从而增强抗癌细胞活性,降低化疗药物的毒性及不良反应。如果采用普通闭式静脉输液,将会给患者带来诸多不方便。使用化疗泵持续化疗,患者可携带活动,解决了传统输液患者长时间卧床的不便。采用化疗泵持续泵入化疗药物患者在化疗期间的胃肠道反应明显比传统的输液化疗轻。

(三)操作方法

1.配药方法　根据化疗泵的容量,预计输注时间(h)×设定流速(ml/h),计算出所需加入的药液量,稀释液一般为生理盐水或 5% 的葡萄糖注射液。

2.药物注入方法

(1)弹性收缩式化疗泵:无菌操作下取下化疗泵顶端填充口的盖子,用 50ml 注射器抽吸药液,排净空气后将药液注入泵内,注药完毕,将化疗泵顶端填充口的盖子旋上,打开延长管远端的翼状帽,让药液自动将延长管内的空气排出,直到有一滴药液流出后与患者输液端连接并持续给药。

(2)全自动注药式化疗泵:无菌操作下取下化疗泵注药口盖子,用 50ml 注射器抽吸药液,排净空气后将药液注入泵内;注药完毕,将少量的空气注入泵内,轻轻振荡储液囊,使微小气泡融合成较大气泡后,保持开口向上用注射器抽净泵内空气。连接储液囊与电子驱动装置,开机后设定总量、每小时流量及最大给药量,按出水端指示箭头连接延长管,长按排气键直至有一滴药液流出。排气完毕,与患者输液端连接并持续给药。

(四)护理

1.选择合适的给药途径　由于持续输注给药时间较长,为减少化疗药物对血管壁的刺激和预防药物外渗,建议患者留置中心静脉或 PICC 导管输注药物。不宜留置中心静脉和 PICC 导管的患者,应在前臂选择粗、直、弹性好的血管留置套管针持续输注化疗药。

2.严格执行加药程序　打开化疗泵外包装前,检查装置的有效期,看包装是否完整无破损,组成部件是否齐全,流速是否合适;认真核对药物和溶液;加药步骤严格按照加药流程进行,加药过程中严格无菌操作,严禁气体进入囊内,动作轻柔,抽吸药液时不能带入玻璃碎屑;加药后在化疗泵外贴上标签,标明患者姓名、加入药液的名称和剂量,以便于核对。

3.用药前对患者进行宣教和指导　化疗前护士应向患者讲解静脉持续输注化疗药物的目的、优点、预期输注时间,以及携带化疗泵期间的注意事项,以减少患者的焦虑和担忧。

(五)常见问题处理

1.弹性收缩式化疗泵弹性储药囊没有变化或流速过慢　取下化疗泵在不加旋翼帽的情况下,看是否有药液流出,如果没有考虑微粒堵塞出口,计算余量重新配置。如果有药液流出且流速无异常,应检查静脉管路:是否留置针型号过细,中心静脉导管有无折曲或堵塞。另外,因为化疗泵的限速器感受温度在31.1~33.3℃时,该装置表示流速输注给药,因此过慢的情况下还应检查限速器是否未紧贴皮肤固定或接触了冷源。

2.弹性收缩式化疗泵流速过快　首先检查各接头是否漏液;核对储药囊内灌注药物的容量是否不足;储药囊的位置是否高于限速器的位置;储药囊和限速器是否接触了热源;患者有无体温过高的情况存在。这些都是导致流速过快的因素。

3.全自动注药泵输注过程中出现报警　一般由于患者静脉输液通路曲折,电子显示屏会显示堵塞,此时纠正曲折状况即可;有微小气泡通过储液囊与驱动装置连接的橡皮软管,电子显示屏会显示有气泡产生,此时停止持续泵入,取下储液囊,轻弹储液囊外包装盒,使气泡聚于储液囊上端,取注射器回抽直至抽出气泡后重新连接继续输入即可。

化疗泵的使用不仅能够保证药物持续、匀速输注,而且操作简单便于携带,不影响活动,明显提高了患者在化疗期间的生活质量。

四、股动脉压迫止血器的使用及护理

股动脉压迫止血器是一种用于血管封闭的新型止血装置,组成包括基座、螺旋手柄、压板、度盘和两条固定胶带。压板为股动脉穿刺点压迫止血提供持续均匀的压匀点;基座用于连接、固定螺旋手柄和胶带,提供压力的地点;螺旋手柄是改变压板上下移动距离的配件;度盘指示压板上下移动的距离;固定胶带固定动脉压迫止血器,保证提供持续均匀的压力。

(一)用物准备

血压计、一次性手套、碘棉签、无菌敷料、无菌方纱、绷带等。使用时检查物品有效期及包装是否完整。

(二)操作步骤

1.洗手、戴口罩。

2.携用物置床旁,查对患者床号、姓名。

3.向患者及家属解释股动脉压迫止血器的目的、方法及注意事项,取得其知情同意。

4.患者血管造影检查或治疗结束后,拔鞘前确定足背动脉搏动正常,将动脉鞘退出1~2cm,在体表用无菌纱布覆盖,把压板沿腹股沟方向加压压在股动脉穿刺点上方1.5~2cm,将两条固定胶带围绕股部顺势压紧粘牢。顺时针旋转螺旋手柄通过压板增加对止血点的压力,确认动脉压迫止血器固定准确稳定后拔出动脉鞘,调节螺旋手柄加压至穿刺点不渗血,检查足背动脉搏动。

(三)护理

1.护士接患者进病房,协助患者由平车移至病床。

2.检查患者股动脉穿刺处伤口的情况,有无出血、血肿及渗液,观察术肢颜色、触摸术肢足背动脉搏动情况和术肢温度,与对侧对照,并询问患者术肢有无麻木不适。

3.检查股动脉压迫止血器有无移位,胶布粘贴是否牢固。记录拔鞘、股动脉压迫止血器松圈及撤除股动脉压迫止血器的时间。

4.2 小时内每 0.5 小时测量脉搏、血压、呼吸 1 次,观察患者股动脉穿刺处伤口有无渗血、渗液、血肿等情况,足背动脉搏动情况、术肢颜色、温度与对侧相比较。

5.按照股动脉压迫止血器松圈的记录时间,使用压迫止血器 2h 后可开始松解,股动脉压迫止血器松 3 圈,以穿刺点不出现活动性渗血或血肿为原则。如有活动性渗血或血肿,顺时针旋转螺旋手柄加压止血,直至渗血停止或血肿不继续扩大,并检查足背动脉搏动。

6.使用压迫止血器 6h 后可以解除,解除动脉压迫止血器前,戴一次性手套,用温水毛巾将患者压迫止血器四周胶带浸湿,逆时针旋转螺旋手柄至无压迫强度,未见活动性渗血或血肿,即可撤除止血器。

7.用碘棉签消毒股动脉穿刺处,予无菌敷料覆盖以促进伤口愈合,并嘱患者可以逐渐离床活动。

(四)注意事项

1.医生会根据患者的情况,选择是否使用股动脉压迫止血器。

2.术后患者平卧 6h,术肢制动,对侧肢体可以活动。

3.通过透明基座,定时观察患者股动脉穿刺处伤口情况,一旦发现有渗血、渗液、血肿等情况,立即报告医生,并及时处理。

4.检查患者股动脉压迫止血器的松紧情况,胶带固定基座保持止血器与皮肤成垂直关系,如患者出汗或活动致止血器松动移位时,及时处理。

5.监测患者的生命体征、足背动脉搏动情况,术肢的温度、颜色与对侧比较,发现异常,及时通知医生。

6.注意倾听患者的反馈,对症处理。

7.撤除股动脉压迫止血器前,用温水毛巾将患者止血器四周胶带完全浸湿,揭胶布时动作轻柔,应与皮肤表面平行用力,避免将损伤皮肤。

8.伴有糖尿病、皮肤病和高度皮肤过敏体质的患者使用本器械时与胶带粘连处的皮肤有可能出现皮肤损伤现象,建议慎重使用。

9.本器械胶带与乙醇接触后会极大地增加黏性,因此应慎用乙醇清洁皮肤。

10.撤除止血器后,观察胶带粘贴的皮肤情况,是否有破损、水疱、发红、瘙痒、皮下瘀斑等异常情况。

参考文献

[1]许亚萍,毛伟敏.胸部肿瘤放射治疗策略[M].北京:军事医学科学出版社,2013.

[2]林超鸿,秦环龙.胃肿瘤治疗学[M].上海:上海交通大学出版社,2013.

[3]戴宇翃,王建华,付强等.盐酸埃克替尼治疗190例晚期非小细胞肺癌疗效及不良反应[J].中国肿瘤,2014(02):149－154.

[4]樊代明.肿瘤研究前沿 第12卷[M].西安:第四军医大学出版社,2013.

[5]倪克樑,林万隆.消化道肿瘤诊治新进展[M].上海:上海科学技术文献出版社,2012.

[6]祝鹏,刘慧颖,金凯舟等.黏蛋白4在胰腺上皮内瘤变和胰腺癌中的表达差异性分析[J].临床肿瘤学杂志,2014(10):891－895.

[7]梁彬.临床肿瘤学相关进展[M].沈阳:辽宁科学技术出版社,2012.

[8]程永德,程英升,颜志平.常见恶性肿瘤介入治疗指南[M].北京:科学出版社,2013.

[9]杨葛亮,翟笑枫.原发性肝癌系统性化疗的临床进展[J].肿瘤,2014(01):91－96.

[10]李少林,吴永忠.肿瘤放射治疗学[M].北京:科学出版社,2013.

[11]王玉栋,杜玉娟,王龙等.浸润性乳腺癌早期骨转移的预后影响因素分析[J].肿瘤,2014(07):616－622.

[12]周际昌.实用肿瘤内科治疗[M].北京:北京科学技术出版社,2013.

[13]于世英,胡国清.肿瘤临床诊疗指南[M].北京:科学出版社,2013.

[14]刘俊,李洪选,方文涛等.胸段食管癌左胸路径手术后小T型野辅助放疗的结果分析[J].肿瘤,2014(07):657－661＋677.

[15]韩晓红,石远凯,袁慧.恶性肿瘤[M].北京:北京科学技术出版社,2014.

[16]李乐平,靖昌庆.结直肠肿瘤[M].济南:山东科学技术出版社,2011.

[17]徐冬云,何晓静,王杰军等.Prdx1在胃癌中的表达及临床意义[J].临床肿瘤学杂志,2014(05):417－420.

[18]于世英,胡国清.肿瘤临床诊疗指南[M].北京:科学出版社,2013.

[19]李少林,周琦.实用临床肿瘤学[M].北京:科学出版社,2013.

[20]纪元,谭云山,樊嘉.肝胆胰肿瘤病理、影像与临床[M].上海:上海科学技术文献出版社,2013.

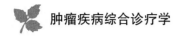

[21]丁丹红,王修身,卜珊珊等.无功能性胃肠胰神经内分泌肿瘤的临床特征和预后分析[J].中国肿瘤,2014(09):785-789.

[22]汤钊猷.现代肿瘤学[M].上海:复旦大学出版社,2011.

[23]赵丽中,王宏磊.大肠癌早期诊断研究进展[J].中国肿瘤,2014(02):103-108.